安徽省名中医李献华学术经验集

ANHUI SHENG MINGZHONGYI LI XIANHUA XUESHU JINGYANJI

李献华 主编

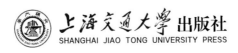

上海交通大学出版社

SHANGHAI JIAO TONG UNIVERSITY PRESS

内容提要

本书首先介绍了中医辨证思维的相关知识，然后重点论述了临床常见病的病因病机、临床诊断、鉴别诊断及辨证论治等内容，包括脾胃病、肝胆病、肾病、杂病等。本书适合中医专业、中西医结合专业的医师、进修医师及在校中医专业的学生阅读参考。

图书在版编目（CIP）数据

安徽省名中医李献华学术经验集 / 李献华主编. ——
上海：上海交通大学出版社，2022.11
　ISBN 978-7-313-25368-2

　Ⅰ．①安… Ⅱ．①李… Ⅲ．①中医临床－经验－中国
－现代 Ⅳ．①R249.7

中国版本图书馆CIP数据核字（2021）第175835号

安徽省名中医李献华学术经验集

ANHUI SHENG MINGZHONGYI LI XIANHUA XUESHU JINGYANJI

主　　编：李献华
出版发行：上海交通大学出版社　　　　　　　　地　　址：上海市番禺路951号
邮政编码：200030　　　　　　　　　　　　　　电　　话：021-64071208
印　　制：广东虎彩云印刷有限公司
开　　本：710mm×1000mm　1/16　　　　　　经　　销：全国新华书店
字　　数：337千字　　　　　　　　　　　　　印　　张：25.25
版　　次：2023年1月第1版　　　　　　　　　　插　　页：2
书　　号：ISBN 978-7-313-25368-2　　　　　　印　　次：2023年1月第1次印刷
定　　价：198.00元

■ 主编简介 ■

男，副主任中医师，现任亳州市华佗中医院副院长兼治未病中心主任，亳州职业技术学院兼职副教授。安徽（省级）亳州寇氏妇科流派代表性传承人，安徽省中医药传统知识产权保护项目持有人，国家非物质文化遗产"五禽戏"第五十九代传承人，亳州市五禽戏学会副主席。亳州市名中医，亳州市首届优秀人才，亳州市第五届拔尖技术人才，享受亳州市政府特殊津贴。安徽省名中医，安徽省名中医工作室指导老师，安徽省名中医经验传承指导老师。兼任中国中医药研究促进会基层中医药提升工作委员会副会长、

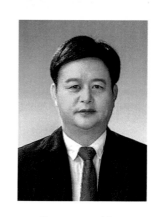

李献华

中国中医药信息学会摄影分会副会长、中华中医药学会治未病分会常委、中华中医药学会中医体质分会委员、中国中医药研究促进会中医生殖学分会暨男科医学研究院常委、中国民族中医药学会内分泌分会常委、中国中西医结合内分泌专业委员会常委、中国民间中医药研究开发协会常务理事兼副秘书长、安徽省中医药学会理事、安徽省中医药学会治未病专业委员会副主任委员，以及亳州市中医药学会秘书长、法人代表。擅长男科、妇科、不孕不育症、肾病及内科杂症，现致力于亚健康人群的养生调理。获安徽省中医药科学技术三等奖1项，亳州市科学技术二等奖1项。已完成的省、市级科研课题3项，正在开展的省级项目2项，正在开展的省级科研课题4项；出版专著1部，出版著作7部，其中主持出版《杨从鑫名老中医学术及临床经验集》等5部，发表专业论文20余篇。

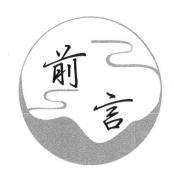

前言

　　中国历史文化名城亳州谯郡，素有"华佗故里、药材之乡"的美誉。因其位于南北交通之要塞，文化体系兼容南北，广纳四海，依托地缘优势，根植于此的华佗医学也就有了博采众长、革故鼎新的鲜明特色。此地民风淳朴，国学文化氛围浓郁，区域医学特色明显。

　　谯郡自古就是人杰地灵、钟灵毓秀之地。"神医"华佗，医之翘楚，悬壶济世，光耀汉魏，恩泽万世。此地医风醇厚，名医代出，赓续中医之脉。其中，李献华就是新时代亳州优秀中医的代表。他酷爱中医，传承中医，从医30余载，为中医药事业的传承和发展倾注了半生精力，做出了突出贡献。他治学严谨，学验俱丰，医德高尚，于2018年3月被安徽省中医药管理局评为"安徽省第二届名中医"，同年8月被批准建设"安徽省名中医工作室"，同年11月被评聘为"安徽省名中医学术经验指导老师"。自此，李献华开始收徒授业，系统地传承医理、医术。

　　名老中医是中医药文化瑰宝中的杰出代表，是传统医学特有的智慧资源，其学术思想是中华民族优秀文化遗产的重要组成部分，具有鲜明的学科特点和无以替代的学术地位。学术思想是一个高层次的概念，是在某一学科中比较系统的、能够指导临床实践的新理论体系中最具活力的部分。名老中医学术思想由临证经验和学术理论两大部分组成。总结名老中医的学术理论对中医药的发展具有极大的现实意义，传承名老中医的临证实践所得对中医药学的进步将产生深远而重大的影响。经验是名老中医学术思想传承的载体，理论是名老中医临证实践升华的核心。缺乏临证经验的理论性总结，学术经验只能是无源之水；仅有临证经验的简单积累，名老中医学术研究只能停留在对其业绩的一般性诠释，不可能洞悉名老中医的学术底蕴，不能从多个视角认识其内在活力，进而见微知著，勾勒出名老中医学术的深刻内涵和整体风貌。

作为安徽省名中医，李献华跟随全国名老中医药经验传承指导老师、安徽省名老中医杨从鑫主任医师临证多年，系统整理挖掘了其临床经验，并主持出版5部临床经验集。同时，他不间断跟师全国名老中医药经验传承指导老师、北京国医名师、国家科学技术一等奖获得者高益民教授，全国名老中医药经验传承指导老师、北京国医名师、国家糖尿病首席研究员林兰教授，持续深化学习。他跟诸师，临诸贤，深研学，得真谛；他谨悟道，善思考，勤总结。李献华结合自己的临床体会，出版了自己的专著，为中医药文化的传承和传播做了大量卓有成效的工作。

目前，"李献华名中医工作室"建设收官在即。按照安徽省中医药管理局"安徽名中医工作室"建设的要求，《安徽省名中医李献华学术经验集》也即将付梓面世。自觉学医尚浅，出师未就，就草率成书，难免书稿浅显，甚或有谬，心中无限忐忑。诚请各位前辈、同仁斧正。我等万分感谢！

编者
2021年6月6日

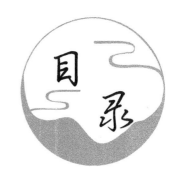

目录

第一章 中医辨证思维

第一节 八 纲 辨 证

八纲是指表、里、寒、热、虚、实、阴、阳8个纲领。

通过对四诊所获得的病情资料，运用八纲进行综合分析，从而辨别疾病现阶段病变部位的浅深、病情性质的寒热、邪正斗争的盛衰和病证类别的阴阳，以作为辨证纲领的方法，称为八纲辨证。

八纲是从各种具体证的个性中抽象出来的带有普遍规律的纲领性证。表、里是用以辨别疾病病位浅深的基本纲领；寒、热和虚、实是用以辨别疾病性质的基本纲领；阴与阳则是区分疾病类别、归纳证的总纲，并用来概括表、里、寒、热、虚、实六纲。通过八纲辨证，可找出疾病的关键，掌握其要领，确定其类型，推断其趋势，为治疗指出方向。因此，八纲辨证是用于分析各种疾病共性的辨证方法，是其他辨证方法的基础，在诊断过程中能起到执简驭繁、提纲挈领的作用。

然而，八纲辨证对疾病本质的认识，尚不够深刻、具体。如八纲中的里证，还不能明确病变所在的具体脏腑；寒与热不能概括湿、燥等邪气的病理性质；虚证与实证所涵盖的各种具体证的内容尚未论及等。因此，八纲毕竟只是"纲"，八纲辨证的结果是比较笼统、抽象的，临床时不能只满足于对八纲的分辨，而应结合其他辨证分类方法，对疾病的证候进行深入的分析判断，才能为论治提供全面、可靠的依据。

八纲辨证是从8个方面对疾病本质做出纲领性的辨别，并不意味着把患者的各种临床表现划分为孤立而毫不相关的、界限分明的8个证。实际上，八纲之间既相互区别，又相互联系而不可分割。八纲之间的关系可概括为相兼、错杂、转化及真假等。因此，对于八纲辨证的内容，既要掌握八纲的基本证，又要熟悉八纲之间相互组合形成的各种证类型。

一、八纲基本证

（一）表证与里证

表、里是辨别病变部位外内、浅深的2个纲领。

表与里是相对的概念，如皮肤与筋骨相对而言，皮肤属表，筋骨属里；脏与腑相对而言，腑属表，脏属里；经络与脏腑相对而言，经络属表，脏腑属里；经络中三阳经与三阴经相对而言，三阳经属表，三阴经属里等。

表、里主要代表辨证中病位的外内、浅深，一般而论，身体的皮毛、肌腠、经络在外，属表；血脉、骨髓、脏腑相对在内，属里。因此，临床上一般把外邪侵犯肌表，病位浅者，称为表证；病在脏腑，病位深者，称为里证。从病势上看，外感病中病邪由表入里，是病渐增重为势进；病邪由里出表，是病渐减轻为势退。因而前人有病邪入里一层，病深一层，出表一层，病轻一层的认识。

辨别表里对于外感疾病来说，尤为重要。这是由于内伤杂病的证候一般属于里证范畴，主要应辨别"里"所在的具体脏腑的病位。而外感病则往往具有由表入里、由浅而深、由轻而重的发展传变过程，因此，表里辨证是对外感病发展的不同阶段的基本认识，它可说明病情的轻重、浅深及病机变化的趋势，可为把握疾病演变的规律及取得诊疗的主动性提供依据。

1. 表证

表证指外感疾病的初期阶段，正（卫）气抗邪于肤表浅层，以新起恶寒发热为主要特征的轻浅证。

临床表现：新起恶风寒，或恶寒发热，头身疼痛，打喷嚏，鼻塞流涕，咽喉痒痛，微有咳嗽、气喘，舌淡红，苔薄，脉浮。

证候分析：六淫、疫疬等邪气，经皮毛、口鼻侵入机体，正邪相争于肤表，阻遏卫气的正常宣发、温煦功能，故见恶寒发热；外邪束表，经气郁滞不畅，不通则痛，故有头身疼痛；肺主皮毛，鼻为肺窍，皮毛受邪，内应于肺，鼻咽不利，故打喷嚏、鼻塞流涕，咽喉痒痛；肺气失宣，故微有咳嗽、气喘；病邪在表，尚未入里，没有影响胃气的功能，舌象没有明显变化，故舌淡红、苔薄；正邪相争于表，脉气鼓动于外，故脉浮。

辨证要点：新起恶寒发热、脉浮等症状共见。

2. 里证

里证指病变部位在内，即脏腑、气血、骨髓等受病所反映的证。

临床表现：里证的范围极为广泛，凡非表证及半表半里证的特定证候，一般都属里证的范畴，因此其表现多种多样。

证候分析：里证形成的原因有 3 个方面，一是外邪袭表，表证不解，病邪传里，形成里证；二是外邪直接入里，侵犯脏腑等部位，即所谓"直中"为病；三是情志内伤、饮食劳倦等因素，直接损伤脏腑气血，或脏腑气血功能紊乱而出现各种证候。由于里证形成的原因及发病机制不同，其证候表现亦各不相同。

辨证要点：脏腑、气血、津液等失常所致的症状共见。

3. 半表半里证

半表半里证指病变既非完全在表，又未完全入里，病位处于表里进退变化之中，以寒热往来等为主要表现的证。

临床表现：寒热往来，胸胁苦满，心烦喜呕，默默不欲饮食，口苦，咽干，目眩，脉弦。

证候分析：多属六经辨证中的少阳病证，是由在外感病邪由表入里的过程中，邪正分争，少阳枢机不利所致。

辨证要点：寒热往来，胸胁苦满，口苦，咽干，目眩，脉弦等症状共见。

4. 表证与里证的鉴别

表证和里证的辨别，主要是以审察寒热症状、内脏症状是否突出及舌象、脉象等的变化为要点。

（1）外感病中，发热恶寒同时并见者属表证；但热不寒或但寒不热者属里证；寒热往来者属半表半里证。

（2）表证以头身疼痛、鼻塞、打喷嚏等为常见症状，内脏的症状表现不明显；里证则以内脏症状，如咳喘、心悸、腹痛、呕泻之类表现为主症，鼻塞、头身疼痛等非其常见症状；半表半里证则有其独特表现。

（3）表证及半表半里证的舌象变化不明显，里证舌象多有变化；表证多见于浮脉，里证多见于沉脉或其他多种脉象。

此外，辨表里证尚应参考起病的缓急、病情的轻重及病程的长短等。

（二）寒证与热证

寒、热是辨别疾病性质的 2 个纲领。

病邪有阳邪与阴邪之分，正气有阳气与阴液之别，寒证与热证实际上是机体阴阳偏盛、偏衰的具体表现，正如张景岳所说"寒热乃阴阳之化也"。阴盛或阳虚则表现为寒证，阳盛或阴虚则表现为热证。《素问·阴阳应象大论篇》所言"阳胜则热，阴胜则寒"及《素问·调经论篇》所说"阳虚则外寒，阴虚则内热"即是此意。

寒象、热象与寒证、热证既有区别，又有联系。如恶寒、发热等可被称为寒象或热象，是疾病的表现征象，与反映疾病本质的寒证或热证是不同的。一般情况下，疾病的本质和表现的征象多是相符的，热证多见于热象，寒证多见于寒象。但反过来，出现某些寒象或热象时，疾病的本质不一定就是寒证或热证。因此，寒热辨证，不能孤立地根据个别症状做判断，而应在综合分析四诊资料的基础上进行辨识。

辨清寒证与热证，对于认识疾病的性质和指导治疗具有重要意义，是确定"寒者热之，热者寒之"治疗法则的依据。

1. 寒证

寒证指感受寒邪，或阳虚阴盛，导致机体功能活动减退所表现的具有"冷、凉"特点的证。由于阴盛可表现为寒的证候，阳虚亦可表现为寒的证候，故寒证又有实寒证与虚寒证之分。

临床表现：恶寒（或畏寒）喜暖，肢冷蜷卧，冷痛喜温，口淡不渴，痰、涕、涎液清稀，小便清长，大便溏薄，面色㿠白，舌质色淡，苔白而润，脉紧或迟等。

证候分析：由感受寒邪，或过服生冷寒凉所致，起病急骤，体质壮实者，多为实寒证；因内伤久病，阳气虚弱而阴寒偏胜者，多为虚寒证；寒邪袭于表者，多为表寒证；寒邪客于脏腑，或由阳虚阴盛所致者，多为里寒证。阳气虚弱，或因外寒阻遏阳气，形体失去温煦，故见恶寒（或畏寒）喜暖、肢冷蜷卧、冷痛喜温等症；阴寒内盛，津液未伤，所以口淡不渴，痰、涕、涎液、大小便等分泌物、排泄物澄澈清冷，苔白而润；外寒阻遏阳气或阳气不足，气血不能运行于面，则见面色㿠白，舌质色淡；寒邪束遏阳气则脉紧，阳虚推动缓慢则脉迟。

辨证要点：恶寒喜暖与分泌物、排泄物澄澈清冷等症状共见。

2. 热证

热证指感受热邪，或脏腑阳气亢盛，或阴虚阳亢，导致机体功能活动亢进所表现的具有"温、热"特点的证。由于阳盛可表现为热的证候，阴虚亦可表现为热的证候，故热证又有实热证、虚热证之分。

临床表现：发热，恶热喜冷，口渴欲饮，面赤，烦躁不宁，痰涕黄稠，小便短黄，大便干结，舌红少津，苔黄燥，脉数等。

证候分析：由外感火热阳邪，或过服辛辣温热之品，或寒湿郁而化热，或七情过激，五志化火等导致体内阳热过盛所致，病势急骤，形体壮实者，多为实热证；因内伤久病，阴液耗损而阳气偏亢者，多为虚热证；风热之邪袭于表者，多为表热证；热邪盛于脏腑，或由阴虚阳亢所致者，多为里热证。由于阳热偏盛，津液被耗，或因阴液亏虚而阳气偏亢，故见发热、恶热、面赤、烦躁不宁、舌红、苔黄、脉数等一派热象；热伤阴津，故见口渴欲饮、痰涕黄稠、小便短黄、大便干结、舌红少津等症。

辨证要点：发热、恶热与分泌物、排泄物黏浊色黄等症状共见。

3. 寒证与热证的鉴别

寒证与热证是机体阴阳偏盛、偏衰的反映，寒证的临床表现以"冷、凉"为特点，热证的临床表现以"温、热"为特点。临床上在鉴别寒证与热证时，应对疾病的全部表现进行综合观察，尤其是应以恶寒发热、对寒热的喜恶、口渴与否、面色的赤白、四肢的温凉及二便、舌象、脉象等作为鉴别要点（表1-1）。

表1-1　寒证与热证的鉴别

鉴别要点	寒证	热证
寒热喜恶	恶寒喜温	恶热喜凉
口渴	不渴	渴喜冷饮
面色	白	红
四肢	冷	热
大便	稀溏	秘结
小便	清长	短黄
舌象	舌淡，苔白润	舌红，苔黄燥
脉象	迟或紧	数

（三）虚证与实证

虚、实是辨别邪正盛衰的 2 个纲领，主要反映病变过程中人体正气的强弱和致病邪气的盛衰。

《素问·通评虚实论篇》说："邪气盛则实，精气夺则虚。"《景岳全书·传忠录》亦说："虚实者，有余不足也。"实主要指邪气盛实，虚主要指正气不足，所以实与虚是用以概括和辨别邪正盛衰的 2 个纲领。

由于邪正斗争是疾病过程中的根本矛盾，阴阳盛衰及其所形成的寒热证，亦存在着虚实之分，所以分析疾病过程中邪正的虚实关系，是辨证的基本要求，因而《素问·调经论篇》有"百病之生，皆有虚实"之说。通过虚实辨证，可以了解病体的邪正盛衰，为治疗提供依据。实证宜攻，虚证宜补，虚实辨证准确，攻补方能适宜，才能免犯实实虚虚之误。

1. 虚证

虚证指人体阴阳、气血、津液、精髓等正气亏虚，以邪气不著为基本病理所导致的各种证。

临床表现：由于损伤正气的不同及影响脏腑器官的差异，虚证的表现也各不相同。

证候分析：虚证多由先天禀赋不足、后天失调或疾病耗损所致。如饮食失调，营血生化不足；思虑太过、悲哀惊恐、过度劳倦等，耗伤气血营阴；房事不节，耗损肾精元气；久病失治、误治，损伤正气；大吐、大泻、大汗、出血、失精等，使阴、阳、气、血耗损，均可形成虚证。

辨证要点：临床表现具有"不足、松弛、衰退"的特征。

2. 实证

实证指人体感受外邪，或疾病过程中阴阳气血失调，体内病理产物蓄积，以邪气盛实、正气不虚为基本病理所导致的各种证。

临床表现：由于感邪性质与病理产物的不同，以及病邪侵袭、停积部位的差别，实证的表现也各不相同。

证候分析：实证的形成主要有2个方面，一是由风、寒、暑、湿、燥、火、疫疠及虫毒等邪气侵犯人体，正气奋起抗邪所致；二是由内脏功能失调，气化失职，气机阻滞，形成痰、饮、水、湿、脓、瘀血、宿食等有形病理物质，壅聚停积于体内所致。

辨证要点：临床表现具有"有余、亢盛、停聚"的特征。

3. 虚证与实证的鉴别

虚证与实证主要可从病程、体质及症状与舌脉的特点等方面加以鉴别（表1-2）。

表1-2 虚证与实证的鉴别

鉴别要点	虚证	实证
病程	较长（久病）	较短（新病）
体质	多虚弱	多壮实
精神	多萎靡	多亢奋
声息	声低息微	声高气粗
疼痛	喜按	拒按
胸腹胀满	按之不痛，胀满时减	按之疼痛，胀满不减
发热	多为低热	多为高热
恶寒	畏寒，添衣近火得温则减	恶寒，添衣近火得温不减
舌象	舌质嫩，苔少或无	舌质老，苔厚腻
脉象	无力	有力

（四）阴证与阳证

阴、阳是归类病证类别的2个纲领。

阴阳是辨别病证的基本大法。阴、阳分别代表事物相互对立的2个方面，它无所不指，也无所定指，故疾病的性质、证的类别及临床表现，一般都可用阴阳进行概括或归类。《素问·阴阳应象大论篇》说："善诊者，察色按脉，先别阴阳。"《类经·阴阳类》说："人之疾病……必有所本，或本于阴，或本于阳，病变虽多，其本则一。"《景岳全书·传忠录》亦说："凡诊病施治，必须先审阴阳，乃为医道之纲领，阴阳无谬，治焉有差？医道虽繁，而可以一言蔽之者，曰阴阳而已。"由此可见阴阳在辨别病证中的重要性。

阴证与阳证的划分是根据阴阳学说中阴与阳的基本属性。凡临床上出现具有兴奋、躁动、亢进、明亮、偏于身体的外部与上部等特征的临床表现、病邪性质为阳邪和病情变化较快的表证、热证、实证时，一般可归属为阳证的范畴；出现具有抑制、沉静、衰退、晦暗、偏于身体的内部与下部等特征的临床表现、病邪性质为阴邪和病情变化较慢的里证、寒证、虚证时，一般可归属为阴证的范畴。

阴阳是八纲中的总纲。表证与里证、寒证与热证、虚证与实证反映了病变过程中几种既对立又统一的矛盾现象。此三对证是分别从不同的侧面来概括病情的，所以只能说明疾病在某一方面的特征，而不能反映出疾病的全貌。六类证相互之间虽然有一定的联系，但既不能相互概括，也不能相互取代，六者在八纲中的地位是相等的。因此，为了对病情进行更高层面或总的归纳，可以用阴证与阳证概括其他六类证，即表证、热证、实证属阳，里证、寒证、虚证属阴，因此，阴阳两纲可以统帅其他六纲而成为八纲中的总纲。

阴证与阳证的划分不是绝对的，是相对而言的。如与表证相对而言，里证属于阴证，但里证又有寒热、虚实之分，相对于里寒证与里虚证而言，里热证与里实证则又归于阳证的范畴。因此，临床上在对具体病证归类时会存在阴中有阳、阳中有阴的情况。

二、八纲证之间的关系

八纲中，表里、寒热、虚实、阴阳各自概括着一个方面的病理本质，然而病理本质的各个方面是互相联系着的。寒热病性、邪正相争不能离开表里病位而存在，反之也没有可以离开寒热、虚实等病性而独立存在的表证或里证。因此，用八纲来分析、判断、归类证，并不是彼此孤立、绝对对立、静止不变的，而是可有相兼、错杂、转化，甚至真假难辨，并且随病变发展而不断变化。临床辨证时，不仅要注意八纲基本证的识别，更应把握八纲证之间的相互关系，只有将八纲综合起来对病情作综合性的分析考察，才能对证有比较全面、正确的认识。

八纲证间的相互关系，主要可归纳为证的相兼、证的错杂、证的转化及证的真假4个方面。

（一）证的相兼

广义的证的相兼，指各种证的相兼存在。本处所指狭义的证的相兼，是指在疾病的某一阶段，其病位无论是在表、在里，但病情性质上没有寒与热、虚与实等相反的证存在的情况。

表里、寒热、虚实各自从不同的侧面反映疾病某方面的本质，故不能互相概括、替代，临床上的证不可能只涉及病位或病性的某一方面。因而辨证时，无论病位之在表、在里，必然要区分其寒热、虚实性质；论病性之属寒属热，必然要辨别病位在表或在里、是邪盛或是正虚；论病情之虚实，必察其病位之表里、病性之寒热。

根据证的相兼的概念，除对立三纲（表与里、寒与热、虚与实）之外的其他任意三纲均可组成相兼证。经排列组合可形成表实寒证、表实热证、表虚寒证、表虚热证、里实寒证、里实热证、里虚寒证、里虚热证8类证。但临床实际中很少见到真正的表虚寒证与表虚热证。以往关于"表虚证"

有 2 种说法：一是指外感风邪所致有汗出的表证（相对外感风寒所致无汗出的"表实证"而言）。其实表证的有无汗出，只是在外邪的作用下，毛窍的闭与未闭，是邪正相争的不同反映，毛窍未闭、肌表疏松而有汗出，不等于疾病的本质属虚，因此，表证有汗出者并非真正的虚证。二是指肺脾气虚所致卫表（阳）不固证（偏于虚寒），但实际上该证属于阳气虚弱所致的里虚寒证。

相兼证的临床表现一般多是相关纲领证候的叠加。如表实寒证与表实热证，既同属于表证的范畴，又分别属于寒证与热证，分别以恶寒重发热轻、无汗、脉浮紧及发热重恶寒轻、口微渴、汗出、脉浮数等为辨证要点；里实寒证与里实热证既同属于里实证的范畴，又分别属于寒证与热证，分别以形寒肢冷、面白、口不渴、痰稀、尿清、冷痛拒按、苔白、脉沉或紧及壮热、面赤、口渴、大便干结、小便短黄、舌红苔黄、脉滑数或洪数为辨证要点；里虚寒证与里虚热证既同属于里虚证的范畴，又分别属于寒证与热证，分别以畏寒肢冷、神疲乏力、尿清便溏、冷痛喜温喜按、舌淡胖苔白、脉沉迟无力及形体消瘦、五心烦热、午后颧红、口燥咽干、潮热盗汗、舌红绛、脉细数为辨证要点。

（二）证的错杂

证的错杂指在疾病的某一阶段，八纲中相互对立的两纲病证同时并见所表现的综合性证。在错杂的证中，矛盾的双方都反映着疾病的本质，因而不可忽略。临床辨证当辨析疾病的标本缓急，因果主次，以便采取正确的治疗。八纲中的错杂关系，从表与里、寒与热和虚与实角度，分别可概括为表里同病、寒热错杂、虚实夹杂，但临床实际中表里与寒热、虚实之间是可以交互错杂的，如表实寒里虚热、表实热里实热等，因此临证时应对其进行综合分析。

1. 表里同病

在同一患者身上，既有表证，又有里证，称为表里同病。表里同病的形成常见于以下3种情况：一是初病即同时出现表证与里证的表现；二是表证未罢，又及于里；三是内伤病未愈而又感外邪。

表里同病以表里与虚实或寒热分别排列组合，包括表里俱寒、表里俱热、表里俱虚、表里俱实、表热里寒、表寒里热、表虚里实与表实里虚8种情况。除去临床上少见的"表虚证"，表里同病可概括为以下6种情况。

（1）表里俱寒：如素体脾胃虚寒，复感风寒之邪，或外感寒邪，同时伤及表里，表现为恶寒重发热轻、头身疼痛、流清涕、脘腹冷痛、大便溏泄、脉迟或浮紧等。

（2）表里俱热：如素有内热，又感风热之邪，或外感风热未罢，又传及与里，表现为发热重恶寒轻、咽痛、咳嗽气喘、便秘尿黄、舌红苔黄、脉数或浮数等。

（3）表寒里热：如表寒未罢，又传及于里化热，或先有里热，复感风寒之邪，表现为恶寒发热、无汗、头身疼痛、口渴喜饮、烦躁、便秘尿黄、苔黄等。

（4）表热里寒：如素体阳气不足，复感风热之邪，表现为发热恶寒、有汗、头痛、咽痛、尿清便溏、腹满等。

（5）表里俱实：如饮食停滞，复感风寒之邪，表现为恶寒发热、鼻塞流涕、脘腹胀满、厌食便秘、脉浮紧等。

（6）表实里虚：如素体气血虚弱，复感风寒之邪，表现为恶寒发热、无汗、头身疼痛、神疲乏力、少气懒言、心悸失眠、舌淡脉弱等。

2. 寒热错杂

在同一患者身上，既有寒证的表现，又有热证的症状，称为寒热错杂。

寒热错杂的形成有3种情况：一是先有热证，复感寒邪，或先有寒证，复感热邪；二是先有外感寒证，寒郁而入里化热；三是机体阴阳失调，出现寒热错杂。

结合病位，可将寒热错杂概括为表里的寒热错杂与上下的寒热错杂。表里的寒热错杂包括表寒里热与表热里寒，详见表里同病；上下的寒热错杂包括上热下寒及上寒下热。

（1）上热下寒：如患者同时存在上焦有热与脾胃虚寒，则既有胸中烦热、咽痛口干、频欲呕吐等上部热证表现，又兼见腹痛喜暖、大便稀薄等下部寒证的症状。

（2）上寒下热：如患者同时存在脾胃虚寒与膀胱湿热，则既有胃脘冷痛、呕吐清涎等上部寒证的表现，同时又兼见尿频、尿痛、小便短黄等下部热证的症状。

3. 虚实夹杂

同一患者，同时存在虚证与实证的表现，即为虚实夹杂。虚实夹杂的形成主要有2种情况：一是因实证邪气太盛，损伤正气，而致正气虚损，同时出现虚证；二是先有正气不足，无力祛除病邪，以致病邪积聚，或复感外邪，又同时出现实证。

结合病位，虚实夹杂可概括为表里或上下的夹杂。但辨别虚实夹杂的关键是分清虚实的孰多孰少，病势的孰缓孰急，为临床确立以攻为主或以补为主或攻补并重的治疗原则提供依据，因此，可将虚实夹杂概括为以虚为主的虚证夹实、以实为主的实证夹虚及虚实难分的虚实并重3种类型。

（1）虚证夹实：如温热病后期，虽邪热将尽，但肝肾之阴已大伤，此时邪少虚多，表现为低热不退、口干口渴、舌红绛而干、少苔无苔、脉细数等，治法当以滋阴养液为主，兼清余热之邪。

（2）实证夹虚：如外感温热病中常见的实热伤津证，为邪多虚少，表现为既见发热、便秘、舌红、脉数等里实热的实象，又见口渴、尿黄、舌苔干裂等津液受伤的虚象，治法当以清泻里热为主，兼以滋阴润燥。

（3）虚实并重：如小儿疳积证，往往虚实并重，既有大便泄泻、完谷不化、形销骨立等脾胃虚弱的表现，又有腹部膨大、烦躁不安、贪食不厌、舌苔厚浊等饮食积滞、化热的症状，治疗应消食化积与健脾益气并重。

（三）证的转化

在疾病的发展变化过程中，八纲中相互对立的证之间在一定条件下可以互易其位，相互转化成对立的另一纲证。但在证转化这种质变之前，往往有一个量变的过程，因而在证真正的转化之前，又可以呈现出证的相兼或错杂现象。

证转化后的结果有2种可能：一是病情由浅及深、由轻而重，向加重方向转化；二是病情由重而轻、由深而浅，向痊愈方向转化。

八纲证的转化包括表里出入、寒热转化、虚实转化3种情况。

1. 表里出入

在一定条件下，病邪从表入里，或由里透表，致使表里证发生变化，称为表里出入。

（1）表邪入里是指先出现表证，因表邪不解，内传入里，致使表证消失而出现里证。例如，外感病初期出现恶寒发热、头身疼痛、无汗、苔薄白、脉浮紧等症状，为表实寒证。如果失治误治，表邪不解，内传于脏腑，继而出现高热、口渴、舌苔黄、脉洪大等症状，即是表邪入里，表实寒证转化为里实热证。

（2）里邪出表是指某些里证在治疗及时、护理得当时，机体抵抗力增强，驱邪外出，从而表现出病邪向外透达的症状或体征。其结果并不是里证转化为表证，而是表明邪有出路，病情有向愈的趋势。例如，麻疹患儿疹不出而见发热、喘咳、烦躁等症，通过恰当调治后，使麻毒外透，疹子发出而烦热、喘咳等减轻、消退；外感温热病中，出现高热、烦渴等症，随汗出而热退身凉，烦躁等症减轻，便是邪气从外透达的表现。

邪气的表里出入，主要取决于正邪双方斗争的情况，因此，掌握病势的表里出入变化，对于预测疾病的发展与转归，及时调整治疗策略具有重要意义。

2. 寒热转化

寒证或热证在一定条件下相互转化，形成相对应的证，称为寒热转化。

（1）寒证化热是指原为寒证，后出现热证，而寒证随之消失。寒证化热常见于外感寒邪未及时发散，而机体阳气偏盛，阳热内郁到一定程度，则寒邪化热，形成热证；或是寒湿之邪郁遏，而机体阳气不衰，由寒而化热，形成热证；或因使用温燥之品太过，亦可使寒证转化为热证。例如，寒湿痹病，初为关节冷痛、重着、麻木，病程日久，或过服温燥药物，而变成患处红肿灼痛等，则使寒证转化为热证。

（2）热证转寒是指原为热证，后出现寒证，而热证随之消失。热证转寒常见于在邪热毒气严重的情况之下，因失治、误治，使邪气过盛，耗伤正气，阳气耗散，从而转为虚寒证，甚至出现亡阳的证候。例如，疫毒病初期，表现为高热烦渴、舌红脉数、泻痢不止等。由于治疗不及时，骤然出现冷汗淋漓、四肢厥冷、面色苍白、脉微欲绝等症，则是由热证转化为了寒证（亡阳证）。

寒证与热证的相互转化，是由邪正力量的对比所决定的，其关键又在机体阳气的盛衰。寒证转化为热证，是人体正气尚强，阳气较为旺盛，邪气才会从阳化热，提示人体正气尚能抗御邪气；热证转化为寒证，是邪气虽衰而正气不支，阳气耗伤并处于衰败状态，提示正不胜邪，病情加重。

3. 虚实转化

在疾病的发展过程中，由于正邪力量对比的变化，致使虚证与实证相互转化，形成对应的证，称为虚实转化。实证转虚为疾病的一般规律，虚证转实临床少见，实际上常常是因虚致实，形成本虚标实的证。

（1）实证转虚是指原先表现为实证，后来表现为虚证。邪正斗争的趋势，或是正气胜邪而向愈，或是正不胜邪而迁延。故病情日久，或失治误治，正气伤而不足以御邪，皆可由实证转化为虚证。例如，外感热病的患者，始见高热、口渴、汗多、烦躁、脉洪数等实热证的表现，因治疗不当，日久不愈，导致津气耗伤，而出现形体消瘦、神疲嗜睡、食少、咽干、舌嫩红无苔、脉细无力等虚象，即是由实证转化为虚证。

（2）虚证转实是指正气不足，脏腑功能衰退，组织失去濡润、充养，或气机运化无力，以致气血阻滞，病理产物蓄积，邪实上升为矛盾的主要方面，而表现以实为主的证，因此，实为因虚致实的本虚标实证。例如，心阳气虚日久，温煦无能，推运无力，则可使血行迟缓而成瘀，在原有心悸、气短、脉弱等心气虚证的基础上，而后出现心胸绞痛、唇舌紫暗、脉涩等症，则是心血瘀阻证，此时血瘀之实的表现较心气之虚的表现更为突出。

总之，所谓虚证转化为实证，并不是指正气来复，病邪转为亢盛，邪盛而正不虚的实证，而是在虚证基础上转化为以实证为主要矛盾的证。其本质是因虚致实，本虚标实。

（四）证的真假

当某些疾病发展到严重或后期阶段时，可表现出一些与疾病本质不一致，甚至相反的"假象"，从而干扰对疾病真实面貌的认识，此即所谓证的真假。"真"是指与疾病内在本质相符的证；"假"是指在疾病发展过程中表现出的一些不符合常规认识的"假象"，即与病理本质所反映的常规证候不相应的某些表现。当出现证真假难辨时，一定要注意全面分析，去伪存真，抓住疾病的本质，以避免治疗时犯虚虚实实、寒寒热热的错误。

八纲证的真假主要可概括为寒热真假与虚实真假2种情况。

1. 寒热真假

一般来说，寒证多表现为寒象，热证多表现为热象，只要抓住寒、热证的几个鉴别要点就可作出判断。但在某些疾病的严重阶段，当病情发展到寒极或热极的时候，有时会出现一些与其寒热病理本质相反的"假象"症状或体征，从而影响对寒、热证的准确判断。具体来说，有真热假寒和真寒假热2种情况。

（1）真热假寒是指疾病的本质为热证，却出现某些"寒象"的表现，又称为"热极似寒"。如里热炽盛之人，除出现胸腹灼热、神昏谵语、口臭息粗、渴喜冷饮、小便短黄、舌红苔黄而干、脉有力等里热证的典型表现外，有时会伴随出现四肢厥冷、脉迟等"寒象"症状。从表面来看，这些"寒象"似乎与疾病的本质（热证）相反，但实际上这些表现是由邪热内盛，阳气郁闭于内而不能布达于外所致，而且邪热越盛，厥冷的症状可能越重，即所谓"热深厥亦深"，因此，这些"寒象"实为热极格阴的表现，本质上也是热证疾病的反映，只不过是较常规热证的病机和表现更为复杂而已。

（2）真寒假热是指疾病的本质为寒证，却出现某些"热象"的表现，又称为"寒极似热"。如阳气虚衰、阴寒内盛之人，除出现四肢厥冷、小便色清、便质不燥甚至下利清谷、舌淡苔白、脉无力等里虚寒证的典型表现外，尚可出现自觉发热、面色发红、神志躁扰不宁、口渴、咽痛、脉浮大或数等"热象"症状。从表面来看，这些"热象"似乎与疾病的本质（寒证）相反，但实际上这些表现是由阳气虚衰，阴寒内盛，逼迫虚阳浮游于上、格越于外所致，而非体内真有热。同时，这些"热象"与热证所致有所不同。如虽自觉发热，但触之胸腹无灼热，且欲盖衣被；虽面色发红，但为泛红如妆，时隐时现；虽神志躁扰不宁，但感疲乏无力；虽口渴，却欲热饮，且饮水不多；虽咽喉疼痛，但不红肿；虽脉浮大或数，但按之无力。因此，这些"热象"实为寒极格阳的表现，本质上也是寒证疾病的反映，但较一般寒证的病机和表现更为复杂。

当出现上述"热极似寒"或"寒极似热"的情况时，一定要注意在四诊合参、全面分析的基础上，透过现象抓本质。在具体辨别时，应注意以下几个方面：①了解疾病发展的全过程。一般情况下，"假象"容易出现在疾病的后期及危重期。②辨证时应以身体内部的症状及舌象等作为判断的主要依据，外部、四肢的症状容易表现为"假象"。③"假象"和真象存在不同。如"假热"之面赤，是面色苍白而泛红如妆，时隐时现，而里热炽盛的面赤却是满面通红；"假寒"常表现为四肢厥冷伴随胸腹部灼热，揭衣蹬被；而阴寒内盛者则往往身体蜷卧，欲近衣被。

2. 虚实真假

一般来说，虚证的表现具有"不足、松弛、衰退"的特征，实证的表现具有"有余、亢盛、停聚"的特征。但疾病较为复杂或发展到严重阶段，可表现出一些不符合常规认识的征象，也就是当患者的正气虚损严重，或病邪非常盛实时，会出现一些与其虚、实病理本质相反的"假象"症状或体征，从而影响对虚、实证的准确判断。具体来说，有真实假虚和真虚假实2种情况。

（1）真实假虚是指疾病的本质为实证，却出现某些"虚赢"的现象，即所谓"大实有赢状"。如实邪内盛之人，出现神情默默、身体倦怠、不愿多言、脉象沉细等貌似"虚赢"的表现，是由于火热、痰食、湿热、瘀血等邪气或病理产物大积大聚，以致经脉阻滞，气血不能畅达，其病变的本质属实。因此，虽默默不语但语时声高气粗，虽倦怠乏力却动之觉舒，虽脉象沉细却按之有力，与虚证所导致的真正"虚赢"表现不同。同时还伴随疼痛拒按、舌质苍老、舌苔厚腻等实证的典型表现，是"大实有赢状"

的复杂病理表现。

（2）真虚假实是指疾病的本质为虚证，反出现某些"盛实"的现象，即所谓"至虚有盛候"。如正气内虚较为严重之人，出现腹胀腹痛、二便闭涩、脉弦等貌似"盛实"的表现，是由脏腑虚衰，气血不足，运化无力，气机不畅所致，其病变的本质属虚。因此，腹虽胀满而有时缓解，不似实证之持续胀满不减；腹虽痛，不似实证之拒按，而是按之痛减；脉虽弦，但重按无力，与实证所致表现不同，同时伴随神疲乏力、面色无华、舌质娇嫩等虚证的典型表现，是"至虚有盛候"的复杂病理表现。

当出现上述"大实有羸状"或"至虚有盛候"的情况时，一定要注意围绕虚、实证的表现特点及鉴别要点综合分析，仔细辨别，从而分清虚、实的真假。

第二节 病性辨证

病性辨证是在中医理论指导下，根据患者所表现的症状、体征等，分析、判断疾病当前证候性质的辨证方法。

病性是指病理改变的性质，也就是病理变化的本质属性。由于病性是导致疾病当前证候的本质性原因，因而也有称病性为"病因"者，即"审症求因"之谓。应该说病因与病性的概念不完全相同，一般病因是指疾病发生的原始因素，如外感六淫、内伤七情、饮食劳倦等，而病性是当前证候的性质，如气虚、血瘀、湿热、痰饮等。然而由于中医学对疾病本质的认识，主要是从症状而推求原因，因而病因学所研究的病因与辨证学所探求的病性往往又是一致的。

辨病性是辨证中最重要的内容之一。由于病性是疾病当前的病理本质，是对疾病一定阶段整体反应状态的概括，是对邪正相互关系的综合认识，具有整体、动态的特点，因此，在进行病性辨证时，需要对全身症状、体征及体质、环境等进行综合分析，方可使辨证结果准确。

虚证、实证、寒证、热证、阴证、阳证等，都属于较为笼统的病性概念，或称为纲领证。具体的病性证候如风淫证、气虚证、血瘀证、阴虚证、亡阳证、痰证等，属于辨证中的基础证。

一、六淫辨证

六淫是风、寒、暑、湿、燥、火6种外感病邪的统称。六淫辨证是运用六淫病邪的性质和致病特点对四诊所收集的各种病情资料进行分析、归纳，以辨别疾病的病理本质属六淫之何证的辨证方法。

六淫病证的发生，多与季节、气候和环境有关。如春季多风病，夏季多暑病，秋季多燥病，冬季多寒病，居住湿地和水上作业，易患湿病等。六淫病证是由外邪侵入而致，各病证既可单独存在，也可相互兼夹，还可在一定条件下发生转化。

此外，临床上还有一些并非外感六淫所致，而是因脏腑功能失调所产生的化风、化寒、化湿、化燥、化热、化火等病理反应，其临床表现虽与六淫的证候类似，但属于"内生五邪"的病理过程，称为内风证、内寒证、内湿证、内燥证、内火证等，临床上应加以鉴别。

（一）风淫证

风淫证是指风邪外袭，以恶风、汗出、脉浮缓为主要表现的证，亦称为外风证。具有发病急、变化快、游走不定的特点。

临床表现：恶风，微发热，汗出，头痛，鼻塞流清涕，打喷嚏，咽喉痒痛，干咳，舌苔薄白，脉浮缓；或突发皮肤瘙痒、瘾疹；或突发颜面麻木不仁，口眼㖞斜；或肌肉强直、痉挛，抽搐，角弓反张；或肢体关节游走性疼痛；或新起颜面、眼睑、肢体水肿等。

证候分析：由气候突变、环境不适、体弱等因素而风邪外袭所致。风属阳邪，为百病之长，其性轻扬开泄，善行数变，有向上、向外及动摇不定的特点。风邪袭表，腠理疏松，卫外不固，营阴不能内守，故见恶风微热、汗出、苔薄白、脉浮缓。风邪上扰，则头痛。风邪袭肺，肺失宣降，肺气不利，可见干咳、打喷嚏、鼻塞流清涕、咽喉痒痛。风客肌腠，营卫郁滞，故见皮肤瘙痒或瘾疹。风邪或风毒侵袭经络，经气阻滞不通，轻者局部麻木、口眼㖞斜，重者肌肉强直、牙关紧闭、抽搐、角弓反张。风与寒湿相兼，痹阻经络、流窜关节，则表现为肢体关节游走性疼痛。风水相搏，故见水肿突发于颜面、眼睑，然后遍及全身。

风淫证根据风邪侵袭的部位不同，其常见的证型有风邪袭表证、风邪犯肺证、风客肌肤证、风中经络证、风毒窜络证、风水相搏证等。

内风证是指由于热盛、阳亢、血虚、阴虚等病理变化，导致患者出现眩晕欲仆、肢体麻木、震颤、抽搐等类似风性动摇特点为主要表现的证候，又称为"动风"。此种动风证候的出现，并非感受外界风邪所致，而是由机体内部的病理变化所形成，其证候表现也与风淫证不同，临床上应加以辨析。

辨证要点：恶风，汗出，脉浮缓；或突发皮肤瘙痒、瘾疹，肢体关节游走性疼痛等症状共见。

（二）寒淫证

寒淫证是指寒邪外袭，以恶寒肢冷、局部冷痛、脉紧为主要表现的证，或称实寒证。具有新病突起，病势较剧等特点。

临床表现：恶寒重，或发热，无汗，头身疼痛，鼻塞流清涕，脉浮紧。或痰鸣喘嗽，或腹痛肠鸣，腹泻，或局部冷痛拘急，或四肢厥冷，面色苍白，口淡不渴，小便清长，舌苔白润，脉紧或沉迟有力。

证候分析：因淋雨、涉水、衣单薄、露宿、食生、饮冷等而感受外界阴寒之邪。寒为阴邪，易伤阳气，阻碍气血运行。寒邪束表，腠理闭塞，卫气失宣，故恶寒发热，无汗。寒凝经脉，经气不利，则见头身疼痛。寒邪外袭，皮毛受邪，内舍于肺，肺失宣降，肺气不利，故鼻塞流清涕、痰鸣喘嗽。寒袭于表，脉道紧束而拘急，故脉浮紧。寒邪直犯中阳，运化失职，则腹痛肠鸣，腹泻。寒主收引，经脉收缩而挛急，则见局部冷痛拘急。寒邪凝结，阳气不达四肢，故见四肢厥冷。寒凝而阳气不能上荣于面，则面色苍白。阴寒内盛，津液未伤，故口淡不渴、小便清长。舌苔白润，脉紧或沉迟有力为阴寒内盛之征。

寒淫证有伤寒证和中寒证之分。伤寒证是指寒邪外袭，伤人肌表，卫阳奋起抗邪于外的浅表证候，亦称风寒束表证、表寒证、寒邪束表证、太阳表实证、太阳伤寒证等。临床表现为恶寒重，发热轻，无汗，头身疼痛，鼻塞流清涕，微咳，苔薄白，脉浮紧。

中寒证是指寒邪直接侵入脏腑、气血，损伤或遏制阳气，阻滞脏腑气机和气血运行所表现的里实寒证。因寒邪侵犯脏腑的不同，临床常见的中寒证有寒邪犯肺证、寒滞胃肠证、寒凝肝脉证、寒滞心脉证等。其证候有新起恶寒、咳喘、咯吐白痰；或脘腹或腰背等处冷痛，得温则舒，或寒呕腹泻；或四肢厥冷，蜷卧，小便清长，面唇色白或青，舌苔白，脉紧或沉弦等。

辨证要点：恶寒肢冷、局部冷痛、脉紧等症状共见。

（三）暑淫证

暑淫证是指夏月炎暑之季，暑邪外袭，以发热、汗多、心烦、气短神疲为主要表现的证。具有严格的季节性的特点。

临床表现：发热恶热，汗出，口渴喜饮，心烦，气短神疲，肢体困倦，小便短黄，舌红，苔白或黄，脉虚数。或发热，卒然昏倒，汗出不止，口渴，气急，甚或昏迷惊厥，舌绛干燥，脉细数。

证候分析：因夏季气候炎热而感受外界暑邪。暑为阳邪，具有炎热升散，耗气伤津，易夹湿邪等致病特点。暑性炎热升散，蒸腾津液，故见发热恶热、汗出、气急、尿黄等症。暑热内扰则心烦。暑邪伤津耗气，则见口渴喜饮、气短神疲、脉虚数。暑夹湿邪，可见肢体困倦、苔白或黄。暑热上扰清窍，内灼神明，故而卒然昏倒；暑闭心神，引动肝风，则见昏迷惊厥。暑热炽盛，营阴受损，故见舌绛干燥、脉细数。

暑淫证常见的证型有暑湿袭表证、暑伤津气证、暑闭气机证、暑闭心神证、暑热动风证等。

辨证要点：发热、汗多、心烦、气短神疲等症状共见。

（四）湿淫证

湿淫证是指湿邪外袭，以头身困重、脘腹痞胀、关节酸楚、舌苔腻、脉濡缓为主要表现的证，亦称为外湿证。湿淫证具有病势缠绵，病程迁延而难愈的特点。

临床表现：微恶寒发热，头重而痛，身体困重，肢体倦怠，关节酸痛重着、屈伸不利，胸闷，脘痞不舒，口腻不渴，纳呆，恶心欲呕，困倦嗜睡，大便稀溏，小便混浊，妇女带下量多质稠，面色晦垢，舌苔白厚腻，脉濡缓或细。

证候分析：因气候潮湿、居处潮湿、冒受雾露、以水为事、淋雨涉水等而感受外界湿邪外侵。湿为阴邪，其性重浊、黏滞、趋下，易阻滞气机，损伤阳气。湿遏卫表，卫气失和，则微恶寒发热。湿邪停聚经络、肌肉、筋骨，气血不畅，则见头重而痛、身体困重、肢体倦怠、关节酸痛重着、屈伸不利。湿阻气机，困遏清阳，故见胸闷、面色晦垢、困倦嗜睡。湿困脾胃，纳运升降失职，则见脘痞、口腻不渴、纳呆、恶心欲呕、大便稀溏。湿侵阴位，故见小便混浊、妇女带下量多质稠。舌苔白厚腻、脉濡缓或细为湿浊内盛之征。

临床常见的证型主要有风湿袭表证、寒湿凝滞筋骨证、寒湿困脾证、湿热蕴脾证、肝胆湿热证、大肠湿热证、膀胱湿热证、湿浊下注证、痰湿犯头证等。

湿证有外湿证和内湿证之分。外湿证由淋雨涉水、居处潮湿、冒受雾露、以水为事等外湿侵袭，湿郁肌表，阻滞经气所致，病位偏重于肌表，以肢体困重、酸痛为主症，或有恶寒微热等。内湿证多由过食油腻、嗜酒饮冷致脾失健运，湿浊内生，湿邪阻滞气机，脾胃纳运升降失职所致，病位偏重于内脏，以脘腹痞胀、恶心呕吐、便溏等症为主。然而，湿证之成，常是内外合邪而为病，故其证候亦常涉及内外。

辨证要点：头身困重、脘腹痞胀、关节酸楚与舌苔腻、脉濡缓等症状共见。

（五）燥淫证

燥淫证是指燥邪外袭，以口、鼻、咽、唇、皮肤干燥为主要表现的证，又称为外燥证。

临床表现：口燥咽干唇裂，鼻燥少涕，干咳少痰，痰黏难咯，痰中带血，口渴欲饮，皮肤干燥，大便干结，小便短黄，恶寒发热，无汗或少汗，舌苔干燥，脉浮。

证候分析：因秋令气候干燥，或居气候干旱少雨之处而感受外界燥邪。燥性干燥，易伤津液，易伤肺脏。燥邪外侵，损伤肺津，肺失滋润，清肃失职，故见干咳少痰、痰黏难咯；燥伤肺络，则痰中带血。肺失濡润，则见口燥咽干、鼻燥少涕。燥邪伤津，津伤失润，故见口渴欲饮、唇裂、皮肤干燥、大便干结、小便短黄、舌苔干燥等一派干燥少津之征。燥邪袭表，肺卫失和，则见恶寒发热、脉浮等卫表之征。

燥淫证有温燥和凉燥之分。温燥多见于初秋季节，因秋初气候尚热，炎暑未消，气偏于热，燥热迫于肺卫，故多伴见发热微恶风寒、少汗、舌干苔黄、脉象浮数等风热表证。凉燥多见于深秋季节，因秋令肃杀，气寒而燥，故除有干燥少津之征外，尚见恶寒微发热、无汗、脉浮紧等寒邪外束之表寒证候。

燥淫证常见的证型有燥邪犯表证、燥邪犯肺证、燥干清窍证等。

在疾病过程中，由于血虚、阴津亏损等病理变化，以致机体失于滋润，也可表现为干燥的症状，属于"内燥"范畴，可参见阴虚证与津液不足证。

辨证要点：口、鼻、咽、唇、皮肤干燥等症状共见。

（六）热淫证

热淫证是指温热火邪外袭，以发热、口渴、舌红苔黄、脉数为主要表现的证。

临床表现：发热，微恶寒，头痛，咽喉疼痛，鼻塞流浊涕，舌边尖红，苔薄黄，脉浮数；壮热喜冷，面红目赤，渴喜冷饮，汗多，烦躁或神昏谵语，吐血，衄血，痈肿疮疡，小便短赤，大便秘结，舌质红或绛，苔黄而干或灰黑干燥，脉洪滑数。

证候分析：因外感温热火邪，或因其他外邪郁积化热、化火而成。火、热、温邪同属一类性质，仅有轻重之别。温为热之渐，火为热之极，故常有火热、温热并称。火、热、温邪为阳邪，其性燔灼迫急，伤津耗气，具有炎上、生风动血、易致疮疡的特点。热邪犯表，卫气失和，故发热恶寒；热为阳邪，故发热重而恶寒轻。热邪上扰，故头痛、咽喉疼痛、鼻塞流浊涕。舌边尖红、脉浮数为热邪客表之征。火热炽盛，充斥于外，故见壮热喜冷。火热上炎，则面红目赤。热扰心神，轻则烦躁，重则神昏谵语。邪热逼津外泄，故见汗多。热盛伤津，则口渴饮冷、大便秘结、小便黄赤。热盛动血，血液妄行，故见吐血、衄血。火热郁结不解，局部气血壅滞，肉腐血败，则发为痈肿疮疡。舌红绛、苔黄而干或灰黑干燥，脉洪滑数均为火热炽盛之征。

热淫证常见的证型有风热犯表证、肺热炽盛证、心火亢盛证、胃热炽盛证、热扰胸膈证、肠热腑实证、热闭心包证、热入营血证等。

辨证要点：发热、口渴、舌红苔黄、脉数等症状共见。

二、阴阳虚损辨证

阴阳虚损辨证是根据患者所表现的症状、体征等，分析、判断疾病当前病理本质是否存在阴阳虚损的证候。

阴阳虚损证型有阳虚证、阴虚证、亡阳证、亡阴证等。作为阴阳病性的辨别，还应包括阴盛证、阳盛证，但由于"阴盛则寒，阳盛则热"，其具体内容即八纲辨证中的寒证、热证和本节辨六淫证候中的寒淫证、火热证，故本部分不再赘述。

（一）阳虚证

阳虚证是指体内阳气亏虚，以畏寒肢冷等为主要表现的虚寒证。

临床表现：畏寒肢冷，口淡不渴，或渴喜热饮，自汗，小便清长，或尿少水肿，大便稀溏，面色㿠白，舌淡胖嫩，苔白滑，脉沉迟无力。可兼有神疲，乏力，气短等表现。

证候分析：气虚进一步发展，或久病损伤阳气；久居寒凉之处，或过服寒凉清苦之品；年高而命门火衰等原因导致阳气亏虚，温煦推动、气化等作用减弱。阳虚温煦失职，则畏寒肢冷；不能固摄，则见自汗；不能温化津液，则见口淡不渴，或渴喜热饮、大便稀溏、小便清长，或尿少；不能输布津液，水气泛溢，则见面色㿠白、水肿、舌淡胖嫩、苔白滑；推动无力，则脉沉迟无力；阳气亏虚，则见神疲、乏力、气短等症。

阳虚证常见的证型有心阳虚证、脾阳虚证、肾阳虚证、胃阳虚证、胞宫或精室虚寒证等。

阳虚证常与气虚同存，阳虚易感寒邪，阳虚易发展为亡阳，也可导致气滞、血瘀、水泛、痰饮等病理变化。

辨证要点：畏寒肢冷、面白与气虚等症状共见。

（二）阴虚证

阴虚证是指体内阴液亏少，阳气偏亢，以口咽干燥、五心烦热等为主要表现的虚热证。

临床表现：形体消瘦，口咽干燥，两颧潮红，五心烦热，潮热盗汗，小便短少，大便干结，舌红少津或少苔，脉细数。

证候分析：久病、热病后期，情志过极，房事不节，过服温燥之品等导致阴虚内热。阴虚失于濡养，则形体消瘦、口咽干燥、舌少津或少苔；阴津亏少，化源不足则小便短少，大肠失润则大便干结，脉道失充则脉细；阴虚内热，则潮热盗汗、五心烦热、两颧潮红、舌红脉数。

阴虚证常见的证型有肺阴虚证、心阴虚证、脾阴虚证、肝阴虚证、肾阴虚证、胃阴虚证等。

阴虚证可与气虚、血虚、阳虚、阳亢、精津亏虚及外感燥邪等同存，或互为因果；阴虚可发展为亡阴，也可导致动风、气滞、血瘀、水停等病理变化。

辨证要点：口燥咽干、五心烦热等症状共见。

（三）亡阳证

亡阳证是指体内阳气极度衰微而欲脱，以冷汗、肢厥、面白、脉微等为主要表现的危重证。

临床表现：冷汗淋漓、汗质稀淡，神情淡漠，肌肤不温，手足厥冷，呼吸气弱，面色苍白，舌淡而润，脉微欲绝。

证候分析：阳虚发展为阳衰，或寒邪暴伤阳气；或大汗、大吐、大泻、大出血等阴血消亡而阳随阴脱；或剧毒刺激、严重外伤、瘀痰阻塞心窍，阳气暴亡。阳气极度衰微而欲脱，固摄无权，津液外泄，故冷汗淋漓、汗质稀淡；不能温煦，则肌肤不温、手足厥冷；阳气虚脱，不能上荣面舌，则面色苍白、舌淡；元气虚衰，鼓动无力则呼吸气弱、表情淡漠、脉微欲绝。

临床所见的亡阳证，一般是指心肾阳气虚脱。由于阴阳互根之理，阳气衰微欲脱，也可使阴液外亡。

辨证要点：冷汗淋漓、四肢厥冷、面色苍白、脉微欲绝等症状共见。

（四）亡阴证

亡阴证是指体内阴液严重耗损而欲竭，以汗出如油、身热虚烦、脉细数疾等为主要表现的危重证。

临床表现：汗热、味咸而黏、如珠如油，身温恶热，虚烦躁扰，口渴饮冷，目眶凹陷，皮肤皱瘪，小便极少，面赤唇焦，呼吸急促，唇舌干燥，脉细数疾等。

证候分析：阴虚发展为阴竭；或壮热不退、大吐、大泻、大汗、大出血、严重烧伤致阴液暴失而外亡。阴亡液脱，故汗咸而黏、如珠如油；津不上承，则口渴欲饮；失于濡润，故目眶凹陷、皮肤皱瘪、唇舌干燥；化源不足，故小便极少；阴液欲绝，阴竭阳浮，上扰心神，故虚烦躁扰；阴不制阳，故见汗热、身温恶热、面赤唇焦、呼吸急促、脉细数疾等。

亡阴常与心、肝、肾有关，临床一般不再逐一区分。亡阴救治不及，阳气亦随之而衰亡。阴阳互根，亡阴与亡阳皆可相互累及而导致同损俱亡。但具体证候中，常有先后、主次之别。

辨证要点：汗出如油、身热烦渴、脉细数疾等症状共见。

三、气血辨证

气血辨证是根据患者所表现的症状、体征等，分析、判断疾病当前病理本质是否存在气血亏损或运行障碍的证候。

气血病常见证型有虚实之分。虚证有气虚证、气陷证、气不固证、气脱证及血虚证、血脱证等。实证有气滞证、气逆证、气闭证及血瘀证、血热证、血寒证等。

气与血密切相关，病理上两者常互相影响，或同时发病，或互为因果。临床上常见的气血同病证型有气血两虚证、气滞血瘀证、气不摄血证、气随血脱证、气虚血瘀证等。

（一）气虚类证

气虚类证包括气虚证及气陷证、气不固证、气脱证。

1. 气虚证

气虚证是指元气不足，脏腑功能减退，以气短、神疲、脉虚等为主要表现的虚弱证。

临床表现：气短懒言，神疲乏力，或头晕目眩，自汗，舌质淡嫩，脉虚。动则诸症加重。

证候分析：先天不足，或后天失养，久病、重病、劳累过度、年老等原因，导致元气不足，推动、固摄、防御、气化不力。元气不足，脏腑功能减退，故气短懒言、神疲乏力；气虚推动乏力，营血不能上荣，则头晕目眩、舌淡嫩；卫气虚弱，不能固摄津液，则自汗；气虚鼓动无力，故脉虚；"劳则气耗"，故活动劳累后诸症加重。

临床常见的气虚证有心气虚证、肺气虚证、脾气虚证、肾气虚证、胃气虚证、肝胆气虚证等，也可多脏气虚证候并存。

气虚可导致血虚、阳虚、痰湿、水停、气滞、血瘀及易感外邪等多种病理变化，也可与血虚、阴虚、阳虚、津亏等相兼为病。

辨证要点：气短懒言、神疲乏力、脉虚等症状共见。

2. 气陷证

气陷证是指气虚无力升举而下陷，以气坠、内脏下垂为主要表现的虚弱证。气陷一般是指中焦脾虚气陷，故又称为中气下陷证或脾虚气陷证。

临床表现：头晕眼花，耳鸣，神疲气短，气坠或内脏下垂，或脱肛、阴挺等，舌质淡嫩，脉弱。

证候分析：气陷证为气虚的特殊表现形式，因气虚无力升举而下陷。清阳不升，头目耳失养，故见头晕眼花、耳鸣；元气不足，脏腑功能衰退故见神疲气短；气虚无力升举，内脏位置不能维固而下坠故见气坠，或内脏下垂，或有脱肛、阴挺。舌质淡嫩、脉弱为气虚之征。

辨证要点：气坠或脏器下垂与气虚等症状共见。

3. 气不固证

气不固证是指气虚而失其固摄功能，以自汗，或出血，或二便失禁等为主要表现的虚弱证。

临床表现：有气虚证的证候表现，并有自汗，易感外邪；或各种出血；或二便失禁，遗精，滑胎。

证候分析：气不固证为气虚的特殊表现形式，因气虚而不能固摄。肺气亏虚，肌腠不密，卫气不固故常有自汗，易感外邪；脾气亏虚，不能统摄血液，血溢脉外故见各种出血；肾气亏虚，下元固摄失职则二便失禁、遗精、滑胎。

辨证要点：自汗，或出血，或二便失禁等肺、脾、肾脏气失于固摄的特征性表现与气虚等症状共见。

4. 气脱证

气脱证是指元气亏虚已极，气息欲脱，以气息微弱、昏迷或昏仆、汗出不止、脉微欲绝等为主要表现的危重证。

临床表现：呼吸微弱而不规则，昏迷或昏仆，汗出不止，肢厥身凉，面色苍白，口开目合，手撒身软，二便失禁，脉微欲绝，舌质淡白，苔白润。

证候分析：多由气虚进一步发展，元气亏极而外脱。元气欲脱，脏气衰微，肺无力司呼吸，则呼吸微弱而不规则；津随气泄则汗出不止；气脱下元失固，则二便失禁；神失所主故昏迷或昏仆；脾气外泄，则口开目合、手撒身软；心气欲绝，无力鼓动血脉，则肢厥身凉、面色苍白、脉微欲绝。

若由大失血所致者，称为气随血脱证。气脱与亡阳常同时出现，证候基本相同，故临床又称为阳气外脱证。

辨证要点：气息微弱，或昏仆，以及汗出不止、脉微欲绝等症状共见。

（二）血虚类证

血虚类证包括血虚证和血脱证。

1. 血虚证

血虚证是指血液亏少，不能濡养脏腑、经络、组织，以面白、舌淡、脉细等为主要表现的虚弱证。

临床表现：面色淡白或萎黄，口唇、眼睑、爪甲色淡，心悸多梦，手足发麻，头晕眼花，妇女经血量少色淡、愆期甚或闭经，舌淡脉细。

证候分析：先天不足，或后天失养，脾胃虚弱，生化乏源；或各种急慢性出血；或思虑过度，暗耗阴血；或瘀血阻络，新血不生等所致。血液亏少，不能濡养头目，上荣舌面，故面色淡白或萎黄，口唇、眼睑色淡，头晕眼花；血不养神，心神不宁故心悸多梦；血少不能濡养筋脉、肌肤，故手足麻木、爪甲色淡；血海空虚，冲任失充故妇女月经量少色淡、愆期甚或闭经；脉细无力为血虚而脉失充盈之征。

辨证要点：面白、舌淡、脉细等症状共见。

2. 血脱证

血脱证是指突然大量出血或长期反复出血，以致血液亡脱，以面色苍白、脉微欲绝或芤为主要表现的危重证，又称为脱血证。

临床表现：面色苍白，眩晕，心悸，舌淡，脉微欲绝或芤。

证候分析：大量失血以致血液突然耗失，或血虚进一步发展，以致血液亡脱，血脉空虚。血液亡脱，脉络空虚，不能上荣头面故面色苍白、舌色淡白；不能上荣头目故眩晕；不能营养心脉故心悸、脉微欲绝或扎。

血脱常伴随气脱、亡阳。

辨证要点：面色苍白、脉微欲绝或扎等症状共见。

（三）气滞类证

气滞类证包括气滞证及气逆证、气闭证。

1. 气滞证

气滞证是指人体某一部分，或某一脏腑经络的气机阻滞，运行不畅，以胀闷、疼痛、脉弦等为主要表现的证，又称为气郁证、气结证。

临床表现：胀闷，疼痛，脉弦。

证候分析：忧郁悲伤，思虑过度，而致情志不舒，气机郁滞；或痰饮、瘀血、食积、虫积、砂石等邪气阻塞，或阴寒凝滞、湿邪阻碍等导致气机郁滞；或因脏气虚弱，运行乏力而气机阻滞。气机运行不畅，不通则痛，故胀闷、疼痛；气机不利，脉气不舒故见脉弦。因气聚散无常，故疼痛多见于胀痛、窜痛、攻痛，部位不定，按之无形，时轻时重；并且胀痛常在嗳气、肠鸣、矢气、叹息后减轻，或随情绪的忧思恼怒与喜悦而加重或减轻。

辨证要点：胀闷、疼痛、脉弦等症状共见。

2. 气逆证

气逆证是指气机升降失常，气上冲逆而不调，以咳喘，或呕恶，或头痛眩晕等为主要表现的证。

临床表现：咳嗽，喘息；呃逆，嗳气，恶心，呕吐；头痛，眩晕，昏厥，气从少腹上冲胸咽。

证候分析：多因气滞不顺而上逆。肺气失于肃降而上逆则咳嗽、喘息；胃气失于和降而上逆则呃逆、嗳气、恶心、呕吐；肝气失调，升发太过而无制，气血上冲头目则头痛、眩晕、昏厥；肝气循经上冲则气从少腹上逆胸咽。

辨证要点：咳喘，或呕恶，或头痛、眩晕，肺、胃、肝等脏腑气上冲逆的特征性表现与气滞等症状共见。

3. 气闭证

气闭证是指邪气阻闭脏器，以致气机逆乱，闭塞不通，以神昏、晕厥、绞痛等为主要表现的证。

临床表现：神昏，晕厥；或脏器绞痛，二便闭塞，呼吸气粗、声高，脉沉实有力等。

证候分析：大怒、暴惊、忧思过极，或因瘀血、砂石、蛔虫、痰浊等邪气闭阻气机。气机闭塞，神失所主则神昏、晕厥；有形实邪闭阻气机故脏器绞痛；气机闭阻不通则二便闭塞；邪气阻闭，肺气不通故呼吸气粗、声高；实邪内阻故脉沉实有力。

辨证要点：神昏、晕厥或绞痛等症状多见。

（四）血瘀证

血瘀证是指瘀血内阻，以疼痛、肿块、出血、舌紫、脉涩等为主要表现的证。

凡离开经脉的血液，未能及时排出或消散，而停留于某一处；或血液运行受阻，壅积于经脉或器官之内，失去生理功能者，均属瘀血。

临床表现：疼痛如针刺、固定、拒按、夜间加重。体表肿块青紫，腹内肿块坚硬而推之不移。出血紫暗或夹有血块，大便色黑如柏油状。面色黧黑，唇甲青紫，眼下紫斑，肌肤甲错，腹部青筋显露，皮肤出现丝状红缕。妇女经闭，或为崩漏。舌质紫暗、紫斑、紫点，舌下脉络曲张，或舌边有青紫色条状线。脉涩，或结代，或无脉。

证候分析：外伤、跌仆，离经之血未及时排出或消散；或气滞血行不畅，或因寒而血脉凝滞，或因热而血液浓缩壅聚，或气虚推动无力，血行缓慢等，导致瘀血内阻。气血运行受阻，不通则痛故刺痛、固定、拒按；夜间血行缓慢，瘀阻加重故夜间疼痛加重；瘀积不散而凝结体表，故肿块青紫，腹内肿块坚硬不移；瘀血阻塞脉络，使血液不能循经运行，溢出脉外故出血紫暗，或夹有血块；瘀血阻络，血行障碍，全身得不到气血的温煦濡养，故面色黧黑，口唇、舌体、指甲青紫色暗；瘀久不消，营血不能濡养故肌肤甲错；血脉不通，血不循经，则崩漏；瘀血内阻，冲任不通故经闭；血行受阻故丝状红缕，腹壁青筋显露，脉细涩，或结、代脉，或无脉。

辨证要点：刺痛、肿块、出血等特征与舌紫脉涩等症状共见。

（五）血热证

血热证是指脏腑火热炽盛，热迫血分，以出血、疮疖与实热症状为主要表现的证，又称为血分的热证。

临床表现：咳血、吐血、衄血、尿血、便血，血色鲜红，质地黏稠，女子月经先期量多，或局部疮疖红肿热痛，心烦口渴，身热，舌红绛，脉滑数。

证候分析：外感温热之邪；或其他邪气化热；或情志过极，气郁化火；或过食辛辣燥热之品等致火热内炽，迫及血分。热在血分，迫血妄行则咳血、吐血、衄血、尿血、便血，女子月经先期量多；邪热煎熬，血液浓缩壅聚，故血色鲜红质地黏稠；热在血分，热炽血壅肉腐，故局部疮疖红肿热痛；心烦口渴、身热、舌红绛、脉滑数为邪热伤阴耗液之实热表现。

辨证要点：出血、疮疖等与实热等症状共见。

（六）血寒证

血寒证是指寒邪客于血脉，凝滞气机，血行不畅，以拘急冷痛、肤色紫暗与实寒症状为主要表现的证，又称为血分的寒证。

临床表现：手足冷痛、肤色紫暗发凉；或少腹拘急冷痛；或月经愆期、经色紫暗、夹有血块；舌淡紫、苔白、脉沉迟弦涩。

证候分析：寒邪侵犯血脉，或阴寒内盛，凝滞脉络，血行不畅。寒在血脉，脉道收引，血行不畅，故手足冷痛、肤色紫暗发凉，或少腹拘急冷痛；寒邪客于胞宫，经血受阻，故月经愆期、经色紫暗、夹有血块；舌淡紫、苔白、脉沉迟弦涩为阴寒内盛，气血运行不畅所致。

辨证要点：拘急冷痛、肤色紫暗与实寒等症状共见。

（七）气血同病类证

气病或血病发展到一定的程度，往往影响到另一方的生理功能而发生病变，从而表现为气血同病的证。临床常见的气血同病证候有气滞血瘀证、气虚血瘀证、气血两虚证、气不摄血证和气随血脱证等。

各证的临床表现，一般是两个基本证候的相合存在。气滞血瘀证、气血两虚证的病机，常常是气滞血瘀、气虚血虚互为因果；气虚血瘀证、气不摄血证，一般是气虚在先、为因、为本，血瘀或血虚在后、为果、为标，但其证候表现不一定前者重、后者轻；气随血脱证则是因大失血而致血脱在先，元气随之消亡的危急证候。

四、津液辨证

津液辨证是根据患者所表现的症状、体征等，分析、辨别疾病当前病理本质是否存在津液亏虚或运化障碍的证候。

津液病证主要包括津液亏虚证和水液停聚而形成的痰证、饮证、水停证及湿证。

（一）痰证

痰证是指痰浊内阻或流窜，以咯痰、呕恶、眩晕、体胖、苔腻、脉滑等为主要表现的证。

临床表现：咳嗽咯痰，痰质黏稠，胸闷；脘痞纳呆，泛恶呕吐痰涎；头重眩晕，神昏而喉中痰鸣；局部有圆滑柔韧的包块，如瘰疬、瘿瘤、乳癖、痰核等；神志错乱而为癫、狂、痴、痫等。形体肥胖，舌苔腻，脉滑。

证候分析：外感六淫、饮食不当、情志刺激、过逸少动等原因，导致肺、脾、肾功能失常，水液不能正常输布而凝结成痰，停聚于局部或全身。痰浊停聚于肺，肺气失宣则咳嗽咯痰、痰质黏稠、胸闷；痰浊中阻，胃失和降则脘痞纳呆、泛恶呕吐痰涎；痰蒙清窍则头重眩晕、神昏而喉中痰鸣；痰停积于皮下、肌肉、咽喉，故出现圆滑柔韧的包块，如瘰疬、瘿瘤、乳癖、痰核等；痰浊蒙蔽心神，神志错乱而为癫、狂、痴、痫等；形体肥胖、苔腻、脉滑为痰浊内盛之征。

根据痰的性状及兼症的不同，可分为寒痰、热痰、湿痰、燥痰及风痰、瘀痰、脓痰等。临床常见的痰证有痰蒙心神证、痰热闭神证、痰火扰神证、痰阻心脉证、痰阻胸阳证、痰浊阻肺证、痰热壅肺证、痰热结胸证、痰热腑实证、燥痰结肺证、痰阻胞宫（或精室）证、痰湿内盛证、痰阻经络证、风痰阻络证、痰气郁结证、脓痰蕴肺证、风痰闭神证、瘀痰阻络证等，其证候除有痰的表现外，必兼有其他病性及痰所停部位的症状。

痰浊为病，颇为广泛，且见症多端，因而有"百病多因痰作祟""怪病多痰"之说。

辨证要点：咯痰、呕恶、眩晕等特征与体胖、苔腻、脉滑等症状共见。

（二）饮证

饮证是指水饮停聚于腔隙或胃肠，以胸闷脘痞、泛吐清水、咯痰清稀、胸胁饱满、苔滑脉弦等为主要表现的证。

临床表现：脘腹痞胀，水声辘辘，泛吐稀涎或清水；或咳嗽气喘，咯痰清稀色白，胸闷心悸，甚或喉间哮鸣有声；或胸胁饱满，支撑胀痛，随呼吸、咳嗽、转侧而痛增。并可见眩晕、舌淡胖、苔白滑、脉弦。

证候分析：外邪侵袭，或中阳素虚，水液输布障碍，停聚于局部所致。饮停于胃肠，故见脘腹痞胀满闷、水声辘辘、泛吐稀涎或清水；饮停于心肺，故见咳嗽气喘、咯痰清稀色白、胸闷心悸，或喉间哮鸣有声；饮停于胸胁，故见胸胁饱满，支撑胀痛，随呼吸、咳嗽转侧而痛增；清阳不升，饮邪上泛，故见眩晕、舌淡胖、苔白滑；脉弦为饮邪内停之征。

根据饮停部位的不同，临床有饮停胃肠证、饮客心肺证、饮停胸胁证等，表现出各自的证候特点。

辨证要点：胸闷脘痞、泛吐清水、咯痰清稀、胸胁饱满等与苔滑脉弦等症状共见。

（三）水停证

水停证是指体内水液停聚，以水肿尿少、腹满如鼓、舌淡胖、脉弦等为主要表现的证。

临床表现：水肿尿少，或腹满如鼓，叩之声浊，舌淡胖，苔滑，脉沉弦。

证候分析：风邪外袭，或湿邪内阻，或久病肾虚，使肺、脾、肾的功能失常而水液停聚；或因瘀血内阻，经脉不利，水液内停。水邪泛溢肌肤故水肿；水液停聚于腹腔，则腹满如鼓，叩之声浊；水液内停，气化失司，则尿少；舌淡胖，苔滑，脉沉弦为水湿内停之征。

辨证要点：水肿尿少、腹满如鼓等与舌淡胖，脉沉弦等症状共见。

痰、饮、水、湿之间的关系密切。四者均为体内水液停聚的病理性产物，其形成均与肺、脾、肾三脏功能失调，水液气化失常有关。痰稠浊而黏，多停于肺，也可随气流窜全身，见症复杂，一般有咯痰多的主症；饮较痰稀而较水浊，常停聚于某些腔隙及胃肠，以停聚处的症状为主要表现；水清稀流动性大，以水肿尿少为主症；湿无明显形质可见，以肢体闷重酸困为主要表现。由于痰、饮、水、湿本属一类，难以截然划分，且可相互转化、兼并，故常互相通称，有痰饮、痰湿、水饮、水湿、湿痰等。

（四）津液亏虚证

津液亏虚证是指体内津液亏少，脏腑、组织、官窍失去滋润、濡养、充盈，以口渴尿少、口鼻唇舌皮肤干燥等为主要表现的证。

临床表现：口咽干燥，唇焦而裂，鼻干，眼窝深陷，皮肤干燥，甚或枯瘪，渴欲饮水，小便短少而黄，大便干结，舌红少津，脉细而数。

证候分析：脾胃虚弱，运化无权；或长期进食减少，津液化生匮乏；或高热、汗吐泻太过，或燥热伤津等导致津液亏虚。津液亏少，上不能滋润五官咽喉，故口咽干燥、唇焦而裂、渴欲饮水、鼻干、眼窝深陷、舌体少津；下不能化生尿液，滋润大肠，故小便短少而黄、大便干结；外不能润泽肌肤，故皮肤干燥，甚或枯瘪；内不能充盈脉道，故脉细；舌红、脉数为阴液亏少不能遏制阳气，或尚有火热之邪为害。

一般津液损伤程度较轻，仅为水液亏少者，称为伤津、津亏，以干燥症状为主要表现；继发于汗、吐、泻等之后，体液暴失，津液损伤程度较重者，称为液耗、液脱，常有皮肤枯瘪、眼窝深陷的临床特征。临床上常将两者通称而不作严格区分。

外界燥邪耗伤津液所见证候，为燥淫证，属于外燥；体内津液亏虚必见干燥症状，为津液亏虚证，属于内燥。

常见证型有肺燥津伤证、胃燥津亏证、肠燥津亏证等，均有干燥见症，并表现出各自脏器的证候特点。

津液亏虚证属于阴虚的范畴，气虚、血虚与津液亏虚可互为因果或同病，而形成阴液亏虚、津气亏虚、津枯血燥等证。

辨证要点：口渴尿少、口鼻唇舌皮肤干燥等症状共见。

第三节　病位辨证

病位辨证就是在中医理论指导下，对患者所表现的各种症状、体征等进行分析、综合，从而确定疾病现阶段证所在位置的辨证方法。

病位辨证主要包括脏腑辨证、六经辨证、卫气营血辨证和三焦辨证。

病位可分为空间性病位和时间性病位。脏腑病位属于空间性病位，六经、卫气营血、三焦等既是空间性病位，又是时间性病位。

一、脏腑辨证

脏腑辨证是在认识脏腑生理功能及病理特点的基础上，将四诊收集的症状及有关病情资料，进行分析综合，从而判断疾病所在的脏腑部位及病性的一种辨证方法。概括言之，即以脏腑病位为纲，对疾病进行辨证。

脏腑辨证的意义，在于着重辨别疾病所在的脏腑病位。八纲辨证可以确定证的纲领，病性辨证可以分辨证的具体性质，但是这些辨证方法病位尚不明确，并非完整的诊断。要确切地辨明疾病的部位、性质，还必须落实到脏腑。由于脏腑辨证的体系比较完整，每一脏腑均有独特的生理功能、病理特点和证候特征，有利于对病位作出判断，并可与病性有机结合，形成完整的证诊断。所以脏腑辨证是中医辨证体系中的重要内容，是临床诊断疾病的基本方法，是内、妇、儿等各科辨证的基础，具有广泛的适用性。

脏腑辨证的基本方法，首先是辨明脏腑病位。脏腑病证是脏腑病理变化反映于外的客观征象。由于各脏腑的生理功能不同，其功能失调反映于外的症状、体征也各不相同。因此熟悉各脏腑的生理功能及其病变特点，是脏腑辨证的关键所在。其次要辨清病性。脏腑辨证并不仅仅辨明病变所在的脏腑病位，还应分辨在此病位上的具体性质。病性辨证是脏腑辨证的基础，只有辨清病性，才能得出正确的诊断，为治疗提供确切依据。

脏腑辨证作为病位辨证的一种，与病性辨证之间相互交织，临床既可以脏腑病位为纲，区分不同病性；也可在辨别病性的基础上，根据脏腑的病变特点确定病位所在脏腑。

（一）心与小肠病证

心居胸中，为君主之官，主人身之血脉，又主神志，为五脏六腑之大主，在体为脉，其华在面，开窍于舌，其经脉循肩臂内侧后缘，与小肠互为表里。小肠具有受盛化物和泌别清浊的功能。

心病的主要病理为血脉和神志功能失常。心病的常见症状：心悸，怔忡，心痛，心烦，失眠，健忘，精神错乱，神志昏迷，以及某些舌体病变等。小肠病的主要病理为化物和泌别功能失常。小肠病的常见症状：腹胀，腹痛，肠鸣，腹泻等。

心病的常见证型有虚、实之分。虚证多见于心血虚证、心阴虚证、心气虚证、心阳虚证及心阳虚脱证；实证多见于心火亢盛证、心脉痹阻证、痰蒙心神证、痰火扰神证及瘀阻脑络证。小肠病亦有虚、实之分。实证有小肠实热证和小肠气滞证，虚证有小肠虚寒证。后两者分别见于寒滞肝脉和脾阳虚证辨证中。

1. 心血虚证

心血虚证是指血液亏虚，心失濡养，以心悸、失眠、多梦及血虚症状为主要表现的证。

临床表现：心悸，失眠，多梦，健忘，头晕眼花，面色淡白或萎黄，唇、舌色淡，脉细无力。

证候分析：多由劳神过度，或失血过多，或久病伤及营血引起；也可由脾失健运或肾精亏损，生化之源不足导致。血液不足，心失濡养，心动不安，故见心悸；心神失养，神不守舍，则为失眠、多梦、健忘；血虚不能上荣头面，故见头晕眼花、面色淡白或萎黄，唇、舌色淡；血少脉道失充，故脉细无力。

辨证要点：心悸、失眠、多梦、健忘与血虚症状共见。

2. 心阴虚证

心阴虚证是指阴液亏损，心失滋润，虚热内扰，以心悸、心烦、失眠、多梦及阴虚症状为主要表现的虚热证。

临床表现：心悸，心烦，失眠，多梦，口燥咽干，形体消瘦，或手足心热，潮热盗汗，两颧潮红，舌红少苔乏津，脉象细数。

证候分析：多因思虑劳神太过，暗耗心阴；或温热火邪，灼伤心阴；或肝肾阴亏，不能上养，累及心阴而成。阴液亏少，心失濡养，心动不安，故见心悸；阴虚阳亢，虚热扰心，神不守舍，故见心烦、失眠、多梦；阴虚失滋，故口燥咽干，形体消瘦；阴不制阳，虚热内生，故手足心热，潮热盗汗，两颧潮红，舌红少苔乏津，脉象细数。

辨证要点：心悸、心烦、失眠、多梦与虚热症状共见。

3. 心气虚证

心气虚证是指心气不足，鼓动无力，以心悸怔忡、胸闷气短及气虚症状为主要表现的虚弱证。

临床表现：心悸怔忡，气短胸闷，精神疲倦，或有自汗，动则诸症加剧，面色淡白，舌淡，脉虚。

证候分析：多由素体久虚，或久病失养，或劳倦过度，或先天不足，或年高气衰等原因而成。心气虚，鼓动乏力，心动失常，故见心悸怔忡；心气虚，宗气衰少，升降失调，故气短胸闷；脏腑功能减退，故精神疲倦；气虚卫外不固，故自汗；动则气耗，故活动劳累后诸症加剧；气虚运血无力，气血不足，血脉不荣，故面色淡白、舌淡、脉虚。

辨证要点：心悸怔忡、胸闷气短与气虚症状共见。

4. 心阳虚证

心阳虚证是指心阳虚衰，温运失司，虚寒内生，以心悸怔忡、心胸闷痛及阳虚症状为主要表现的虚寒证。

临床表现：心悸怔忡，气短胸闷，或心胸疼痛，自汗，畏寒肢冷，神疲乏力，面色㿠白，或面唇青紫，舌质淡胖或紫暗，苔白滑，脉弱或结或代。

证候分析：本证常由心气虚进一步发展而来；或由其他脏腑病证损伤心阳而成。心阳虚衰，推动、温运无力，心动失常，轻则心悸，重则怔忡；心阳虚衰，宗气衰少，胸阳不展，气滞胸中，故见胸闷气短；心脉痹阻，故见心胸疼痛；虚寒内生，温煦失职，故见畏寒肢冷；阳虚卫外不固，故见自汗；温运乏力，面部血脉失充，寒凝而血行不畅，故见面色㿠白或面唇青紫，舌质紫暗，脉弱或结或代脉；阳虚水湿不化，故舌淡胖嫩，苔白滑。

辨证要点：心悸怔忡、心胸闷痛与虚寒症状共见。

5. 心阳虚脱证

心阳虚脱证是指心阳衰极，阳气欲脱，以心悸、冷汗肢厥、脉微欲绝为主要表现的危重证。

临床表现：在心阳虚证的基础上，突然冷汗淋漓，四肢厥冷，面色苍白，呼吸微弱，或心悸，心胸剧痛，神志模糊或昏迷，唇舌青紫，脉微欲绝。

证候分析：可由心阳虚证进一步发展形成；亦可由寒邪暴伤心阳，或痰瘀阻塞心脉引起；还可因失血亡津，气无所依，心阳随之外脱而成。心阳衰亡，不能外固，故冷汗淋漓；不能温煦四肢，故见手足逆冷；宗气外泄，不司呼吸，故见呼吸微弱；阳气外脱，脉道失充，故面色苍白无华；寒凝血脉，则见心痛剧烈，口唇青紫；心神涣散，则见神志模糊，甚则昏迷；心脉衰竭，故脉微欲绝。

辨证要点：心悸、冷汗肢厥、脉微欲绝与亡阳症状共见。

6. 心火亢盛证

心火亢盛证是指心火内炽，上炎下移，扰神迫血，以心烦失眠、舌赤生疮、吐衄尿赤为主要表现的实热证。

临床表现：心烦失眠，发热口渴，便秘尿黄，面红舌赤，苔黄脉数。或狂躁谵语，神志不清；或舌赤生疮，溃烂疼痛；或吐血，衄血；或小便短赤，灼热涩痛。

证候分析：多因情志抑郁化火；或火热之邪内侵；或过食辛辣刺激食物、温补之品，久蕴化火，扰神迫血而成。心火炽盛，热扰心神，神不守舍，故见心烦失眠；热盛伤津，故发热口渴、便秘尿黄；火热内盛，故面红舌赤、苔黄脉数。

火热闭窍扰神，故狂躁谵语、神志不清；火热迫血妄行，故见吐血衄血；心火上炎舌窍，故见口舌生疮、溃烂疼痛；心火下移小肠，故见小便赤涩、灼热疼痛。

辨证要点：心烦失眠、舌赤生疮、吐衄尿赤与实热症状共见。

7. 心脉痹阻证

心脉痹阻证是指瘀血、痰浊、阴寒、气滞等因素阻痹心脉，以心悸怔忡、胸闷心痛为主要表现的血瘀证，又称为心血（脉）瘀阻证。

临床表现：多因正气先虚，心阳不振，运血无力，逐渐发展而成。常因气滞、血瘀、痰阻、寒凝等诱发，故其性质为本虚标实。心悸怔忡，心胸憋闷疼痛，痛引肩背内臂，时作时止。或以刺痛为主，舌质晦暗、有青紫斑点，脉细、涩、结、代；或以心胸憋闷为主，体胖痰多，身重困倦，舌苔白腻，脉沉滑或沉涩；或以遇寒痛剧为主，得温痛减，畏寒肢冷，舌淡苔白，脉沉迟或沉紧；或以胀痛为主，与情志变化有关，喜太息，舌淡红，脉弦。

证候分析：心阳不振，失于温运，心脉失养，心动不安，故见心悸怔忡；阳气不运，心脉阻滞不通，故心胸憋闷疼痛；手少阴心经之脉横出腋下，循肩背内臂后缘，故痛引肩背内臂，时作时止。

瘀阻心脉的疼痛：以刺痛为特点，伴见舌质晦暗，或有青紫色瘀斑、瘀点，脉细涩或结或代等瘀血内阻的症状。

痰阻心脉的疼痛：以憋闷为特点，多伴体胖痰多、身重困倦、苔白腻、脉沉滑或沉涩等痰浊内盛的症状。

寒凝心脉的疼痛：以痛势剧烈、突然发作、遇寒加剧、得温痛减为特点，伴见畏寒肢冷、舌淡苔白、脉沉迟或沉紧等寒邪内盛的症状。

气滞心脉的疼痛：以胀痛为特点，其发作多与精神因素有关，常伴见胁胀、善太息、脉弦等气机郁滞的症状。

辨证要点：心悸怔忡、心胸憋闷疼痛与瘀、痰、寒、气所致心脉痹阻症状共见。

8. 痰蒙心神证

痰蒙心神证是指痰浊内盛，蒙蔽心神，以神志抑郁、错乱、痴呆、昏迷为主要表现的痰浊证，又称为痰迷心窍（包）证。

临床表现：神情痴呆，意识模糊，甚则昏不知人，或精神抑郁，表情淡漠，喃喃独语，举止失常。或突然昏仆，不省人事，口吐涎沫，喉有痰声，并见面色晦暗，胸闷呕恶，舌苔白腻，脉滑等症。

证候分析：多因湿浊酿痰；或因情志不遂，气郁生痰；或痰浊内盛，挟肝风内扰，致痰浊蒙蔽心神而成。痰浊蒙蔽，心神不清，故见神情痴呆、意识模糊，甚则昏不知人；肝失疏泄，气郁生痰，蒙蔽心神，则见精神抑郁、表情淡漠、喃喃独语、举止失常；痰浊内盛，引动肝风，肝风挟痰，蒙蔽心神，故见突然昏仆、不省人事、口吐涎沫、喉中痰鸣；痰浊内阻，气血不畅，故面色晦暗；痰阻胸阳，胃失和降，则胸闷呕恶。舌苔白腻、脉滑均为痰浊内盛之征。

辨证要点：神志抑郁、错乱、痴呆、昏迷与痰浊症状共见。

9. 痰火扰神证

痰火扰神证是指火热痰浊交结，扰乱心神，以狂躁、神昏为主要表现的痰热证，又称为痰火扰心（闭窍）证。

临床表现：发热口渴，面红目赤，胸闷气粗，咳吐黄痰，喉间痰鸣，烦躁不宁，失眠多梦，甚或神昏谵语，或狂躁妄动，打人毁物，不避亲疏，胡言乱语，哭笑无常，舌红，苔黄腻，脉滑数。

证候分析：多因精神刺激，思虑动怒，气郁化火，炼液为痰，痰火内盛；或外感温热、湿热之邪，热邪煎熬，灼液为痰，痰火内扰而成。外感热病中，邪热内盛，热蒸火炎，故见发热口渴、面红目赤；痰火壅肺，故胸闷气粗、吐痰黄稠、喉间痰鸣；痰热扰心，故烦躁不宁、失眠多梦；痰火蔽窍，扰乱神志，故神昏谵语。内伤杂病中，精神刺激，痰火内盛，闭扰心神，轻则心烦失眠，重则精神错乱；痰火扰乱精神，故见狂妄躁动、打人毁物、不避亲疏、胡言乱语、哭笑无常。舌红、苔黄腻、脉滑数，均为痰火内盛之征。

辨证要点：神志狂躁、神昏谵语与痰热症状共见。

10. 瘀阻脑络证

瘀阻脑络证是指瘀血犯头，阻滞脑络，以头痛、头晕及血瘀症状为主要表现的证。

临床表现：头晕不已，头痛如刺，痛处固定，经久不愈，健忘，失眠，心悸，或头部外伤后昏不知人，面色晦暗，舌质紫暗或有瘀斑、瘀点，脉细涩。

证候分析：多因头部外伤，瘀血停积脑内；或久病入络，瘀血阻塞脑络而成。瘀血阻滞脑络，故头痛如刺、痛处固定、经久不愈；脑络不通，气血失养，则头晕不已；瘀血不去，新血不生，心神失养，故健忘、失眠、心悸；外伤严重，元神无主，故昏不知人；脑络瘀阻，瘀色外现，则面色晦暗；舌质紫暗或有瘀点和瘀斑、脉细涩，为瘀血内阻之征。

辨证要点：头痛、头晕与血瘀症状共见。

11. 小肠实热证

小肠实热证是指心火下移小肠，不能泌别清浊，影响膀胱气化，以小便赤涩疼痛、心烦、口舌生疮为主要表现的实热证。

临床表现：小便黄热、涩痛，尿血，心烦口渴，口舌生疮，脐腹胀痛，舌红，苔黄，脉数。

证候分析：多因心经有热，下移小肠；或饮食不节，脾失健运，湿浊化热，下注小肠而成。心火下移小肠，不能泌别清浊，影响膀胱气化功能，故小便黄热、涩痛；热伤血络，故尿血；热邪扰心，故心烦口渴；火扰舌窍，故口舌生疮；小肠、膀胱气机失调，故脐腹胀痛；舌红苔黄、脉数均为实热之征。

辨证要点：小便赤涩疼痛、心烦、舌疮与实热症状共见。

（二）肺与大肠病证

肺居胸中，上连气道、喉咙，开窍于鼻。肺主气，司呼吸，主宣发，外合皮毛，主肃降，通调水道。

肺病的证型有虚、实两类。虚证多见于气虚和阴虚；实证多由风、寒、燥、热和痰饮所致。肺病症状以咳嗽、气喘最常见。

肺与大肠相表里，大肠主传导，排泄糟粕。大肠病的证型也有虚、实之分。虚证多因阴血津亏；实证多因感受湿热之邪，或饮食不洁，虫体寄生而成，主要表现为泄泻、便秘。

1. 肺气虚证

肺气虚证是指由于肺功能减弱，以咳喘无力及气虚症状为主要表现的证。

临床表现：咳喘无力，少气短息，动则益甚，语声低怯，咳痰清稀，或有自汗，畏风，易于感冒，神疲体倦，面色淡白，舌淡苔白，脉弱。

证候分析：多由久病咳喘，耗伤肺气，或由气的化生不足，肺失充养所致。肺气亏虚，宣降失权，故咳喘无力；动则耗气，则咳喘益甚；肺气虚，宗气衰少，走息道以行呼吸功能衰退，故少气短息、语声低怯。津液不布，聚而为痰，随肺气上逆，则吐痰清稀；面色淡白、神疲体倦、舌淡苔白、脉弱，均为气虚之征。若肺气虚，不能宣发卫气于肌表，腠理不密，表卫不固，故见自汗、畏风，且易受外邪侵袭而患感冒。

辨证要点：咳喘无力及气虚症状共见。

2. 肺阴虚证

肺阴虚证是指由于肺阴不足，虚热内生，以干咳或痰少而黏和虚热见症为主要表现的证。

临床表现：干咳无痰，或痰少而黏，不易咯出，或痰中带血，声音嘶哑，口燥咽干，形体消瘦，五心烦热，午后潮热，盗汗，颧红，舌红少津，脉细数。

证候分析：多因热病后期耗伤肺阴，痨虫蚀肺，或久咳伤肺，肺阴亏虚而成。肺为娇脏，性喜清润，肺阴不足，以致肺失清肃，虚热内生，炼津成痰，故干咳无痰，或痰少而黏，难以咯出；虚火灼伤肺络，络伤血溢，则痰中带血；肺阴不足，咽喉失润，以致声音嘶哑；午后潮热、五心烦热、盗汗、两颧发红、口燥咽干、形体消瘦、舌红少津，脉细数，为阴虚内热之征。

辨证要点：干咳或痰少而黏和虚热见症共见。

3. 风寒犯肺证

风寒犯肺证是指由于风寒之邪侵袭肺表，肺卫失宣，以咳嗽和风寒表证症状为主要表现的证。

临床表现：咳嗽，咳痰清稀，微有恶寒发热，鼻塞流清涕，喉痒，或见身痛无汗，舌苔薄白，脉浮紧。

证候分析：多由外感风寒之邪，侵袭肺卫，致使肺气失宣而成。外感风寒，袭表犯肺，肺气被束，失于宣降，故咳嗽；寒为阴邪，故咳吐痰液清稀；鼻为肺窍，肺气失宣，则鼻塞流涕；肺主气属卫，风寒犯表，损伤卫阳，肌表失于温煦，故见微恶风寒，卫阳被遏则发热；寒邪凝滞经络，经气不利，故头身疼痛；腠理闭塞，故见无汗；舌苔薄白、脉浮紧，为感受风寒之征。

辨证要点：咳嗽兼见风寒表证症状共见。

风寒犯肺证与风寒表证的临床表现近似，但辨证要点各有侧重。前者以咳嗽及咳痰清稀为主症，兼见风寒表证，且表证一般较轻；后者以恶寒发热为主症，咳嗽或有或无，即使出现亦很轻微。

4. 风热犯肺证

风热犯肺证是指风热邪气侵袭肺系，肺卫受病，以咳嗽和风热表证症状为主要表现的证。本证在三焦辨证中属上焦病证，在卫气营血辨证中则属卫分证。

临床表现：咳嗽，痰稠色黄，鼻塞流浊涕，发热，微恶风寒，口微渴，或咽喉疼痛，舌尖红，苔薄黄，脉浮数。

证候分析：多由外感风热之邪，侵犯肺卫所致。风热袭肺，肺失清肃，肺气上逆，故咳嗽；风热为阳邪，故痰稠色黄；肺气失宣，鼻窍不利，津液为热邪所熏，故鼻塞流浊涕；风热上扰，咽喉不利，故咽痛；肺卫受邪，卫气抗邪则发热；卫气被遏，肌表失于温煦，故恶寒；热伤津液则口微渴；舌尖红，苔薄黄、脉浮数，为风热袭表证犯肺之征。

辨证要点：咳嗽和风热表证症状共见。

5. 燥邪犯肺证

燥邪犯肺证是指感受燥邪，侵犯肺卫，以干燥少津与肺系症状为主要表现的证，又称为燥气伤肺证，亦称肺燥（外燥）证。据其偏寒、偏热之不同，又有温燥、凉燥之分。

临床表现：干咳少痰，或痰黏难咯，甚则胸痛咯血，痰中带血，口、唇、鼻、咽干燥，或见鼻衄，便干溺少，苔薄而干燥少津，发热，微恶风寒，无汗或少汗，脉浮数或浮紧。

证候分析：多因秋令之季，感受燥邪，耗伤肺津，肺卫失和，或由风温之邪化燥伤津所致。初秋感燥，燥偏热，多偏温燥；深秋感燥，燥偏寒，多偏凉燥。肺喜润恶燥，燥邪犯肺，易伤肺津，肺失滋润，清肃失职，故干咳无痰，或痰少而黏、难以咯出，甚则咳伤肺络，而见胸痛咯血；燥邪伤津，失于滋润，则见口、唇、鼻、咽干燥，肠道失润，故大便干燥；尿源不足则溺少；燥袭卫表，卫气失和，故见发热微恶风寒，苔薄而干燥少津，脉浮；若燥与寒并，则为凉燥，而见无汗，脉浮紧；燥与热合，则为温燥，而见少汗，脉浮数。

辨证要点：干燥少津与肺系症状共见。

6. 肺热炽盛证

肺热炽盛证是指邪热内盛于肺，以咳嗽、气喘和里实热症状为主要表现的证。本证在卫气营血辨证中属气分证，在三焦辨证中属上焦病证。

临床表现：咳嗽，气喘，鼻煽气灼，胸痛，咽喉红肿疼痛，发热，口渴，小便短赤，大便秘结，舌红苔黄，脉数。

证候分析：多由外感风热入里，或风寒之邪入里化热，蕴结于肺所致。热邪犯肺，肺失清肃，气逆于上，故见咳嗽、气喘；肺热上熏咽喉，气血壅滞，故咽喉红肿疼痛；肺开窍于鼻，邪热迫肺，肺气不利，故见鼻煽气灼；里热蒸腾则发热；伤津则口渴、便秘、小便短赤；舌红苔黄、脉数，为邪热内盛之征。

辨证要点：咳嗽、气喘和里实热症状共见。

7. 痰热壅肺证

痰热壅肺证是指痰热互结，壅闭于肺，以咳喘、痰多黄稠及痰热症状为主要表现的证，又称为痰热阻肺证。

临床表现：咳嗽，咯痰黄稠而量多，胸闷，气喘息粗，甚则鼻翼翕动，或咳吐脓血腥臭痰，胸痛，或喉中痰鸣，发热口渴，大便秘结，小便短赤，舌红苔黄腻，脉滑数。

证候分析：多由外邪犯肺，郁而化热，热伤肺津，炼液成痰，或素有宿痰，内蕴日久化热，痰与热结，壅阻于肺所致。痰热壅阻于肺，肺失清肃，肺气上逆，故咳嗽、胸闷、气喘息粗；甚则肺气郁闭，则见鼻翼翕动；若痰热阻滞肺络，气滞血壅，肉腐血败，则见咳吐脓血腥臭痰，胸痛。痰热互结，随肺气上逆，故咯痰黄稠而量多，或喉中痰鸣；里热炽盛，故发热；灼伤阴津，则见口渴、便秘、小便黄赤；舌红苔黄腻、脉滑数，为痰热内盛之征。

辨证要点：咳喘、痰多黄稠及痰热症状共见。

8. 寒痰阻肺证

寒痰阻肺证是指寒邪与痰湿交并，壅阻于肺，以咳喘痰多色白与寒痰症状为主要表现的证。

临床表现：咳嗽痰多，痰质黏稠，或清稀色白，量多，易咯，胸闷，或见喘哮痰鸣，形寒肢冷，舌质淡，苔白腻或白滑，脉濡缓或滑。

证候分析：多因素有痰疾，复感寒邪，内客于肺，或因寒湿外邪侵袭于肺，或因中阳不足，寒从内生，聚湿成痰，上干于肺所致。寒痰阻肺，肺失宣降，故咳嗽、气喘、痰多色白；痰气搏结，上涌气道，故喉中痰鸣而发哮；寒痰凝闭于肺，肺气不利，故胸胁满闷；寒性凝滞，阳气被郁而不达，肌肤失于温煦，故形寒肢冷；舌淡、苔白腻或白滑，脉濡缓或滑，均为寒痰内盛之征。

辨证要点：咳喘痰多色白与寒痰症状共见。

9. 饮停胸胁证

饮停胸胁证是指水饮停于胸胁，气机受阻，以胸胁胀闷疼痛、咳唾引痛为主要表现的证，又称为"悬饮"。

临床表现：胸胁胀满疼痛，咳唾痛甚，气息短促，或眩晕，身体转侧或呼吸时胸胁部牵引作痛，舌苔白滑，脉沉弦。

证候分析：多因中阳素虚，气不化水，水停为饮，或因外邪侵袭，肺失通调，水液运行输布障碍，停聚为饮，流注胁间而成。胸胁为气机升降之道，饮停胸胁，气道受阻，络脉不利，故胸胁饱胀疼痛；水饮上迫于肺，肺气不利，故咳时疼痛加剧、气短息促；饮邪遏阻，清阳不升，故见眩晕；脉沉弦、苔白滑，亦为水饮内停之征。

辨证要点：胸胁胀闷疼痛、咳唾引痛与饮停症状共见。

10. 风水相搏证

风水相搏证是指风邪侵袭，肺失宣降，水湿泛溢肌肤，以水肿骤起，眼睑头面先肿，并兼表卫症状为主要表现的证，属阳水范畴。

临床表现：眼睑头面先肿，继而遍及全身，小便短少，来势迅猛，皮肤薄而亮，并兼有恶寒，发热，无汗，舌苔薄白，脉象浮紧。或兼见咽喉肿痛，舌红，脉浮数。

证候分析：多由外感风邪，肺卫受病，宣降失常，通调失职，以致风遏水阻，风水相搏，泛溢肌肤而成。风为阳邪，上先受之，风水相搏，故水肿起于眼睑头面继而遍及全身；上焦不宣，气化失司，则小便短少；若伴见恶寒发热、无汗、苔薄白、脉浮紧，为风水偏寒之征；若兼有咽喉肿痛、舌红、脉浮数，为风水偏热之征。

辨证要点：水肿骤起，眼睑、头面先肿，并兼表卫症状。

11. 虫积肠道证

虫积肠道证是指蛔虫等积滞肠道，以脐周腹痛、面黄形瘦、大便排虫与气滞症状为主要表现的证。

临床表现：脐周腹痛时作，或胃中嘈杂，嗜食异物，大便排虫，面黄形瘦，睡中龄齿，或鼻痒，面部出现白色虫斑，白睛见蓝斑，或突发腹痛，按之有条索状，甚至剧痛而汗出肢厥，呕吐蛔虫。

证候分析：多因饮食不洁，虫卵随饮食入口，在肠道内繁殖滋生。蛔虫扰动，则腹痛时作，虫安则痛止，或随便出而排虫；虫居肠道，争食水谷，吮吸精微，故觉胃中嘈杂而贪食，久则面黄形瘦；若蛔虫钻窜，聚而成团，抟于肠中，阻塞不通，则腹痛扪之有条索块状；蛔虫上窜，侵入胆道，气机逆乱，则痛剧呕吐，甚至肢厥汗出，此为"蛔厥"。鼻痒、龂齿、面部生白色虫斑、白睛蓝斑均为虫积肠道的特殊征象。

辨证要点：脐周腹痛、面黄形瘦、大便排虫与气滞症状共见。

12．肠热腑实证

肠热腑实证是指有形热结肠腑，以腹满硬痛、便秘与里热炽盛症状为主要表现的证。在六经辨证中称为阳明腑实证，在卫气营血辨证中属气分证，在三焦辨证中属中焦病证。

临床表现：高热，或日晡潮热，脐腹部硬满疼痛，拒按，大便秘结，或热结旁流，气味恶臭，汗出口渴，甚则神昏谵语，小便短黄，舌质红，苔黄厚而燥，或焦黑起刺，脉沉数有力，或沉实有力。

证候分析：多因邪热炽盛，汗出过多，或误用发汗，津液外泄，致使肠中干燥，里热更甚，燥屎内结而成。热结大肠，燥屎内结，腑气不通，故脐腹部硬满疼痛拒按、大便秘结；大肠属阳明经，其经气旺于日晡，故日晡潮热；若燥屎内踞而邪热又迫津下泄，所下稀水恶臭不堪，此即所谓"热结旁流"；邪热与燥屎相结而热愈炽，上熏侵扰心神，可见神昏谵语；里热蒸达，迫津外泄，故见高热、汗出口渴、小便短黄；实热内结，故舌质红，苔黄厚而干燥，或焦黑起刺，脉沉数有力，或沉实有力。

辨证要点：腹满硬痛、便秘与里热炽盛症状共见。

13．肠燥津亏证

肠燥津亏证是指由于大肠阴津亏虚，传导不利，以大便燥结、难以排出及津亏症状为主要表现的证。

临床表现：大便秘结，干燥难下，数日一行，口干，或口臭，或伴见头晕，舌红少津，苔黄燥，脉细涩。

证候分析：多因素体阴亏，或年老而阴血不足，或吐泻、久病、温热病后期等耗伤阴液，或因失血、妇女产后出血过多，以致阴血津液亏虚，大肠失于濡润所致。肠道阴津亏虚，失于滋润，传导失职，故大便干燥秘结，难以排出，甚或数日一行；大肠腑气不通，秽浊之气逆于上，故口臭、头晕；阴津亏损，不能上承，故口干咽燥；燥热内生，则舌红少津、苔黄燥；脉道失充，故脉象细涩。

辨证要点：大便燥结、难以排出及津亏症状共见。

14. 大肠湿热证

大肠湿热证是指由于湿热侵犯肠道，传导失职，以下痢或泄泻与湿热症状为主要表现的证。

临床表现：腹痛，暴注下泻，色黄而秽臭，或下痢脓血，里急后重，肛门灼热，小便短黄，身热口渴，舌质红，苔黄腻，脉滑数。

证候分析：多因夏秋之季，感受暑湿热邪，侵犯肠道，或饮食不洁，致使湿热秽浊之邪蕴结肠道而成。湿热之邪犯及肠道，壅阻气机，故腹痛；热迫肠道，水液下注，则见暴注下泻、便色黄而秽臭；熏灼肠道，脉络受损，故见下痢脓血；火热之性急迫，热蒸肠道，时欲排便，故有腹中急迫感及肛门灼热；湿阻肠道，气滞不畅，大便不得畅通，故腹痛而且肛门滞重；伤津，则口渴、尿短黄；蒸达于外，故身热；湿热内蕴，故舌质红、苔黄腻、脉滑数。

辨证要点：下痢或泄泻与湿热症状共见。

（三）脾与胃病证

脾胃同居中焦，经络相互络属，互为表里。脾主肌肉、四肢，开窍于口，其华在唇，外应于腹；脾主运化水谷精微，为气血生化之源，故称为"后天之本"；又主统血，使血液在脉管内运行；其性喜燥恶湿，以升清为用。胃主受纳、腐熟水谷，其性喜润恶燥，以通降为和。脾升胃降，相济为用。

脾病的主要病理为运化、升清、统血功能失常。脾病的常见症状有纳少，腹胀，便溏，水肿，周身困重，内脏下垂，慢性出血等。胃病的主要病理为受纳、腐熟功能失常。胃病的常见症状有胃脘痛，不欲食，恶心呕吐，嗳气，呃逆等。

脾病的常见证型有虚、实之分。虚证多见于脾气虚证、脾虚气陷证、脾阳虚证、脾不统血证；实证多见于寒湿困脾证、湿热蕴脾证。胃病的常见证型也有虚、实之分。虚证多见于胃气虚证、胃阳虚证、胃阴虚证；实证多见于胃热炽盛证、寒饮停胃证、食滞胃脘证。

1. 脾气虚证

脾气虚证是指脾运失职，气血乏源，机体失养，以纳少腹胀，食后尤甚，便溏及气虚症状为主要表现的证。

临床表现：纳少腹胀，食后尤甚，便溏，肢体困倦，消瘦，或水肿，面色无华，神疲乏力，少气懒言，舌淡苔白，脉缓弱。

证候分析：多由饮食不节，过劳忧思，素体虚弱，年老体衰；或大病初愈，调养失宜，脾主运化功能减退所致。脾气虚弱，运化失司，故纳少腹胀，食后尤甚；脾虚失运，升清不足，湿走肠道，则便溏；脾虚不能化生气血，荣养肢体，则肢体困倦；脾虚气血生化不足，肌肤失养则消瘦；脾虚失运，水湿内停则水肿；脾虚气血乏源，则见面色无华、神疲乏力、少气懒言、舌淡苔白、脉缓弱等气虚之征。

辨证要点：纳少、腹胀、便溏与气虚症状共见。

2. 脾虚气陷证

脾虚气陷证是指脾气下陷，升清不足，以脘腹坠胀、内脏下垂及气虚症状为主要表现的证。

临床表现：纳少，脘腹坠胀，食后尤甚，便意频数，久泻不止，肛门重坠，甚则脱肛，妇女子宫下垂，或小便浑浊如米泔，头晕目眩，面色无华，神疲乏力，少气懒言，舌淡苔白，脉缓弱。

证候分析：多因久泻久痢，劳累太过或妇女孕产失养等，使脾气虚甚，清阳下陷。脾虚升清失司，气坠于下，故见纳少、脘腹坠胀且食后尤甚；中气下陷，脏器失举，则见便意频数、久泻不止、肛门重坠，甚则脱肛、妇女子宫下垂；脾虚精微输布失常，清浊不分，下注膀胱，则见小便浑浊如米泔；脾虚下陷，清阳不升，头目失养，则头晕目眩；脾虚气血乏源则见面色无华、神疲乏力、少气懒言、舌淡苔白、脉缓弱。

辨证要点：脘腹坠胀、内脏下垂与气虚症状共见。

3. 脾阳虚证

脾阳虚证是指脾阳亏虚，失于温运，虚寒内生，以脘腹胀痛、喜温喜按及阳虚症状为主要表现的证。

临床表现：脘腹胀痛，喜温喜按，畏寒怕冷，四肢不温，口淡不渴，便溏，甚则完谷不化，肢体水肿，小便短少，或妇女白带量多质稀，舌淡胖有齿痕，苔白滑，脉沉迟无力。

证候分析：多由过食生冷，过用苦寒，日久损伤脾阳；或外寒直中，或因肾阳亏虚，不能温煦脾阳，导致脾阳亏虚，虚寒内生，水谷不化所致。脾阳亏虚，虚寒内生，寒凝气滞，故见脘腹胀痛，喜温喜按；脾阳亏虚，温煦失职，则见畏寒怕冷、四肢不温；脾阳亏虚，水湿不化，则见口淡不渴、便溏，甚则完谷不化；水湿泛溢肌肤，则见肢体水肿、小便短少；水湿下注，则妇女白带量多质稀；脾阳亏虚，气失温运，则见舌淡胖有齿痕、苔白滑、脉沉迟无力。

辨证要点：脘腹胀痛、喜温喜按与虚寒症状共见。

4. 脾不统血证

脾不统血证是指脾气亏虚，统血功能失常，血溢脉外，以各种出血为主要表现的证。

临床表现：各种出血症状，如吐血、便血、尿血、肌衄、鼻衄、齿衄，妇女月经过多，甚则崩漏，食少，便溏，神疲乏力，少气懒言，舌淡苔白，脉细弱。

证候分析：多由久病气虚，忧思过劳，损伤脾气，导致统血失常，血溢脉外所致。脾气亏虚，统血失常，血溢脉外，故见各种出血症状。血溢胃肠，则见吐血、便血；血溢膀胱，则见尿血；泛溢肌肤则肌衄；泛溢于鼻、齿则见鼻衄、齿衄。脾虚冲任失养，固摄不足，则见妇女月经过多，甚则崩漏；脾气亏虚，则见食少、便溏、神疲乏力、少气懒言、舌淡苔白、脉细弱。

辨证要点：各种出血症状与气虚症状共见。

5. 寒湿困脾证

寒湿困脾证是指寒湿内盛，困阻脾阳，以脘腹痞闷、腹痛便溏与寒湿症状为主要表现的证。

临床表现：脘腹痞闷，腹痛便溏，泛恶欲吐，口腻不渴，头身困重，或肢体水肿、小便短少，或面目肌肤发黄，色泽晦暗，舌淡体胖，苔白腻，脉濡缓或沉细。

证候分析：多由外感寒湿，或过食生冷，致寒湿内停，或嗜食肥甘，湿浊内生，外湿内湿，互为因果，导致脾阳困阻，运化失常所致。寒湿困脾，湿阻气机，故见脘腹痞闷、腹痛便溏；湿阻气机，胃气上逆，则见泛恶欲吐、口腻不渴；湿遏清阳，则见头身困重；寒湿困脾，水湿不化，则见肢体水肿、小便短少；寒湿困阻中阳，阻遏肝胆疏泄失调，胆汁外溢肌肤，则见面目肌肤发黄、色泽晦暗；寒湿内盛，则见舌淡体胖、苔白腻、脉濡缓或沉细。

辨证要点：脘腹痞闷腹痛、便溏与寒湿症状共见。

6. 湿热蕴脾证

湿热蕴脾证是指湿热内蕴，脾运失常，以脘腹胀闷、便溏不爽与湿热症状共见为主要表现的证。

临床表现：脘腹胀闷，身重，发热，或身热不扬，汗出热不解，口中黏腻，便溏不爽，或面目肌肤发黄，色泽鲜明，小便短黄，舌红苔黄腻，脉濡数。

证候分析：多由外感湿热之邪，或嗜食肥甘厚味，饮酒无度，湿热内蕴脾胃所致。湿热内蕴，气机阻滞，故见脘腹胀闷；湿困肢体，则见身重；湿遏热伏，郁蒸于内，则见发热，或身热不扬，湿性缠绵黏滞，则汗出热不解、口中黏腻、便溏不爽；湿热交结，熏蒸肝胆，胆汁不循常道，则见面目肌肤发黄、色泽鲜明、小便短黄；湿热内蕴，则见舌红苔黄腻、脉濡数。

辨证要点：脘腹胀闷、便溏不爽与湿热症状共见。

7. 胃气虚证

胃气虚证是指胃气虚弱，胃失和降，以食少、胃脘痞满、胀痛与气虚症状为主要表现的证。

临床表现：食少，胃脘痞满胀痛或隐痛，喜按，嗳气，面色萎黄，神疲乏力，少气懒言，舌淡苔白，脉弱。

证候分析：多由饮食不节，饥饱无常，劳倦过度，或他病失养，损伤胃气所致。胃气虚弱，受纳、腐熟功能减退，故见食少；胃虚气滞，则见胃脘痞满、胀痛，病性属虚则喜按，气逆于上则嗳气；胃气虚弱，气血乏源，则见面色萎黄、神疲乏力、少气懒言、舌淡苔白、脉弱。

辨证要点：食少、胃脘痞满与气虚症状共见。

8. 胃阳虚证

胃阳虚证是指胃阳不足，胃失温养，以胃脘冷痛及阳虚症状为主要表现的证。

临床表现：胃脘冷痛，时发时止，喜温喜按，食少脘痞，泛吐清水，畏寒肢冷，口淡不渴，舌淡胖，苔白滑，脉沉迟无力。

证候分析：多由过食生冷，或过用苦寒泻下之品，或胃虚日久，他病失养，损伤胃阳所致。胃阳不足，虚寒内生，阻滞气机，故见胃脘冷痛且时发时止，病属虚寒则喜温喜按；受纳腐熟功能减退，胃气失降，则见食少脘痞、泛吐清水；阳虚生寒，津液不化，则见畏寒肢冷、口淡不渴；胃阳亏虚，温化不足，则见舌淡胖、苔白滑、脉沉迟无力。

辨证要点：胃脘冷痛与阳虚症状共见。

9. 胃阴虚证

胃阴虚证是指胃阴不足，胃失濡润，以胃脘嘈杂、饥不欲食及阴虚症状为主要表现的证。

临床表现：胃脘嘈杂，隐隐作痛，饥不欲食，干呕呃逆，口燥咽干，大便秘结，小便短少，舌红少苔，脉细数。

证候分析：多由热病后期，或气郁化火，或吐泻太过，或过食辛温，伤津耗液，胃阴受损所致。胃阴不足，虚热内生，故见胃脘嘈杂、隐隐作痛；阴液不足，胃失濡润，则见饥不欲食；胃气失降，则干呕呃逆；胃阴亏虚，机体失润，则见口燥咽干、大便秘结、小便短少、舌红少苔、脉细数。

辨证要点：胃脘嘈杂、隐隐作痛、饥不欲食与阴虚症状共见。

10. 胃热炽盛证

胃热炽盛证是指胃中火热炽盛，胃运亢进，以胃脘灼痛、消谷善饥及实热症状为主要表现的证。

临床表现：胃脘灼痛，喜冷拒按，消谷善饥，渴喜冷饮，口臭吞酸，牙龈肿痛，齿衄，小便短黄，大便秘结，舌红苔黄，脉滑数。

证候分析：多由过食辛热，或气郁化火，或邪热内侵，导致胃热炽盛，胃运亢进。热邪壅胃，阻滞气机，故见胃脘灼痛、喜冷拒按；胃热炽盛，胃运亢进，则见消谷善饥、渴喜冷饮；胃火内盛，浊气不降，则见口臭吞酸；火热循经上炎，则见牙龈肿痛、齿衄；热盛而伤津，则见小便短黄、大便秘结；邪热内盛，则舌红苔黄、脉滑数。

辨证要点：胃脘灼痛、喜冷拒按、消谷善饥及实热症状共见。

11. 寒饮停胃证

寒饮停胃证是指寒饮停积于胃，以胃脘痞胀、胃中水声辘辘、口泛清水等为主要表现的证。

临床表现：胃脘痞胀，胃中水声辘辘，口泛清水，头晕目眩，舌淡，苔白滑，脉沉弦。

证候分析：多由饮食不节，嗜饮过度，劳倦内伤等导致水饮停积于胃。寒饮停胃，气机不利，故见胃脘痞胀，胃中水声辘辘；胃气挟饮上逆，则见口泛清水；饮阻清阳之气，则见头晕目眩；寒饮内阻，则见舌淡、苔白滑、脉沉弦。

辨证要点：胃脘痞胀、胃中水声辘辘、口泛清水与痰饮症状共见。

12. 食滞胃肠证

食滞胃肠证是指饮食不化，积滞胃肠，以脘腹痞胀作痛、呕吐酸腐食物、泻下臭秽与气滞症状为主要表现的证。

临床表现：脘腹痞胀作痛、拒按，厌食，呕吐酸腐食物，吐后好转，矢气频频，泻下臭秽，舌苔厚腻，脉滑实。

证候分析：多由暴饮暴食，食积不化，或素体胃虚，饮食难化，停积于胃所致。饮食停滞，气机不利，故见脘腹痞胀作痛；内有实邪，拒于受纳，则见拒按、厌食；胃失和降，积邪上逆，则呕吐酸腐食物，邪有出路则吐后好转；食积下走肠道，则见矢气频频，泻下臭秽；饮食积滞，则见舌苔厚腻、脉滑实。

辨证要点：脘腹痞胀作痛、呕泻酸腐臭秽与气滞症状共见。

（四）肝与胆病证

肝位于右胁，胆附于肝，肝胆互为表里。肝开窍于目，在体合筋，其华在爪。足厥阴肝经绕阴器，循少腹，布胁肋，络胆，系目，交巅顶。肝主疏泄，调畅气机，通利血脉，疏泄胆汁，促进脾胃消化吸收，调节精神情志，有助于女子调经、男子泄精；肝又主藏血，具有贮藏血液和调节血量的功能。胆能贮藏和排泄胆汁，并主决断。

肝病的主要病理为疏泄与藏血功能失常。肝病的常见症状有胸胁少腹胀痛或窜痛，情志抑郁或易怒，头晕胀痛，肢体震颤，手足抽搐，以及目部症状，月经不调，阴部症状等。胆病的主要病理为贮藏和排泄胆汁失常。胆病的常见症状有胆怯易惊，惊悸不宁，口苦，黄疸等。

肝病的性质分实证、虚证、虚实夹杂证。实证多见于肝郁气滞证、肝火炽盛证、肝经湿热证、寒滞肝脉证；虚证多见于肝血虚证、肝阴虚证；虚实夹杂证多见于肝阳上亢证、肝风内动证。胆病的常见证型有胆郁痰扰证。肝胆同病的常见证型有肝胆湿热证。

1. 肝血虚证

肝血虚证是指血液亏虚，肝及所系组织器官失养，以眩晕、视力减退、妇女经量少、肢麻震颤及血虚症状为主要表现的证。

临床表现：眩晕，视力减退或夜盲，爪甲不荣，肢麻震颤，肌肉瞤动，关节拘急。或妇女月经量少、色淡、愆期，甚则闭经，面唇淡白，舌淡，脉细。

证候分析：多由生血不足，失血过多，或久病耗伤肝血，肝及所系组织器官失养所致。肝血不足，目与爪甲失养，故眩晕、视物模糊或夜盲、爪甲不荣；筋脉失养，血虚生风，则肢麻震颤、肌肉瞤动、关节拘急；血海空虚，冲任失养，故月经量少、色淡、愆期，甚则闭经；血虚失荣，故面唇淡白、舌淡、脉细。

辨证要点：眩晕、视力减退、经少、肢麻震颤等与血虚症状共见。若肝血虚证与风动症状共见，则为血虚生风证。

2. 肝阴虚证

肝阴虚证是指阴液亏损，虚热内扰，以眩晕、目涩、胁痛及虚热症状为主要表现的证。

临床表现：眩晕，两目干涩，视力减退，或胁肋隐隐灼痛，或手足蠕动，咽干口燥，两颧潮红，五心烦热，潮热盗汗，舌红少苔，脉弦细数。

证候分析：多由五志化火，或温热病后期，耗损肝阴；或因肾阴亏虚，水不涵木；或因湿热之邪侵犯肝经，久则耗伤肝阴，肝及所系组织器官失养，虚热内生。肝阴不足，头目失濡，故眩晕、两目干涩、视力减退；肝脉失养，虚火内灼，疏泄失常，故胁肋隐隐灼痛、脉弦；筋脉失濡，虚风内动，则见手足蠕动；阴虚失养，则形体消瘦、咽干口燥、舌红少苔、脉细；虚热内蒸，故两颧潮红、五心烦热、潮热盗汗、脉数。

辨证要点：眩晕、目涩、胁痛等与虚热症状共见。若肝阴虚证与风动症状共见，则为阴虚动风证。

3. 肝郁气滞证

肝郁气滞证是指肝失疏泄，气机郁滞，以情志抑郁，胸胁、少腹胀痛与气滞症状为主要表现的证。

临床表现：情志抑郁，善太息，胸胁、少腹胀满疼痛，走窜不定。或咽部异物感，或颈部瘿瘤、瘰疬，或胁下肿块。妇女可见乳房胀痛，月经不调。舌苔薄白，脉弦。病情轻重与情绪变化的关系密切。

证候分析：多由精神刺激，情志不遂；或病邪侵扰，阻滞肝脉；或其他脏腑影响，肝气失于疏泄所致。肝失疏泄，气机郁滞，经气不利，故情志抑郁，善太息，胸胁、少腹胀满窜痛，脉弦；肝郁气滞，冲任失调，故乳房胀痛、月经不调；肝气郁结，气郁生痰，痰气搏结于咽喉，可见咽部异物感，搏结于颈部，则为瘿瘤、瘰疬；气血瘀阻，结于胁下，日久形成肿块。

辨证要点：情志抑郁、胸胁、少腹胀痛等与气滞症状共见。

4. 肝火炽盛证

肝火炽盛证是指火热炽盛，内扰于肝，气火上逆，以头痛、胁痛、烦躁、耳鸣与实热症状为主要表现的证。

临床表现：头晕胀痛，痛势剧烈，面红目赤，急躁易怒，失眠多梦，耳鸣如潮，甚或突发耳聋，或胁肋灼痛，吐血、衄血，口干苦，大便秘结，小便短黄，舌红苔黄，脉弦数。

证候分析：多因情志不遂，气郁化火；或外感火热之邪；或嗜烟酒辛辣之品，酿热化火，犯及肝经，以致肝胆气火上逆。肝火内灼，则胁肋灼痛，脉弦数；肝火循经上攻，气血壅滞，故头晕胀痛、面红目赤、舌红苔黄；热扰神魂，心神不宁，魂不守舍，则急躁易怒、失眠多梦；肝热移胆，循胆经上冲于耳，故见耳鸣如潮，甚则突发耳聋；热盛迫血妄行，则见吐血、衄血；肝火夹胆气上溢，则口苦；火邪灼津，故口渴、小便短黄、大便秘结。

辨证要点：胁痛头痛、烦躁、耳鸣等与实热症状共见。

5. 肝阳上亢证

肝阳上亢证是指肝肾阴亏，阴不制阳，亢阳于上，以眩晕耳鸣，头目胀痛，面红烦躁，腰膝酸软等上盛下虚症状为主要表现的证。

临床表现：头目胀痛，眩晕耳鸣，面红目赤，急躁易怒，失眠多梦，头重脚轻，腰膝酸软，舌红少津，脉弦或弦细数。

证候分析：多由情志过急，郁而化火，火热耗伤肝肾之阴，或平素肝肾阴亏、房劳伤阴、年老阴亏等致肝肾阴亏于下，阳亢于上。肝阳上亢，血随气逆，气血上冲，则眩晕耳鸣、头目胀痛、面红目赤；亢阳扰动魂、神，则急躁易怒、失眠多梦；阳亢于上，阴亏于下，木旺耗水，水不涵木，上盛下虚，则头重脚轻，步履不稳，脉弦有力或弦细数；肝肾阴亏，筋骨、舌脉失养，故腰膝酸软无力、舌红少津。

辨证要点：眩晕耳鸣、头目胀痛、面红烦躁、腰膝酸软等上盛下虚症状共见。

6. 肝风内动证

肝风内动证泛指临床表现以眩晕、抽搐、震颤等具有"动摇"特点的风动症状的一类证候，属内风。临床常见有肝阳化风证、热极生风证、阴虚动风证和血虚生风证等。

（1）肝阳化风证是指阴虚阳亢，肝阳升发无制，亢极化风，以眩晕、肢麻、震颤为主要表现的证。

临床表现：眩晕欲仆，头摇而痛，肢体震颤，言语謇涩，手足麻木，步履不正，重则突然昏倒，不省人事，舌强不语，喉中痰鸣，口眼㖞斜，半身不遂。舌红苔腻，脉弦有力。

证候分析：多由素体肝肾阴液不足，或久病阴亏，或肝火内伤营阴等，导致阴亏不能制阳，阳亢日久则亢极化风。肝阳亢极化风，风阳冲逆于上则眩晕欲仆、头摇而痛；风动筋脉挛急则肢体震颤、语言謇涩；肝阴亏虚，筋失所养，虚风内动，则手足麻木；阳亢于上，阴亏于下，上盛下虚，故步履不正；风阳暴升，阳盛灼津成痰，风痰上犯，蒙蔽清窍，则突然昏倒、不省人事、喉中痰鸣；风痰流窜于脉络，故口眼㖞斜、半身不遂、舌强不语；风痰内盛则舌红苔腻、脉弦有力。

辨证要点：眩晕，肢麻，震颤，或突然昏倒，口眼㖞斜，半身不遂等风动症状共见。

（2）热极生风证是指邪热炽盛，热极动风，以高热、神昏、抽搐为主要表现的证。

临床表现：壮热，四肢抽搐，颈项强直，两目上视，角弓反张，牙关紧闭，或烦躁谵语，或神昏，舌质红绛，苔黄燥，脉弦数。

辨证要点：高热与风动症状共见。

（3）阴虚动风证是指肝阴亏虚，虚风内动，以手足震颤、蠕动，肢体抽搐，眩晕与虚热症状为主要表现的证。

临床表现：手足震颤、蠕动，肢体抽搐，眩晕耳鸣，口咽干燥，形体消瘦，五心烦热，潮热颧红，舌红少津，脉弦细数。

证候分析：多由肝阴亏虚，筋脉失养所致。肝阴不足，筋脉失养，筋膜挛急，则见手足震颤、蠕动，肢体抽搐，脉弦；阴虚失养，故眩晕耳鸣、口燥咽干、舌红少津、脉细；虚热内蒸，故五心烦热、潮热颧红、脉数。

辨证要点：手足震颤、蠕动，肢体抽搐，眩晕等与虚热症状共见。

（4）血虚生风证是指肝血亏虚，虚风内动，以眩晕，肢体震颤、麻木、拘急、𥆦动，皮肤瘙痒与血虚症状为主要表现的证。

临床表现：眩晕，肢体震颤、麻木，手足拘急，肌肉𥆦动，皮肤瘙痒，爪甲不荣，面白无华，舌质淡白，脉细或弱。

证候分析：多由肝血亏虚，筋脉失养所致。肝血不足，不能濡养，故眩晕耳鸣、面白无华、爪甲不荣、舌淡、脉细或弱；筋脉失养，虚风内动，则肢体震颤、手足拘急、肢体麻木、肌肉𥆦动、皮肤瘙痒。

辨证要点：眩晕、肢体震颤麻木、肌肉𥆦动、皮肤瘙痒等与血虚症状共见。

7. 寒滞肝脉证

寒滞肝脉证是指寒邪侵袭，凝滞肝经，以少腹、前阴、巅顶冷痛与实寒症状为主要表现的证。

临床表现：少腹冷痛，牵引阴部坠胀作痛，或阴器收缩引痛，或巅顶冷痛，遇寒痛甚，得温痛减，恶寒肢冷，舌淡苔白，脉沉紧或弦紧。

证候分析：多由感受外寒，如淋雨涉水、房事受寒等，以致肝经寒凝气滞；或因素体阳气不足，由外寒所引发。寒凝肝脉，经脉收引挛急不通，故见少腹冷痛，牵引阴部坠胀作痛，或见阴器收缩引痛，或巅顶冷痛；阳气阻遏，失于温煦，则见恶寒肢冷；寒凝气血，故疼痛遇寒加剧，得热则减；肝经寒盛，则见舌淡苔白、脉沉紧或弦紧。

辨证要点：少腹、前阴、巅顶冷痛等与实寒症状共见。

8. 胆郁痰扰证

胆郁痰扰证是指痰热内扰，胆郁失宣，以胆怯易惊、心悸失眠、烦躁、眩晕、呕恶等为主要表现的证。

临床表现：胆怯易惊，惊悸不宁，失眠多梦，烦躁不安，胸胁胀闷，善太息，眩晕，口苦，呕恶，舌红，苔黄腻，脉弦滑数。

证候分析：多由情志郁结，气郁化火、生痰，痰热内扰，胆气不宁所致。痰热内扰，胆气不宁，则胆怯易惊；神不守舍，则惊悸不宁、失眠多梦、烦躁不安；胆失疏泄，经气不畅，则胸胁闷胀、善太息；痰热循经上扰，则头晕目眩；胆气犯胃，胃失和降，则泛恶欲呕；热迫胆气上溢，则口苦；痰热内蕴，则舌红、苔黄腻、脉弦滑数。

辨证要点：胆怯易惊、惊悸失眠等与痰热症状共见。

（五）肾与膀胱病证

肾位于腰部，左右各一，膀胱位于小腹中央，与肾直接相通，又有经脉相互络属，故为表里。肾开窍于耳及二阴，在体为骨，生髓充脑，其华在发。肾的主要生理功能是藏精，主生长、发育与生殖，又主水，主纳气。肾内寄元阴元阳，为脏腑阴阳之根本，故称先天之本。膀胱的主要生理功能为贮尿和排尿。

肾病的主要病理为生长、发育和生殖功能障碍，水液代谢失常等。肾病的常见症状有腰膝酸软而痛，眩晕耳鸣，发育迟缓，智力低下，发白早脱，牙齿动摇，男子阳痿遗精、精少不育，女子经少经闭、不孕，以及水肿、二便异常、呼吸表浅等。膀胱病的主要病理为贮尿、排尿功能失常。膀胱病的常见症状有小便频急涩痛、尿闭及遗尿、小便失禁等。

肾病的常见证型以虚证为多，可见肾阳虚证、肾阴虚证、肾精不足证、肾气不固证等。膀胱病的常见证型为膀胱湿热证。

1. 肾阳虚证

肾阳虚证是指肾阳亏虚，温煦失职，气化无权，以腰膝酸冷、性欲低下、夜尿频多、久泄不止、水肿及阳虚症状为主要表现的证。

临床表现：腰膝酸冷疼痛，面色㿠白或黧黑，头晕目眩，精神萎靡，畏寒肢冷，下肢尤甚；或性欲低下，男子阳痿精冷，女子宫寒不孕；或小便频数清长，夜尿频多；或久泄不止，完谷不化，五更泄泻；或水肿，腰以下为甚，甚则腹部胀满，心悸咳喘；舌淡胖苔白，脉沉弱，两尺尤甚。

证候分析：多因素体阳虚、老年体衰、久病不愈、房事太过，或其他脏腑病变累及于肾，以致命门火衰，温煦失职，性欲减退，火不暖土，气化失职。肾阳虚衰，腰府、骨骼失于温养，故腰膝酸冷疼痛，畏寒肢冷，下肢尤甚；阳虚温运失职，血不上荣，故面色㿠白、头目眩晕、精神萎靡；肾阳虚惫，阴寒内盛，气血运行不畅，则见面色黧黑；命门火衰，性功能减退，故性欲低下、男子阳痿精冷、女子宫寒不孕；阳虚气化失职，肾气不固，故小便频数清长、夜尿频多；火不暖土，脾失健运，故久泄不止、完谷不化、五更泄泻；肾阳不足，不能蒸腾气化，水湿内停，泛溢肌肤，故水肿；肾居下焦，水湿趋下，故腰以下肿甚；水气犯脾，则腹部胀满，凌心射肺，则心悸咳喘；肾阳不足，气血运行乏力，则舌淡胖苔白、脉沉弱且两尺尤甚。

辨证要点：腰膝酸冷、性欲低下、夜尿频多、久泄不止、水肿与阳虚症状共见。

2. 肾阴虚证

肾阴虚证是指肾阴亏虚，失于濡养，虚热内扰，以腰膝酸软、头晕耳鸣、梦遗、经少及阴虚症状为主要表现的证。

临床表现：腰膝酸软疼痛，头晕耳鸣，齿松发脱，男子阳强易举、梦遗早泄，女子经少经闭，或崩漏，失眠多梦，形体消瘦，五心烦热，潮热盗汗，咽干颧红，溲黄便干，舌红少苔或无苔，脉细数。

证候分析：多由禀赋不足，虚劳久病，年老体弱，房事不节，过服温燥，或温热后期，阴液亏耗，以致肾失濡养，虚热内生。肾阴亏虚，腰膝失养，则腰膝酸软疼痛；阴虚精亏髓减，清窍失充，则头晕耳鸣；骨、发失养，则齿松发脱；阴虚生热，相火妄动，则男子阳强易举、梦遗早泄；肾阴亏虚，冲任不充，故女子经少经闭；虚火伤络血溢，则见崩漏；火扰心神，故失眠多梦；阴亏失润，则形体消瘦、咽干、溲黄便干、少苔或无苔、脉细；虚火内扰，则五心烦热、潮热盗汗、颧红、舌红、脉数。

辨证要点：腰膝酸软、头晕耳鸣、梦遗、经少与阴虚症状共见。

3. 肾精不足证

肾精不足证是指肾中所藏之精亏虚，生长、发育与生殖功能减退，以生长发育迟缓、早衰、生育功能低下等为主要表现的证。

临床表现：小儿生长发育迟缓，身体矮小，囟门迟闭，智力低下，骨骼痿软；成人早衰，腰膝酸软，耳鸣耳聋，发脱齿松，健忘恍惚，神情呆钝，两足痿软，动作迟缓；性欲低下，男子精少不育，女子经闭不孕；舌淡，脉弱。

证候分析：多由先天不足，后天失养，肾精不充，或因久病劳损、房事不节，耗伤肾精所致。小儿肾精不充，不能主骨生髓充脑，不能化血充养肌肉，则生长发育迟缓，见身体矮小、囟门迟闭、智力低下、骨骼痿软；肾精失养，则腰膝酸软、耳鸣耳聋、健忘恍惚、神情呆钝、发枯易脱、齿松早脱；骨失充养，则两足痿软、行动迟缓；肾精不足，生殖无源，故性欲低下、男子精少不育、女子经闭不孕；舌淡、脉弱，为虚弱之征。

辨证要点：生长发育迟缓、早衰、生育功能低下与精亏症状共见。

4. 肾气不固证

肾气不固证是指肾气亏虚，封藏固摄无权，以腰膝酸软、小便频数清长、滑精早泄、经带量多、滑胎小产等为主要表现的证。

临床表现：腰膝酸软，神疲乏力，耳鸣失聪；小便频数清长，或尿后余沥不尽，或夜尿频多，或遗尿，或小便失禁；男子滑精、早泄，女子月经淋漓不尽，或带下清稀量多，或滑胎小产；舌淡，苔白，脉弱。

证候分析：多因禀赋不足、年老体弱之肾气不充，或久病劳损、房事过度之耗伤肾气，以致小便、精液、经带、胎气不固。肾气亏虚，腰膝、脑神、耳窍失养，则腰膝酸软、神疲乏力、耳鸣失聪；肾气固摄无权，膀胱失约，则小便频数清长、尿后余沥不尽、夜尿频多、遗尿、小便失禁；肾虚精关不固，则滑精、早泄；肾虚冲任不固，则月经淋漓不尽；带脉失约，则带下清稀量多；任脉失养，胎气不安，则滑胎小产；舌淡、脉弱，为肾虚不能化血，舌脉失于充养之征。

辨证要点：腰膝酸软、小便频数清长、滑精早泄、经带量多、滑胎小产与肾虚症状共见。

5. 膀胱湿热证

膀胱湿热证是指湿热蕴结膀胱，气化不利，以小便频急涩痛及湿热症状为主要表现的证。

临床表现：小便频数、急迫、灼热、涩痛，量少色深，或小便浑浊、尿血、尿有砂石，腰部小腹胀痛，发热口渴，舌红苔黄腻，脉滑数或濡数。

证候分析：多因外感湿热，侵袭膀胱；或嗜食辛辣肥甘，酿生湿热，下注膀胱，致使膀胱气化不利。湿热郁蒸膀胱，气化不利，下迫尿道，故小便频数、急迫、灼热、涩痛；湿热煎熬津液，故小便量少色深；湿热伤及血络，则尿血；湿热久恋，煎熬尿浊，则结为砂石；湿热蕴结，经气失调，故腰部小腹胀痛；发热口渴、舌红苔黄、脉数，为邪热内炽之征；苔腻，脉滑或濡，为湿邪内蕴之征。

辨证要点：小便频急、涩痛与湿热症状共见。

（六）脏腑兼证

凡两个或两个以上脏腑的病证同时并见者称为脏腑兼证。

发生兼病的脏腑在生理和病理上常有着密切的联系。一般而言，凡具有表里关系、生克乘侮关系及在气血津液运行代谢方面关系密切的脏腑容易发生兼病，并且存在着由脏及脏、由脏及腑、由腑及腑、由腑及脏等多种形式。因此，辨证时必须注意脏腑之间的病理和生理联系，辨析各相关症状的有无、先后、主次、因果等关系，进一步明确其复杂的病理机制，以便更有利于指导辨证论治。

脏腑兼证在临床上甚为多见，这里仅介绍临床常见的证型。

1. 心肾不交证

心肾不交证是指心肾水火既济的生理关系失调，以心烦、失眠、耳鸣、腰酸、梦遗等为主要表现的心肾阴虚阳亢证。

临床表现：心烦失眠，惊悸多梦，头晕，耳鸣，腰膝酸软，梦遗，口燥咽干，五心烦热，潮热盗汗，舌红少苔，脉细数。

证候分析：多由思虑劳神太过，或情志抑郁，郁而化火，或虚劳久病，房事不节，耗伤心肾之阴，虚阳亢动，上扰心神所致。心阴亏虚，心火偏亢，上扰心神，故心烦失眠、惊悸多梦。肾阴亏虚，脑髓失养，故头晕、耳鸣；腰膝失养，故腰膝酸软；虚火扰动精室，则见梦遗；阴虚失濡，虚热内蒸，故口燥咽干、五心烦热、潮热盗汗。舌红少苔、脉细数为虚热常见之征。

辨证要点：心烦、失眠、腰酸、耳鸣、梦遗等与虚热症状并见。

2. 心肾阳虚证

心肾阳虚证是指心与肾的阳气亏虚，以心悸、腰膝酸冷、水肿等为主要表现的虚寒证。其水肿明显者，可称为水气凌心证。

临床表现：心悸怔忡，形寒肢冷，肢体水肿，小便不利，神疲乏力，腰膝酸冷，唇甲青紫，舌淡紫，苔白滑，脉弱。

证候分析：多由心阳虚衰，病久及肾，肾阳亦虚；或肾阳亏虚，气化无权，水气凌心所致。心阳虚衰，鼓动无力，故心悸怔忡；温运无力，血行不畅，故见唇甲青紫、舌淡紫。肾阳亏虚，气化失司，水湿内停，外泛肌肤，故肢体水肿、小便不利；心肾两脏阳虚，形体失于温养，脏腑功能衰退，故形寒肢冷；神疲乏力、腰膝酸软、舌淡、苔白滑、脉弱为虚寒证常见之征。

辨证要点：心悸怔忡、腰膝酸冷、肢体水肿等与虚寒症状共见。

3. 心肺气虚证

心肺气虚证是指心肺两脏气虚，以心悸、咳喘等为主要表现的虚弱证。

临床表现：心悸胸闷，咳喘气短，动则尤甚，吐痰清稀，神疲乏力，声低懒言，自汗，面色淡白，舌淡苔白，或唇舌淡紫，脉弱或结代。

证候分析：多由久病咳喘，耗伤肺气，累及于心；或年老体虚，劳倦太过，耗伤心肺之气所致。心气亏虚，鼓动无力，气机不畅，故心悸胸闷。肺气亏虚，宣降失职，呼吸功能减弱，故咳嗽气短；津液输布无力而停聚为痰，故吐痰清稀；气虚全身功能减弱，劳则耗气，故声低懒言、神疲乏力、自汗，且活动后诸症加重。面色淡白、舌淡、苔白、脉弱等为气虚常见之征。

辨证要点：咳喘无力、心悸胸闷等与气虚症状共见。

4. 心脾气血虚证

心脾气血虚证是指心血不足，脾气亏虚，以心悸、失眠、食少、腹胀、便溏等为主要表现的虚弱证，亦简称心脾两虚证。

临床表现：心悸怔忡，失眠多梦，头晕健忘，食欲不振，腹胀便溏，神疲乏力，面色萎黄或淡白，或见皮下紫斑，月经色淡、淋漓不尽，舌淡白，脉细弱。

证候分析：多因久病失调，思虑过度；或饮食劳倦，损伤脾胃，生化不足；或慢性失血，气血亏耗，导致心脾气血两虚。心血不足，心神失养，则心悸怔忡、失眠多梦；血虚不能上荣，则头晕健忘。脾气亏虚，运化失职，则食欲不振，腹胀便溏；气血生化不足，则神疲乏力、面色萎黄或淡白；脾虚不能统血，则可见皮下紫斑，或月经色淡、淋漓不尽。舌淡白、脉细弱均为气血亏虚之征。

辨证要点：心悸失眠、食少腹胀，或兼慢性失血等与气血亏虚症状共见。

5. 心肝血虚证

心肝血虚证是指心肝两脏血虚，以心悸、失眠、目眩、肢麻等及心肝相关组织官窍失养为主要表现的虚弱证。

临床表现：心悸怔忡，失眠健忘，头晕目眩，视物模糊，肢体麻木、震颤、拘挛，爪甲不荣，或月经量少色淡甚则闭经，面色淡白，舌淡白，脉细。

证候分析：多由思虑过度，或失血过多，或脾虚化源不足所致。心血亏虚，心神失养，则心悸怔忡、失眠健忘。肝血亏虚，头目失养，则头晕目眩，视物模糊；筋脉、爪甲失养，则肢体麻木、震颤、拘挛，爪甲不荣；心肝血虚，血海不充，则月经量少色淡甚则闭经。面白、舌淡、脉细等为血虚常见之征。

辨证要点：心悸、失眠、眩晕、肢麻等与血虚症状共见。

心脾气血虚与心肝血虚两证，均可见心悸、失眠、多梦等心血亏虚、心神失养的相似证候。不同点在于前者兼有食少、腹胀、便溏、慢性失血等脾气亏虚、统血无权症状；后者则兼有眩晕、肢麻、视物模糊、月经量少等肝血不足致官窍、组织失养症状。

6. 脾肺气虚证

脾肺气虚证是指脾肺两脏气虚，以咳喘、气短、痰稀、食少、腹胀、便溏等为主要表现的虚弱证。

临床表现：久咳不止，气短而喘，咯痰清稀，食欲不振，腹胀便溏，声低懒言，神疲乏力，或兼面部虚浮，下肢微肿，面白少华，舌淡，苔白滑，脉弱。

证候分析：多由久病咳喘，耗伤肺气，子病及母；或饮食劳倦，脾胃受损，伤及肺气所致。肺气亏虚，宣降失职，呼吸功能减退，故久咳不止，气短而喘；肺气虚不能输布津液，聚湿生痰，故咯痰清稀而多。脾气亏虚，运化失健，故食欲不振，腹胀便溏；水湿不化而泛溢，则面浮肢肿、舌苔白滑。声低懒言、神疲乏力、面白、舌淡、脉弱为气虚常见之征。

辨证要点：咳喘短气、痰液清稀、食少便溏等与气虚症状共见。

7. 肺肾气虚证

肺肾气虚证是指肺肾两脏气虚，以咳喘久延、呼多吸少、动则尤甚等为主要表现的虚弱证，亦称肾不纳气证。

临床表现：咳嗽无力，气短而喘，呼多吸少，气不接续，动则尤甚，吐痰清稀，自汗乏力，耳鸣，腰膝酸软，舌淡紫，脉弱。

证候分析：多由久病咳喘，耗伤肺气，病久及肾；或劳伤太过，年老体弱，肾气亏虚，累及于肺，肺肾宣降、摄纳无权所致。肺气耗伤，呼吸功能减退，故咳嗽无力、气短而喘；津液输布无力，停聚为痰，故痰液清稀；肺气虚，则宗气不足，卫表不固，故乏力自汗。肾气亏虚，摄纳无权，气不归元，故呼多吸少，气不接续，动则益甚；肾气虚，耳窍失充，腰膝失养，则耳鸣，腰膝酸软。舌淡紫，脉弱亦为肺肾气虚、久病咳喘，气血郁闭所常见。

辨证要点：久病咳喘、呼多吸少、动则尤甚等与气虚症状共见。

心肺气虚、脾肺气虚、肺肾气虚三证，均可见咳喘、气短、咯痰清稀等肺气亏虚、宣降无力的相似证候。不同点在于心肺气虚证兼见心悸怔忡、胸闷等心气不足的症状；脾肺气虚证兼见食少、腹胀、便溏等脾失健运的症状；肺肾气虚证则兼见呼多吸少、气不接续、腰膝酸软等肾虚摄纳无权的症状。

8. 肺肾阴虚证

肺肾阴虚证是指肺肾两脏阴液亏虚，以干咳少痰、腰酸、遗精等为主要表现的虚热证。

临床表现：咳嗽痰少，或痰中带血，或声音嘶哑，腰膝酸软，口燥咽干，骨蒸潮热，盗汗，颧红，形体消瘦，男子遗精，女子经少，舌红少苔，脉细数。

证候分析：多由燥热、痨虫、久病咳喘等损伤肺阴，病久及肾；或房劳太过，肾阴耗伤，肺失濡润所致。肺肾阴液相互资生，为"金水相生"之脏。肺阴亏虚，虚火内生，清肃失职，则咳嗽痰少；虚火灼伤肺络，则痰中带血；虚火熏灼，喉失滋润，则声音嘶哑。肾阴亏虚，腰膝失养，则腰膝酸软；虚火扰动精室，则为遗精；阴精不足，冲任空虚，则月经量少。肺肾阴虚，虚热内蒸，故口燥咽干、骨蒸潮热、颧红盗汗、形体消瘦。舌红少苔、脉细数等为阴虚内热之征。

辨证要点：干咳、少痰、腰酸、遗精等与虚热症状共见。

9. 肝火犯肺证

肝火犯肺证是指肝经气火上逆犯肺，以胸胁灼痛、急躁、咳嗽阵作、痰黄或咳血为主要表现的实热证。

临床表现：胸胁灼痛，急躁易怒，头胀头晕，面红目赤，烦热口苦，咳嗽阵作，痰黄稠黏，甚则咳血，舌质红，苔薄黄，脉弦数。

证候分析：多由郁怒伤肝，气郁化火，或邪热内蕴肝经，上犯于肺所致。肝经气火内郁，经气不利，则胸胁灼痛、急躁易怒、烦热口苦；气血上逆则头胀头晕、面红目赤。肝火犯肺，肺失清肃而肺气上逆，故咳嗽阵作；火热灼津成痰，则痰黄稠黏；火热灼伤肺络，则咳血。舌红、苔薄黄、脉弦数亦为肝火内炽之征。

辨证要点：咳嗽阵作、痰黄或咳血、胸胁灼痛、急躁与实热症状共见。

10. 肝胆湿热证

肝胆湿热证是指湿热内蕴肝胆，以胁肋胀痛、身目发黄等为主要表现的湿热证。若仅以阴痒、带下黄臭等症状为主要表现者，则称肝经湿热（下注）证。

临床表现：胁肋胀痛，纳呆腹胀，口苦厌油，泛恶欲呕，身目发黄，大便不调，小便短黄，或寒热往来，舌红，苔黄腻，脉弦滑数，或为阴部潮湿、瘙痒、湿疹，阴器肿痛，带下黄臭等。

证候分析：多由感受湿热病邪，或嗜食肥甘化生湿热，或脾胃纳运失常，湿浊内生，郁而化热，壅滞肝胆所致。湿热蕴阻肝胆，疏泄失职，经气不畅，故胁肋胀痛。湿热阻滞，脾胃纳运失司，则纳呆腹胀，口苦厌油，泛恶欲呕，大便不调。湿热内阻，胆汁不循常道，泛溢肌肤，则身目发黄；邪居少阳，正邪相争，则寒热往来。若湿热循肝经下注，则阴部潮湿瘙痒，或男子睾丸肿胀热痛，或妇人带下黄臭。舌红，苔黄腻，脉弦滑数为湿热常见之征。

辨证要点：胁肋胀痛、身目发黄，或阴部瘙痒、带下黄臭等与湿热症状共见。

肝胆湿热与湿热蕴脾两证，均可见发热、纳呆、恶心、黄疸、苔黄腻等湿热壅滞的相似证候。不同点在于前者病在肝胆，故胁肋胀痛明显，或见阴痒等肝经湿热症状；后者病位在脾，并无胁肋胀痛，而以腹胀、便溏不爽等症明显。

11. 肝胃不和证

肝胃不和证是指肝气郁结，胃失和降，以脘胁胀痛、嗳气、吞酸、情绪抑郁等为主要表现的证。

临床表现：胃脘、胁肋胀痛或窜痛，呃逆，嗳气，吞酸嘈杂，饮食减少，情绪抑郁，善太息，或烦躁易怒，舌淡红，苔薄白或薄黄，脉弦。

证候分析：多由情志不舒，肝气郁结，横逆犯胃所致。肝失疏泄，胃气郁滞，故胃脘、胁肋胀满疼痛，走窜不定。胃气上逆，则呃逆，嗳气；气火内郁犯胃，故吞酸嘈杂；胃纳失司，故饮食减少。肝失条达，甚则气郁化火，故情绪抑郁、善太息，或烦躁易怒。苔薄白、脉弦为肝气郁滞所常见；舌苔薄黄，则为气郁化火之征。

辨证要点：脘胁胀痛、嗳气、吞酸、情绪抑郁等症状共见。

12. 肝脾不调证

肝脾不调证是指肝失疏泄，脾失健运，以胸胁胀痛、情志抑郁、腹胀、便溏等为主要表现的证。

临床表现：胸胁胀满窜痛，善太息，情志抑郁，或急躁易怒，纳呆腹胀，便溏不爽，肠鸣矢气，或大便溏结不调，或腹痛欲泻，泻后痛减，舌苔白，脉弦或缓弱。

证候分析：多由情志不遂，郁怒伤肝，肝失条达而横乘脾土；或饮食劳倦，损伤脾气，脾失健运而反侮肝木所致。肝失疏泄，经气郁滞，故胸胁胀满窜痛、善太息、情志抑郁；若气郁化火，则急躁易怒。脾运失健，气滞湿阻，则纳呆腹胀、便溏不爽、肠鸣矢气，或大便溏结不调。肝气犯脾，气机郁滞，运化失调，则腹痛欲泻；泻后气机暂得条畅，故泻后痛减。舌苔白、脉弦或缓弱为肝郁脾虚常见之征。

辨证要点：胸胁胀痛、情志抑郁、腹胀、便溏等症状共见。

肝胃不和、肝脾不调、胃肠气滞三证，都可见"胀痛"等气机不畅的相似证候。不同点在于前两者为肝经气机郁滞，常见胸胁胀痛、情志抑郁或烦躁等症，但肝胃不和证兼胃脘胀痛、嗳气、呃逆等胃失和降症状；肝脾不调证兼食少、腹胀、便溏不爽等脾失健运症状，而胃肠气滞证为胃肠气机阻滞，以脘腹胀痛走窜、嗳气、肠鸣、矢气等为主要表现。

13. 肝肾阴虚证

肝肾阴虚证是指肝肾阴液亏虚，以腰酸胁痛、眩晕、耳鸣、遗精等为主要表现的虚热证。

临床表现：头晕目眩，耳鸣健忘，胁部隐痛，腰膝酸软，失眠多梦，口燥咽干，五心烦热，或低热颧红，男子遗精，女子月经量少，舌红少苔，脉细数。

证候分析：多由久病失调，或情志内伤，或房事不节，或温病日久等耗伤肝肾之阴所致。肝肾阴虚，水不涵木，肝阳偏亢，髓海不足，故头晕目眩、耳鸣健忘。肝阴亏虚，肝络失滋，故胁部隐痛。肾阴不足，腰膝失养，故腰膝酸软。虚火上扰心神，故失眠多梦；虚火扰动精室，则见遗精；阴精不足，冲任失养，则月经量少。口燥咽干、五心烦热，或低热颧红，舌红少苔、脉细数等皆阴虚失濡、虚热内炽之征。

辨证要点：腰膝酸软、胁部隐痛、眩晕耳鸣等与虚热症状共见。

心肾不交、肺肾阴虚、肝肾阴虚三证，均可见腰膝酸软、耳鸣、遗精等肾阴不足、阴虚内热的相似证候。不同点在于心肾不交证常兼心烦失眠、惊悸多梦等心阴亏虚、虚火扰神症状；肺肾阴虚证常兼干咳、痰少难咯等肺阴亏虚、肺失清肃症状；肝肾阴虚证则兼胁痛、目涩、眩晕等肝阴亏虚、肝络失滋，肝阳偏亢症状。

14. 脾肾阳虚证

脾肾阳虚证是指脾肾阳气亏虚，以久泻久痢、水肿、腰腹冷痛等为主要表现的虚寒证。

临床表现：形寒肢冷，腰膝、下腹冷痛，久泻久痢不止，或五更泄泻，完谷不化，便质清冷，或全身水肿，小便不利，面色㿠白，舌淡胖，苔白滑，脉沉迟无力。

证候分析：多由久泻久痢，脾阳耗伤，不能充养肾阳；或水邪久居，肾阳受损，不能温暖脾阳所致。脾肾阳虚，不能温煦全身、腰膝，故形寒肢冷、腰膝冷痛；虚寒内生，水谷的腐熟、运化、吸收及排泄二便的功能失职，故下腹冷痛、久泻久痢不止。命门火衰，阴寒凝滞，寅卯之交，阴气极盛，故黎明前腹痛泄泻、完谷不化、便质清冷，而称为"五更泻"。脾肾阳虚，不能温化水液，泛溢肌肤，故久病水肿、小便不利。阳虚水气上泛，故面色㿠白。舌淡胖、苔白滑、脉沉迟无力为虚寒证常见之征。

辨证要点：久泻久痢、水肿、腰腹冷痛等与虚寒症状共见。

脾肾阳虚与心肾阳虚两证，均可见形寒肢冷、腰膝酸软、水肿、小便不利、舌淡胖、苔白滑等肾阳虚衰、水湿内停的相似证候。不同点在于前者必兼久泻久痢、便质清冷等脾阳亏虚、运化无权的症状；后者则以心悸怔忡、唇甲紫暗等心阳虚衰，血行不畅症状为明显。

二、六经辨证

六经辨证是汉代医家张仲景根据《素问·热论篇》的有关论述，在其《伤寒论》中创立的，用以阐明外感病发生、发展、传变规律的一种辨证方法。六经辨证将外感病发生、发展过程中所表现的不同证，以阴阳为纲，归纳为三阳病（太阳病、阳明病、少阳病）和三阴病（太阴病、少阴病、厥阴病）两大类病证，分别从邪正斗争关系、病变部位、病势进退缓急等方面阐述外感病各个阶段的病变特点。

六经病证的临床表现，均以经络脏腑为病理基础。其中，三阳病证以六腑的病变为基础，三阴病证以五脏的病变为基础。一般而言，三阳病阶段，抗病力强，病势亢奋，性质多实多热；三阴病阶段，抗病力弱，病势衰减，性质多虚多寒。六经辨证的重点在于分析外感风寒所引起的一系列病理变化及其传变规律，但由于风寒之邪入里可以化热，寒湿郁久亦可发热，因此，六经辨证中亦广泛"论热"。

六经辨证的应用，不限于外感病，也可用于内伤杂病。但在证治规律方面，其具有重于外而轻于内、详于寒而略于温的倾向，所以六经辨证不能完全等同于内伤杂病的脏腑辨证与经络辨证，也未能完全概括所有外感病的辨证，而主要适用于外感风寒一类病变的辨证论治。六经辨证为中医临床辨证之首创，为后世各种辨证方法的形成奠定了基础。

（一）六经病证

辨六经病证主要是将伤寒病变的过程中所表现的各种症状和体征，结合人体抗病能力的强弱及病势的进退缓急等各种情况，进行病位、病因、病性、病势等方面的综合分析，并明确其演变规律，将其众多而各异的证候归纳为太阳病、阳明病、少阳病、太阴病、少阴病、厥阴病六大类证型，作为临床论治的依据。各经的病变，在病理的进程中，常会累及其所主的经络及相关的脏腑，反映出相应的病理证候。

1. 太阳病证

太阳之经上自头项，下至背足，循行人体最外围，且太阳之经统摄营卫之气，外应皮毛，故主一身之表，为诸经之藩篱。风寒之邪外袭人体，大多从太阳经而入，正气奋起抗邪，于是首先表现出来的就是太阳病。

太阳病的主要脉症是"恶寒，头项强痛，脉浮"。由于风寒束表，卫阳被遏，肌腠失于温煦，故恶风寒；太阳经脉受邪，经气不利，气血运行受阻，则头项及背部作痛；正邪抗争于表，脉气鼓动于外，故脉浮。故无论病程长短，但见此主要脉症，即可诊断为太阳病。

邪犯太阳，随其浅深而证有经腑之分。正邪抗争于肤表浅层所表现的证，即成太阳经证；若太阳经证不愈，病邪可循经入腑，乃成为太阳腑证。

（1）太阳经证是指风寒之邪侵犯人体肌表，正邪抗争，营卫失和所表现的证。太阳经证为伤寒病的初起阶段，由于患者感受风寒邪气偏重不同及患者体质的差异，临床又有太阳伤寒证、太阳中风证之分。

太阳伤寒证是指以寒邪为主的风寒之邪侵犯太阳经脉，卫阳被遏，以恶寒、无汗、脉浮紧等为主要表现的证。临床表现：恶寒，发热，头项强痛，身体疼痛，无汗，脉浮紧，或见气喘。证候分析：风寒外邪以寒邪为主而侵犯太阳之表，卫阳被遏，肌表失于温煦，则见恶寒；寒邪郁表，卫阳奋起抗邪，正邪交争，故发热；寒性收引，卫阳郁遏，经气不畅，筋脉失于温养，故头身疼痛；寒性阴凝，致使肌腠致密，玄府不开，故虽身热而无汗；寒邪凝束，正气抗邪，故脉浮而紧。寒邪袭表，若内舍于肺，肺气失宣，则可见呼吸喘促。辨证要点：恶寒、无汗、脉浮紧等症状共见。

太阳中风证是指以风邪为主的风寒之邪侵袭太阳经脉，卫强营弱，以恶风、汗出、脉浮缓等为主要表现的证。临床表现：发热，恶风，头痛，汗出，脉浮缓，或见鼻鸣，干呕。证候分析：卫为阳，营为阴，风寒外邪以风邪为主侵犯太阳经，卫受邪而阳浮于外，与邪气相争则发热；邪郁太阳之经，风性轻扬向上，常致头部经气不畅而头痛；风性开泄，以致卫外不固，营不内守则汗出，由于汗出，肌腠疏松，故而恶风。肌疏汗出，营阴不足，故脉浮缓。若外邪侵及于肺胃，肺气失宣则鼻鸣；胃气失降则干呕。由于本证汗出而肌腠疏松，脉浮而缓，所以又有"表虚证"之称，这是相对于太阳伤寒证的"表实证"而言的，并非是绝对的虚证。辨证要点：恶风、汗出、脉浮缓等症状共见。

（2）太阳腑证是指太阳经证不解，病邪由太阳之表内传其膀胱或小肠等太阳之腑所表现的证。根据病因、病机、病位之不同，临床又分为太阳蓄水证和太阳蓄血证。

太阳蓄水证是指太阳经证不解而内传膀胱腑，邪与水结，膀胱气化不利，水液停蓄，以太阳经证及小便不利、小腹胀满并见为主要表现的证。临床表现：发热，恶寒，小便不利，小腹胀满，渴欲饮水，或水入即吐，脉浮或浮数。证候分析：太阳经证不解，故仍见发热、恶寒、脉浮或浮数等表证症状。表邪内传膀胱之腑，气化功能失职，邪与水结，水液停蓄，故见小便不利、小腹胀满。水停而气不化津，津液不能上承，故渴欲饮水。但若饮多则水阻气机益甚，以致水逆犯胃，胃失和降，则出现饮入即吐的"水逆"之症。辨证要点：太阳经证及小便不利、小腹胀满等症状共见。

太阳蓄血证是指太阳经证失治，邪热内传，与血相结于手太阳小肠腑，以少腹急结、神乱如狂、但小便自利为主要表现的证。临床表现：少腹急结或硬满，神乱如狂，小便自利，大便色黑如漆，脉沉涩或沉结。证候分析：太阳经证失治，邪热随经内传，与血相结，瘀热结于下焦少腹（手太阳小肠腑），故致少腹急结，甚则硬满；热瘀内结，上扰心神，故见神志错乱如狂，甚则发狂；病在肠腑，未影响膀胱气化功能，故小便自利；瘀血下行随大便而出，则大便色黑如漆。脉沉涩或沉结，是由瘀热阻滞，脉道不利所致。辨证要点：少腹急结、神乱如狂、但小便自利等症状共见。

2. 阳明病证

在外感伤寒病变发展过程中，是阳热亢盛、胃肠燥热所表现的证。其性质属实热证，为邪正斗争的极期阶段。

阳明病的主要病机在《伤寒论》中简要地概括为"胃家实"。"胃家"包括胃与大肠；"实"指邪气亢盛，正盛邪实。阳明病的成因可以是多方面的，多由太阳经证不解，表邪内传阳明，化热入里而成；或因少阳病失治，邪热传入阳明而成；或因素体阳盛，初感外邪迅速从阳化热；亦可在三阴病正气恢复，阳胜阴退的过程中，转出阳明而经历本病的可能。

阳明病的主要脉症为"身热，不恶寒，反恶热，汗自出，脉大"。由于阳明经为多气多血之经，里热炽盛，蒸腾于外，故见身热；邪热迫津外泄，则汗自出；表邪已入里化热，阳明邪热独盛，故不恶寒，反恶热；热盛而气涌，脉道充盈，故脉大而有力。

阳明病证之中，可因邪热内实的机制不同，又分为阳明经证和阳明腑证两类。一般来说腑证较经证为重，从病的发展来说，往往经证的邪热进一步亢盛，消烁津液，导致肠燥腑实则形成腑证。

（1）阳明经证是指邪热亢盛，充斥于阳明之经，弥漫于全身，而肠中尚无燥屎内结，以大热、大汗、大渴、脉洪大等为主要表现的证。

临床表现：身大热，不恶寒，反恶热，汗大出，大渴引饮，或心烦躁扰，气粗似喘，面赤，苔黄燥，脉洪大。

证候分析：邪入阳明，化热化燥，充斥阳明经，弥漫于全身，故身大热；邪热炽盛，迫津外泄，故汗大出；热盛伤津，且汗出复伤津液，故口大渴而引饮；邪热上扰，心神不安，则见心烦躁扰；热斥气血，涌盛于面，故面赤；热迫于肺，呼吸不利，故气粗似喘；热灼津伤，故舌苔黄燥；热壅脉道，气血涌盛，故脉洪大有力。

辨证要点：大热、大汗、大渴、脉洪大"四大"症状共见。

（2）阳明腑证是指邪热内盛于里，邪热与肠中糟粕相搏，燥屎内结，阻滞肠道，以潮热汗出、腹满便秘、舌苔黄燥、脉象沉实为主要表现的证。本证往往是阳明经证进一步发展的结果。

临床表现：日晡潮热，手足濈然汗出，脐腹胀满，疼痛拒按，大便秘结不通，甚则神昏谵语、狂躁、不得眠，舌苔黄厚干燥，或起芒刺，甚至苔焦黑燥裂，脉沉实，或滑数。

证候分析：肠腑实热弥漫，阳明经气旺于晡时，邪正相争更剧，故潮热日晡更盛；四肢禀气于阳明，热逼津泄甚于四末，故手足濈然汗出；邪热与糟粕结于肠中，致使大便秘结，腑气不通，故脐腹胀满，痛而拒按；邪热亢盛，上扰心神，轻则不得眠，重则神昏谵语，甚至狂乱不宁；苔黄燥而有芒刺，或焦黑燥裂，为燥热内结，津液被劫之故；有形之邪壅实于里，阻滞气机，抑遏血脉，脉气不利，故脉反沉迟但必有力；若邪热结而不甚，热迫血涌则脉滑数。

辨证要点：潮热汗出、腹满便秘、舌苔黄燥、脉象沉实等症状共见。

3. 少阳病证

少阳病证是指邪犯少阳胆腑，枢机不利，经气不畅，以寒热往来、胸胁苦满、脉弦等为主要表现的证。因邪郁于机体表里之间，故又称为半表半里证。

临床表现：寒热往来，口苦，咽干，目眩，胸胁苦满，默默不欲饮食，心烦喜呕，脉弦。

证候分析：少阳病证多由病邪已离太阳之表，而尚未进入阳明之里所致，亦可由厥阴病证自里达表，转出少阳而成。

邪正相争于半表半里，正胜则邪出于表与阳争而发热；邪胜则邪入于里与阴争而恶寒，邪正进退交争，故见寒热往来不定。胆热上泛则口苦；胆热灼津则咽干；胆热上扰清窍则头目昏眩；胆热扰神则心烦；邪郁少阳，经气不利，故胸胁苦满；胆热扰胃，胃失和降，则默默不欲饮食，甚至欲呕；脉弦为肝胆受病之征。

辨证要点：寒热往来、胸胁苦满、脉弦等症状共见。

4. 太阴病证

太阴病证是指由多种原因导致脾阳虚衰，寒湿内生，以腹满时痛、自利、口不渴等为主要表现的证。太阴病为三阴病之轻浅阶段，其病变特点为虚寒证。

临床表现：腹满而吐，食不下，口不渴，自利，时腹自痛，四肢欠温，脉沉缓而弱。

证候分析：太阴病的发生，可由三阳治疗不当，损伤脾阳而陷入；也可由于内阳虚怯，风寒之邪直犯而起病。

脾阳虚衰，寒湿内生，气虚湿阻，中焦气机不利，则腹满；阳虚寒凝，腹中挛急，则时腹自痛；阳虚寒湿内盛，水液不化则口淡不渴；寒湿下趋，并走于下，故而自利；脾病及胃，脾虚失运，胃失和降，则食纳减少，或见呕吐；脾主四肢，中阳内虚，不能温煦四末，则四肢欠温；脾虚气弱，脉气亦鼓动无力，故脉沉缓而弱。

辨证要点：腹满时痛、自利、口不渴等症状共见。

5. 少阴病证

少阴病证是指伤寒六经病变的后期出现心肾功能减退、全身阴阳衰惫的虚寒病证。少阴病的形成，可在三阳阶段汗下过度，内夺阳气；或吐泻不止，津脱阳亏；亦可外邪入侵，直犯少阴。少阴病通常是伤寒病变发展过程的后期阶段，也往往是病情最危险的阶段。

少阴之为病，以"脉微细，但欲寐"为主要脉症。由于阳气衰微，营血不足，不鼓血行，不充脉道，故脉微而细；心肾衰减，神气失养，精神极度衰惫，似睡而非睡，呈昏沉迷糊"但欲寐"之状。

由于少阴为心肾，统水火之气，故少阴病证有从阴化寒与从阳化热两类。但就伤寒病而言，少阴病仍以阳虚寒化为主证，故以"脉微细，但欲寐"为主要脉症。

（1）少阴寒化证是指病邪深入少阴，心肾阳气衰惫，从阴化寒，阴寒独盛，以精神疲惫、下利清谷、四肢厥冷、脉微细等为主要表现的虚寒证。

临床表现：无热恶寒，脉微细，但欲寐，四肢厥冷，下利清谷，小便清长，或呕吐不食，或口渴喜热饮，饮而不多。

证候分析：少阴阳气衰微，阴寒内盛，周身失于温养，四末失于通达，故无热恶寒、四肢厥冷；心肾阳衰，脉气鼓动亦微，则脉微细；阳气不振，神失鼓舞，故呈但欲寐的疲惫之状；心肾阳虚，火不暖土，升降失常，故见下利清谷、呕吐不食；下焦阳气虚寒，不能主持水液，化气升津，故小便清长、渴喜热饮但饮而不多。

辨证要点：精神疲惫、下利清谷、四肢厥冷、脉微细等症状共见。

（2）少阴热化证是指病邪深入少阴从阳化热，阴虚阳亢，以心烦不眠、口燥咽干、脉细数等为主要表现的虚热证。

临床表现：心中烦热，夜不得眠，口燥咽干，或咽痛，舌红少苔，脉细而数。

证候分析：邪入少阴从火化热，灼伤真阴，水不济火，心火独亢，内扰心神，则心中烦热、夜不得眠；阴液不足，苗窍失润则口燥咽干；阴不制阳，虚火循肾经上攻咽喉，则咽痛；少阴阴血不充，虚火内炽，故舌红少苔、脉细而数。

辨证要点：心烦不眠、口燥咽干、脉细而数等症状共见。

6. 厥阴病证

厥阴病证是指伤寒病发展到较后阶段，出现阴阳对峙、寒热错杂、厥热胜复等为特点的证的概括。厥阴为六经之末，故厥阴病多由他经传变而成，常见于伤寒病变末期病情出现生死转机的阶段。

厥阴经是阴经之尽，阳经之始，故其生理乃循阴尽阳生之机，而由阴出阳，主司阴阳之气的交接。病至厥阴，势必干扰阴阳出入和交接之机，产生阴阳逆乱、变化多端的病变，其证候既可以极寒或极热，也可寒热错杂。由于足厥阴肝经属肝络胆而挟胃，因此，厥阴病证以肝、胆、胃的症状为主要表现。

厥阴病证以阴阳错杂为主线，而又各有偏寒和偏热的区别，常以"上热下寒"为厥阴病的提纲。

临床表现：消渴，气上撞心，心中疼热，饥而不欲食，食则吐蛔。

证候分析：此处所述为上热下寒、寒热错杂的症状。上热为胃中有热，表现为消渴、气上撞心、心中疼热；下寒为肠中有寒，症状为饥而不欲食、食则吐蛔；邪入厥阴，厥热上逆，上冲胃脘，则自觉气上撞心、心中疼热；胃热消烁津液，则消渴饮水不止。同时，虽胃热而知饥，但肠中有寒，寒郁而食之不化，故又不欲食；若勉强进食，则必引起胃气上逆而致呕吐，若肠内有蛔虫者，常可因呕逆剧烈而引发吐蛔。

辨证要点：胃热肠寒、寒热交错等症状共见。

（二）六经病证的传变

六经病证既是脏腑经络病理变化的临床反映，而脏腑、经络之间又是不可分割的整体，所以某一经的病变，常常会涉及另一经，从而表现出传经、直中以及合病、并病的证候。

1. 传经

病邪从外侵入，逐渐向里传变，由某一经的病证转变为另一经的病证，称为"传经"。传经与否，决定于感邪的轻重、病体的强弱及治疗的当与否3个方面。邪胜正衰，则发生病传；正胜邪退，则病证转愈。体强者，病多传于三阳经；体弱者，病易转三阴经。识别六经病证的界线，是辨别传变的关键。六经病变传经的一般规律有以下3条。

（1）循经传：按伤寒六经顺序传变者，称为循经传。如太阳病不愈，传入阳明；阳明不愈，传入少阳；三阳不愈，传入三阴，其中，首传太阴，次传少阴，终传厥阴。此外，另有一说，即按太阳→少阳→阳明→太阴→厥阴→少阴相传。

（2）越经传：不按上述循经次序，而是隔一经或隔两经相传者，称为越经传。如太阳病不愈，不传少阳而传阳明；或太阳病不传少阳、阳明而直传太阴。越经传的产生多由病邪偏盛，正气不足所致。

（3）表里传：六经中互为表里的阴阳两经相传者，称为表里传。例如，足太阳膀胱经传足少阴肾经；足阳明胃经传足太阴脾经；足少阳胆经传足厥阴肝经。表里相传中，从阳经传入阴经的，是邪盛正虚，由实转衰，病情加重的表现；而从阴经传出阳经者，则为正能胜邪，病情向愈的机转。

2. 直中

伤寒病的发病，凡病邪不由阳经传入而直入阴经发病者，称为直中。直中多发于正气先虚而又复感重邪之人，较之传经更为严重。一般而言，直中太阴者病尚浅，直中少阴者病较深；直中厥阴者则病更深。但亦有学者认为，直中者并非不经过体表，只因感邪太盛，伤于表后迅速入里，其表证短暂轻浅，而里证非常显著而已。

3. 合病

凡伤寒未经传变，两经或三经证候同时出现者，称为合病。如《伤寒论》中有"太阳阳明合病""太阳少阳合病"和"三阳合病"等。在合病中，往往某一经偏盛，其症状较为突出，临证应予注意。

4. 并病

伤寒病凡一经病证未罢又出现另一经证候者，称为并病。如《伤寒论》中有"太阳阳明并病""太阳少阳并病""阳明少阳并病"。一般来说，并病者的两经症状可以明显区分，且先后出现。

三、卫气营血辨证

卫气营血辨证是清代医家叶天士在《外感温热篇》中所创立的一种论治外感温热病的辨证方法。温热病是一类由外感温热病邪所引起的热象偏重，并具有一定的季节性和传染性的外感疾病。叶氏借用《黄帝内经》中关于"卫""气""营""血"4种物质的分布、功能不同而又密切相关的生理概念，将外感温热病发展过程中所反映的不同病理阶段分为卫分证、气分证、营分证、血分证4类，用以阐明温热病变发展中病位的浅深、病情的轻重和传变的规律，并指导临床治疗。

卫气营血在辨证理论中已不再是单纯的4种物质概念，而是具有突出的病情浅深层次意义。第一，它标志着温热病发展的不同4个病理阶段。《外感温热篇》指出："大凡看法，卫之后方言气，营之后方言血。"温热病邪从口鼻而入，首先犯肺，由卫及气，由气入营，由营入血，病邪步步深入，病情逐渐加深。卫分证主表，病在皮毛而关系于肺，是最浅表的一层，见于温热病的初起；气分证主里，病在肌肉而关系于胸、膈、胃、肠、胆等脏腑；营分证邪入心营，病在心与包络；血分证耗血、动血，病已深入心、肝、肾。第二，它反映了温热病邪由表入里的4个浅深层次的传变。由卫分证→气分证→营分证→血分证，说明病情逐渐加重。第三，它代表着温热病邪耗伤津血的程度。卫分与气分均主津液，病邪伤于卫分则邪气轻浅而伤津不甚；病邪伤于气分则温热病邪深入，多耗伤津液而热象明显。营分和血分多动血而耗阴。动血表现为血热妄行、发疹发斑等出血症状；

耗阴则表现为机体失养和阴虚内热的证候。

卫气营血辨证是在六经辨证的基础上发展起来的，它弥补了六经辨证的不足，形成了六经辨伤寒、卫气营血辨温病的证治格局，完善并丰富了中医对外感病的辨证方法和内容。

（一）卫气营血病证

1. 卫分证

卫分证是指各种温热病邪侵犯肌表，致使卫气功能失常，以发热、微恶风寒、舌边尖红、脉浮数等为主要表现的一类证。病属表热，常见于外感温热病的初起阶段。

临床表现：发热，微恶风寒，头痛，口干微渴，舌边尖红，苔薄黄，脉浮数，或伴有咳嗽，咽喉肿痛。

证候分析：温热病邪，犯于肤表，卫为邪郁，故发热微恶风寒；温为阳邪，所以常多发热重而恶寒轻。温热之邪上扰清窍，则头痛。温热为阳邪，但病属初起，伤津不甚，故见口干微渴。邪热在表，故舌质边尖红而脉浮数。温邪犯肺，肺气失宣，故见咳嗽；温热上灼，气血壅滞，所以咽喉红肿疼痛。由于温邪有风、火、暑、燥的不同，故不同温邪犯卫，其卫分证候亦有所差别。

辨证要点：发热微恶风寒、舌边尖红，脉浮数等症状共见。

2. 气分证

气分证是指温热病邪内传脏腑，正盛邪实，阳热亢盛，以发热不恶寒、反恶热、汗出、口渴、舌红苔黄、脉数有力等为主要表现的一类实热证。多见于外感温热病极期阶段。根据邪热侵犯肺脏、胸膈、肠道、胆腑等脏腑的不同而兼有不同的症状。本证多由卫分证不解，邪传入里所致，亦有初感则温热邪气直入气分而成者。

临床表现：身热不恶寒，反恶热，汗出，口渴，舌红苔黄，脉数有力。

或见咳喘，胸痛，咳痰黄稠；或见心烦懊恼，坐卧不安；或见日晡潮热，便秘腹胀，痛而拒按，甚或谵语、狂乱，苔黄干燥，甚则焦黑起刺，脉沉实；或见口苦咽干，胸胁满痛，心烦，干呕，脉弦数。

证候分析：邪入气分，其病机变化主要为正邪剧争和热扰气机两个方面。里热炽盛，邪正剧争，故身热亢盛，且不恶寒，反恶热。邪热逼津外越，则汗出；热灼津伤，则口渴；热盛则气血涌盛，舌红苔黄，脉数有力。邪热内壅于肺，肺失清肃，故咳喘，胸痛；热甚灼伤津液，故痰黄黏稠。若热扰胸膈，心神不宁，则心烦懊恼，坐卧不安。热结肠道，灼津化燥，热结成实，腑气不通，故便秘腹胀，痛而拒按；热扰心神，故谵语、狂乱；燥热内结，故苔黄而干燥，甚则焦黑起刺，脉沉实。若热郁胆经，胆气上逆则口苦咽干；胆气郁滞，经气不利，故胸胁满痛；胆热扰心则心烦；胆火犯胃，胃失和降，则干呕；胆经有热则脉弦数。

辨证要点：发热不恶寒，反恶热，汗出，口渴，舌红苔黄，脉数有力等症状共见；再根据兼见症状之不同，进一步判断何脏何腑受病。

3. 营分证

营分证是指温病邪热内陷，营阴受损，心神被扰，以身热夜甚、心烦不寐、舌质红绛、脉细数等为主要表现的证。营分证是温热病发展过程中较为深重的阶段。根据温病邪热的兼挟不同，营分证又有不同的证型。

本证可由气分证不解，邪热传入营分而成，或由卫分证直接传入营分而成，称为"逆传心包"；亦有营阴素亏，初感温热之邪盛，来势凶猛，发病急骤，起病即见营分证者。

临床表现：身热夜甚，口不甚渴或不渴，心烦不寐，甚或神昏谵语，斑疹隐隐，舌质红绛无苔，脉细数。

证候分析：营行脉中，内通于心。邪热入营，灼伤营阴，夜与入阴之卫阳相搏，则身热夜甚；邪热蒸腾营阴上潮于口，故口渴不如气分热重口渴甚；热深入营，易扰心神，故心烦不寐，甚至神昏谵语；邪热入营，灼伤血络，则斑疹隐隐；营分有热，劫伤营阴，故舌质红绛无苔，脉细而数。

辨证要点：身热夜甚、心烦不寐、舌质红绛、脉细而数等症状共见。

4. 血分证

血分证是指温病邪热深入阴血，导致动血、动风耗阴所表现的一类证。血分证是温热病发展过程中最为深重的阶段。

本证是由邪在营分不解，传入血分而成；或气分炽热，劫营伤血，径入血分而成；或素体阴亏，已有伏热内蕴，温热病邪直入血分而成。根据病理改变及受损脏腑的不同，血分证可分为血分实热证和血分虚热证。

（1）血分实热证是指温热病邪，深入血分，血分热盛，闭扰心神，迫血妄行，或燔灼肝经，引动肝风，以身热夜甚，躁扰神昏，并见出血症状，或并见动风症状等为主要表现的证。本证多为血分证的前期阶段，性质为实热证。

临床表现：身热夜甚，心烦不寐，更见躁扰不宁，神昏谵语，舌绛紫，脉弦数；或更见斑疹显露，色紫黑，吐血、衄血、便血、尿血；或更见四肢抽搐，颈项强直，角弓反张，目睛上视，牙关紧闭等。

证候分析：邪热由营及血，病势更深一层，症必更重。除身热夜甚、心烦不寐等营分证之外，因血热内扰心神，则躁扰不宁，或神昏谵语，舌也绛而兼紫。邪热迫血妄行，溢于脉外则斑疹显露，斑色紫黑，吐血、衄血、便血、尿血等。燔灼肝经，炽伤筋脉，则可引动肝风，导致四肢抽搐、颈项强直，甚至角弓反张、目睛上视、牙关紧闭等。

辨证要点：营分重证身热夜甚，躁扰神昏与出血等症状共见，或并见动风等症状。

（2）血分虚热证是指血热久羁，耗伤肝肾之阴，虚热不退，机体失养，或虚风内动，以虚热不退并见机体失养，或并见虚风内动等为主要表现的证。本证多为血分证的后期阶段，性质为虚热证。

临床表现：持续低热，暮热早凉，五心烦热，或更见口干咽燥，形体干瘦，神疲耳聋，舌干少苔，脉虚细，或更见手足蠕动，瘛疭。

证候分析：邪热久羁，劫灼阴分，余热未净，则持续低热、暮热早凉、五心烦热。伤阴耗液，穷必及肾，上窍失润，则口干咽燥，舌干少苔；形体失养，则形体干瘦，脉虚细；阴耗精损，不能上充脑髓，神窍失养则神疲耳聋。肝阴亏损，筋脉失濡，虚风内动则手足蠕动，甚或瘛疭。

辨证要点：虚热不退并见机体失养，或与虚风内动等症状共见。

（二）卫气营血病证的传变

温热病的整个发展过程，实际上就是卫气营血病证的转变过程。卫气营血病证之间的传变关系体现了温病发生、发展的规律性。其传变有顺传和逆传2种形式。

1. 顺传

顺传是指病变顺着由浅而深、由表而里、由轻而重的层次依序递传，即从卫分开始，按照卫分→气分→营分→血分的次序传变。顺传标志着邪气步步深入，病情逐渐加重。

2. 逆传

逆传即不依上述次序传变。如卫分证不经气分，而直接传入营分、血分，出现神昏谵语的重笃病情。标志着邪气太盛或正气大虚，病势比较危急凶险。

此外，温病的传变，由于病邪和机体反应的特殊性，也有不按上述2种形式传变的。如发病之初无卫分证，而径见气分证或营分证；卫分证未罢，又兼气分证，而致"卫气同病"，气分证尚存，又出现营分证或血分证，称"气营两燔"或"气血两燔"。

总之，温病有病发于表和病发于里的不同。一般来说病发于表的多从卫分开始，而传入气分渐次深入营分、血分，但这仅是一般的演变，并非固定不变的，由于感受温邪类别的差异及患者体质的不同，亦有在发病初起就无卫分证候，而从营分和气分开始，以里热偏盛为特点。病发于表的温病，有在卫分，经治疗疾病即痊愈而不向里传变的；有治疗失时失当很快传入营分、血分的；也有邪传营分、血分，而卫分、气分之邪尚未全罢的。至于病发于里的温病，有初起即见气分证候而后又陷入营血的；亦有先见营分、血分证候，转出气分之后，邪热未得及时清解，又复陷入营血的；也有营血之邪透出气分，由于一时不能透尽，致气血两燔的。由此可见，温热病过程中卫气营血证的相互转化，其形式是非常复杂的。温热病整个发生、发展和演变过程中，卫、气、营、血 4 个阶段并非孤立的，而是相互联系的。

四、三焦辨证

三焦辨证是清代医家吴鞠通依据《黄帝内经》关于三焦所属部位的概念，将外感温热病的各种证归纳为上、中、下三焦病证，用以阐明三焦所属脏腑在温热病过程中的病理变化、证候表现及其传变规律，并指导治疗的一种辨证方法。

三焦病证，其实质就是三焦所属脏腑病理变化及其临床表现。由于温病有自上而下的传变特点，因此，三焦分证也标志着温病发展过程中的不同病理阶段。上焦病证主要包括手太阴肺经和手厥阴心包经的病变，多为温病的初起阶段；中焦病证主要包括手阳明大肠经、足阳明胃经和足太阴脾经的病变，多为温病的中期阶段；下焦病证主要包括足少阴肾经和足厥阴肝经的病变，属温病的末期阶段。

三焦辨证是从"纵"的方面客观地反映温病发病规律的，卫气营血辨证是从"横"的方面反映温病发展变化规律的，这被公认为温病的两大辨证纲领。两者一纵一横，经纬交错，相得益彰。两者结合使用，就能把病变阶段、病位浅深、所犯脏腑及病情轻重等完整地反映出来，为临床治疗提供更全面可靠的依据。

（一）三焦病证

1. 上焦病证

上焦病证是指各种温热之邪侵袭上焦部位的手太阴肺经或手厥阴心包经所表现的证。

温热病邪侵袭人体，从口鼻而入，自上而下。鼻通于肺，始手太阴，而肺又与皮毛相合而统卫气，所以温热病从一开始，就出现肺卫受邪的相应证候。温热之邪犯肺以后，其传变有两种不同的趋向。一种即所谓"顺传"，即病由上焦传入中焦，而出现中焦足阳明胃经的证候；另一种为"逆传"，即从手太阴肺经而传入手厥阴心包经，出现"逆传心包"的证候。因此上焦病证有"邪热犯卫""邪热壅肺"与"逆传心包"三类证。

临床表现：发热，微恶风寒，汗出，口渴，头痛，舌边尖红，脉浮数；或但热不寒，咳嗽，气喘，汗出，口渴，苔黄，脉数；或高热，肢厥，神昏谵语，舌謇，舌质红绛。

证候分析：肺主皮毛，温热之邪犯表，卫气失和，肺失宣降，故见发热、微恶风寒、舌边尖红、脉浮数等症；温邪上扰清窍则头痛；伤津则口渴；逼津外越则汗出。若邪热入里，壅滞于肺，肺失清肃，肺气上逆，则见咳嗽、气喘；邪热已由表入里，故但热不寒；邪热内盛，则汗出、口渴、苔黄、脉数。若手太阴肺经邪热不解，逆传心包，热扰心神，则见神昏谵语、舌謇；里热壅盛，蒸达于外，故见高热不退；阳热内郁，不达于四肢，故而肢厥；温热灼伤营阴，则舌质红绛。

辨证要点："邪热犯卫"以发热、微恶风寒、咳嗽、舌边尖红、脉浮数等为辨证要点；"邪热壅肺"以但热不寒、咳喘、苔黄、脉数等为辨证要点；"逆传心包"以高热、神昏、舌质红绛等为辨证要点。

2. 中焦病证

中焦病证是指温热之邪传入中焦脾胃，邪从燥化或邪从湿化所表现的证。

温病自上焦开始,顺传至中焦,则脾胃二经受病。脾与胃虽同居中焦,互为表里,而其特性各不相同,胃属足阳明经,喜润恶燥,润则中焦浊气下行,肠道滋润;燥则浊气不通而郁闷,邪入中焦而从燥化,则出现阳明的燥热之证。脾性喜燥而恶湿,燥则促进脾的运化功能,使水谷精微上升而输布;湿则脾气抑遏而运化失常,邪入中焦而从湿化,则出现足太阴脾经的湿热之证。因此中焦病证有"中焦燥热证"和"中焦湿热证"两类证。

临床表现:身热面赤,呼吸气粗,腹满便秘,神昏谵语,渴欲饮冷,口干唇裂,小便短赤,舌苔黄燥或焦黑起刺,脉沉实有力;或身热不扬,头身重痛,胸脘痞闷,泛恶欲呕,大便不爽或溏泄,舌苔黄腻,脉濡而数。

证候分析:胃性喜润恶燥,邪入阳明,中焦燥热,热炽津伤,胃肠失润,燥屎内停,故见腹满、便秘;邪热蒸腾则身热面赤;侵扰心神,故见神昏谵语;灼津耗液,则见渴欲饮冷、口干唇裂、小便短赤;上迫于肺,则见呼吸气粗;苔黄燥或焦黑起刺,脉沉实有力,为燥热内结,津液被劫之征。脾性喜燥恶湿,若邪从湿化,中焦湿热,脾失健运,胃失和降,故见胸脘痞闷、泛恶欲呕、大便不爽或溏泄;湿遏热伏,郁于肌腠,故身热不扬;湿性重着,湿热郁阻,气机不和,故头身重痛;苔黄腻、脉濡数,为湿热内蕴之征。

辨证要点:"中焦燥热"以身热神昏、腹满便秘、苔黄燥、脉沉实等为辨证要点;"中焦湿热"以身热不扬、脘痞欲呕、便溏不爽、苔黄腻、脉濡数等为辨证要点。

3. 下焦病证

下焦病证是指温热病邪犯及下焦,劫伤肝肾之阴所表现的证。

温热病邪,久羁中焦,易消灼津液而下劫肾阴,并因乙癸同源而连及肝脏,故多为肝肾阴伤之证。因此下焦病证有"肾阴亏虚证"和"肝阴亏虚证"两类证。

临床表现:身热颧红,手足心热甚于手足背,口燥咽干,神倦,耳聋,脉虚大；或见手足蠕动，甚或瘛疭，心中憺憺大动，神倦脉虚，舌绛苔少，甚或时时欲脱。

证候分析：温病后期，邪传下焦，易损肝肾之阴。肾阴亏耗，耳失充养，故耳聋；神失阴精充养，故神疲；阴亏不能制阳，虚热内生，则见口燥咽干、手足心热甚于手足背、脉虚大。热邪久羁，真阴被灼，水不涵木，肝阴亏虚，筋失所养，拘挛迫急，以致出现手足蠕动，甚或瘛疭；心中憺憺大动，亦是阴虚水亏，虚风内扰所致；神倦脉虚，舌绛苔少，甚或欲脱，均为阴精耗竭之征。

辨证要点："肾阴亏虚"以身热颧红、口燥咽干、神倦耳聋等为辨证要点；"肝阴亏虚"以手足蠕动、神倦脉虚、舌绛苔少等为辨证要点。

（二）三焦病证的传变

1. 一般传变

（1）顺传：一般多由上焦手太阴肺经开始，传入中焦，进而传入下焦，标志着病情由浅入深，由轻到重的病理进程。

（2）逆传：病邪从肺卫而传入心包者，称为"逆传"，说明邪热炽盛，病情重笃。

2. 特殊传变

三焦病证的传变，虽然自上而下，但这仅是指一般而言，也并不是固定不变的。有的患者邪犯上焦，经治而愈，并无传变；有的又可自上焦径传下焦；或有病直起于中焦，由中焦再传肝肾的，这与六经病证的循经传、越经传相似；也有发病即见下焦肝肾阴亏证候的，这与六经病证中的直中相类似。此外，还有两焦病证错综互见和病邪弥漫三焦的，这又与六经病证的合病、并病相似。因此，临床对三焦病势的判断，应综合临床资料，全面地加以分析。

第二章 脾胃病

第一节 呕 吐

呕吐是指胃失和降，胃气上逆，迫使胃内容物从口中吐出或仅有干呕、恶心为主症的一种病证。有声有物谓之呕，有物无声谓之吐，有声无物谓之干呕。呕与吐常同时发生，故一般合称为呕吐。

本病涵盖了西医学的胃肠道、肝胆胰等疾病引起的反射性呕吐。其他如由精神心理因素引起的神经性呕吐，梅尼埃病、晕动症等前庭障碍性疾病所导致的呕吐，脑血管疾病等引起的中枢性呕吐，某些全身性疾病引起的呕吐如心力衰竭、糖尿病酮症酸中毒、急性肾盂肾炎、尿毒症、肿瘤及肿瘤化疗引发的呕吐，霍乱、药物中毒等引起的呕吐，妊娠呕吐，均不在本病证范畴。

一、病因病机

呕吐的发生多因外邪侵袭、饮食伤胃、情志失调和脾胃虚弱等因素导致胃失和降，胃气上逆。

（一）病因

1. 外邪侵袭

感受六淫之邪，或秽浊之气，内扰胃腑，浊气上逆，胃失和降而致呕吐。

2. 饮食伤胃

食入不洁之品，或暴饮暴食，温凉失宜，食积胃脘，损伤脾胃；恣食生冷油腻或辛辣刺激之品，食滞内阻，均可使脾胃升降失司、浊气上逆而致呕吐。

3. 情志失调

因七情不和，郁怒伤肝，肝气郁结，横逆犯胃，胃失和降；或因忧思过度，脾运失常，食停难化，胃气壅滞，均可致胃气上逆而致呕吐。

4. 脾胃虚弱

脾胃素虚，正气不足，或因后天饮食不当、情志失调、劳倦过度、病后体虚等诱因，致脾胃受损，积聚胃中；或因药食不当，长期服用苦寒败胃之品，中阳不足，虚寒内生，胃失温养、濡润；或因久服辛辣温燥之品或久呕不愈，胃阴不足，胃失濡润，胃失和降，胃气上逆所致。

（二）病机

1. 病机关键为胃失和降，气逆于上

胃居中焦，主受纳腐熟水谷，其气以降为顺，以通为用。外邪、食滞、痰饮、气郁等邪气犯胃，干于胃腑；或因脾胃虚弱，正气不足，使胃失温养、濡润致胃失和降，胃气上逆而发为呕吐。

初病多实，日久损伤脾胃，可由实转虚；或脾胃素虚，复因饮食等外邪所伤，或脾虚生痰饮，因虚致实，出现虚实并见的证候。无论邪气犯胃，或脾胃虚弱，发生呕吐的病机关键均为胃失和降，胃气上逆。

2. 病位在胃，与肝脾密切相关，可涉及胆、肾

脾胃为水谷之海，气血生化之源，脾升胃降，同处中焦，对立统一，共司纳化之职，从而使气血充盈，营卫调和。若脾失健运，则胃气失和，升降失职；或脾阳不足，虚寒内生，胃失温濡，均可上逆致呕。肝与胃一升一降，肝宜升，胃宜降，肝木条达，中土疏利，五脏安和。若肝气郁结，

木抑土壅，或肝气太过，木旺乘土，横逆犯胃，均使胃失和降，气逆于上致呕。足少阳胆，秉肝之气，主持枢机，性喜疏泄。阳气内外通达，气机上下升降，若邪犯少阳，枢机不利，疏泄失常，胆气犯胃，致胃气不降，则逆而作呕。肾为"先天之本"，脾胃为"后天之本"，肾与脾胃在生理功能上互存互助。肾气亏虚，失于化气行水，水聚于内，上攻于胃，冲逆于上，则发为呕吐。

3. 病性有虚实之分，且可相互转化，兼杂致病

呕吐的病理性质无外乎虚实两类，实者由外邪、饮食、痰饮、气郁等邪气犯胃，致胃失和降，胃气上逆而发；虚者由气虚、阳虚、阴虚等正气不足，使胃失温养、濡润，不得润降，胃气上逆所致。一般来说，初期暴病多实，若呕吐日久，损伤脾胃，中气不足，可由实转虚；亦有脾胃素虚，复因饮食、情志所伤，或成痰生饮，则又可因虚致实，出现虚实夹杂的复杂病机。

4. 病程有新久之分，治疗有难易之别

暴病呕吐，多属邪实，常由外邪、饮食、情志所致，病位较浅，正气未虚，治疗较易；久病呕吐，多属正虚或虚实夹杂，病程较长，病位较深，易反复发作，较为难治。

5. 病延日久，易生变证

呕吐病久，或失治误治，日久不愈，多耗气伤津，引起气随津脱等变证。如久病、大病之中见呕吐而食不得入，面色㿠白，肢厥不温，脉微细欲绝，为阴损及阳，脾胃之气衰败，真阳欲脱之危证。

二、临床诊断

（1）以呕吐宿食、痰涎、水液或黄绿色液体，或干呕而无物为主症，1日数次或数日1次不等，持续或反复发作。

（2）常伴有脘腹不适，恶心纳呆，泛酸嘈杂等胃失和降之表现。

（3）起病或急或缓，常先有恶心欲吐之感，多由饮食、情志、寒温不适、嗅到不良气味等因素而诱发，也有由服用药物、误食毒物等所致者。

临床上可行电子胃镜、上消化道钡餐检查了解胃及十二指肠黏膜及蠕动功能的改变。若呕吐不止，伴有腹胀、矢气减少或无大便，应做腹部透视及腹部B超检查，以排除肠梗阻。若面色萎黄，呕吐不止，伴有尿少、水肿，应及时检查肾功能，以排除肾衰竭、尿毒症所致呕吐。若暴吐呈喷射状，应行头颅CT或MRI检查以排除颅内占位病变。伴腹痛者也可行腹部B超检查，必要时结合血常规、血尿淀粉酶检查了解胆囊及胰腺的情况。呕吐不止者，需监测电解质，防止出现电解质紊乱。育龄期妇女应检查尿妊娠试验排除早孕反应。

三、鉴别诊断

（一）呕吐与反胃、噎膈相鉴别

见表2-1。

表2-1　呕吐与反胃、噎膈的鉴别要点

鉴别项目	呕吐	反胃	噎膈
起病特点	实证呕吐起病较急，虚证呕吐无一定规律	大多起病缓慢，病情反复	大多起病隐匿，进行性加重
病因病机	胃失和降，胃气上逆	脾胃虚寒，胃中无火，不能腐熟水谷	内伤所致痰、气、瘀交结，食管狭窄或津伤血耗，食管失于濡润，饮食难下
主症	饮食、痰涎、水液等胃内之物从胃中上涌，自口中吐出	朝食暮吐、暮食朝吐，终至完谷尽吐出而始感舒畅，吐物为不消化的隔夜宿食	进食哽噎不顺或食不得入，或食入即吐，甚则因噎废食
病位	胃	胃	食管或贲门

（二）呕吐物的鉴别

见表 2-2。

表2-2 呕吐物的鉴别要点

鉴别项目	呕吐物性状和气味
饮食停滞	呕吐物酸腐量多，气味难闻
胆热犯胃	呕吐苦水或黄水
肝热犯胃	呕吐酸水或绿水
痰饮中阻	呕吐物为浊痰涎沫
胃气亏虚	呕吐清水，量少

四、辨证论治

（一）治则治法

呕吐总的病机由胃气上逆所致，故治以和胃降逆为原则，结合具体证候辨证论治。

偏于邪实者，治宜祛邪为主，邪去则呕吐自止，分别采用解表、消食、化痰、解郁等法。偏于正虚者，治宜扶正为主，正复则呕吐自愈，分别采用健运脾胃、益气养阴等法，辅以降逆止呕之药，最终实现正复、胃和、呕止之效。虚实兼夹者当审其标本缓急主次而治之。

（二）分证论治

呕吐分证论治应首辨虚实，实证呕吐多由外邪、饮食、情志所致，起病较急，病程较短，呕吐量多，甚则呕吐如喷，吐物多伴酸腐臭秽，或伴表证，脉实有力。虚证呕吐，常由脾胃虚寒、胃阴不足所致，起病缓慢，或见于病后，病程较长，吐物不多，酸臭不甚，呕吐无力，常伴有精神萎靡、倦怠乏力等虚弱证候，脉弱无力。其次要根据呕吐物特点辨别致病原因。

呕吐的分证论治详见表 2-3。

表2-3　呕吐分证论治简表

证候	治法	推荐方	常用加减
外邪犯胃	疏邪解表，化浊和中	藿香正气散	脘胀嗳腐，加神曲、莱菔子；风邪偏重，寒热无汗者，加荆芥、防风
饮食停滞	消食导滞，和胃止呕	保和丸	因肉食而吐者，重用山楂；因米食而吐者，加谷芽；因面食而吐者，重用莱菔子，加麦芽；因酒食而吐者，加蔻仁、葛花，重用神曲；因食鱼、蟹而吐者，加苏叶、生姜
痰饮内阻	温中祛痰，和胃降逆	小半夏汤合苓桂术甘汤	脘闷不思饮食，加白蔻仁、砂仁；胸膈烦闷，口苦，失眠，恶心呕吐，可去桂枝，加黄连、陈皮
肝气犯胃	疏肝和胃，降逆止呕	半夏厚朴汤合左金丸	心烦口渴，可加竹茹、黄芩、芦根；大便秘结者，可合用大柴胡汤
脾胃虚寒	温中健脾，和胃降逆	理中汤	呕吐清水，四肢清冷，可加桂枝、附子；少气乏力，可合用补中益气汤
胃阴不足	滋阴养胃，降逆止呕	麦门冬汤	五心烦热，加石斛、天花粉、知母养阴清热；便秘，加火麻仁、瓜蒌仁、白蜜

（三）临证备要

1. "止呕要药"

半夏：《金匮要略》治呕吐，有大小半夏汤。朱良春评价为："半夏生用止呕之功始著。"但在煎服方法上则需特别注意。半夏生用，入煎剂需单味先煎30分钟，至口尝无辣麻感后再下余药。若加入生姜同捣而后入药煎煮效果更好。

2. "食入即吐"专方

大黄甘草汤：《金匮要略·呕吐哕下利病脉证治》云："食入即吐者，大黄甘草汤主之。"方中仅用大黄9 g、甘草6 g两味药，治疗"食入即吐"

之难治之症，每能收到很好的疗效。临床应用时重点抓住"食入即吐"这个主症，不必拘于热象之有无。

3. 不可见吐止吐

由于呕吐既是病态，又是祛除胃中病邪的保护性反应。因此遇到由伤食、停饮、积痰，或误吞毒物所致的欲吐不能吐或吐而未净者，应当因势利导，给予探吐，以助祛除病邪，不可一概采用止吐之法。

（四）常见变证的治疗

呕吐伴有呕血或伴有黑便时，应进一步检查，明确出血原因，可参照血证治疗。

（五）其他疗法

1. 中成药治疗

（1）藿香正气水：解表化湿，理气和中。适用于由外感风寒、内伤湿滞所致的呕吐泄泻、发热恶寒、头痛身重、脘腹疼痛等症。

（2）越鞠保和丸：疏气解郁，和胃消食。适用于食积郁滞，湿浊内生，脘腹胀痛，呕吐，下痢等。

（3）香砂养胃丸：温中和胃。适用于由胃阳不足，湿阻气滞所致不思饮食，呕吐酸水，胃脘满闷，四肢倦怠。

2. 针灸治疗

（1）针刺或灸中脘、内关等穴。

（2）耳针可选胃、肝、交感、皮质下、神门等穴，用于神经性呕吐。

五、典型案例

汪某，女，62 岁，因"反复呕吐 3 个月余"于 2020 年 4 月 23 日就诊。

临床表现：患者 3 个月前时有干呕，当时未引起重视，后症状加重发展至呕吐且反复发作；自述平素晨起口干口苦，常觉饥饿却不欲进食。舌红苔薄黄，脉细数。

中医诊断：呕吐。

辨证：胃阴不足证。

治法：滋养胃阴，降逆止呕。

方剂：麦门冬汤加减。

处方：人参，麦冬，粳米，甘草，姜半夏，大枣，柴胡，黄芩。

第二节　痞　满

痞满是以胸脘痞塞，满闷不舒，按之柔软，压之不痛，视之无胀大之形为主症的病证。西医学中的慢性胃炎、胃神经症、胃下垂、消化不良等疾病，当出现以胃脘部痞塞、满闷不舒为主要表现时，可参考本病辨证论治。早期肝硬化、胸腔积液、心绞痛、心肌梗死表现为胸脘满闷者不属于本病证范围。

一、病因病机

痞满多由感受外邪、饮食伤胃、痰湿阻滞、情志失调或脾胃虚弱等导致脾胃损伤，升降失司，胃气壅塞而发病。

（一）病因

1. 感受外邪

外邪侵袭肌表，治疗不得其法，滥施攻里泻下，脾胃受损，外邪乘虚内陷入里，结于胃脘，阻塞中焦气机，升降失司，胃气壅塞，遂成痞满。

2. 饮食伤胃

饮食不节，暴饮暴食，或恣食生冷粗硬，或偏嗜肥甘厚味，或嗜浓茶烈酒及辛辣过烫饮食，损伤脾胃，以致食谷不化，阻滞胃脘，升降失司，胃气壅塞，而成痞满。

3. 痰湿阻滞

脾胃失健，水湿不化，酿生痰浊，痰气交阻于胃脘，则升降失司，胃气壅塞，而成痞满。

4. 情志失调

多思则气结，暴怒则气逆，悲忧则气郁，惊恐则气乱等，造成气机逆乱，升降失职，形成痞满。

其中尤以肝郁气滞，横犯脾胃，致胃气阻滞而成之痞满为多见。

5. 脾胃虚弱

素体脾胃虚弱，中气不足，或饥饱不匀，饮食不节，或久病损及脾胃，纳运失职，升降失调，胃气壅塞，而生痞满。

（二）病机

1. 基本病机为脾胃升降功能失调，胃气壅塞

外感湿热、客寒，或食滞痰湿停留日久，或肝郁气滞，横逆犯脾或病程日久，脾胃受损等，均可导致脾胃运纳失职，清阳不升，浊阴不降，中焦气机阻滞，升降失司而出现痞满。

2. 病位在胃，涉及肝脾

胃位居中焦，属于阳土，喜润恶燥，主受纳传输水谷，以和降为顺，实而不能满，故极易感受外邪，而致气机阻滞，胃气不降；脾胃同属中土，互为表里，喜燥恶湿，主运化转输，以升为健，若脾土虚弱，健运失职，则水谷入胃不得化，以致水反为湿，谷反为滞，湿滞壅积于胃腑，气机不通而成痞满；肝主疏泄，喜条达而恶抑郁，体阴而用阳，一遇情志不遂，则肝气郁结，横逆犯胃，气机郁滞，升降失职，酿生痞满，三者相互影响，互为因果。

3. 虚实夹杂为其病机特点

外邪所犯、食滞内停、痰湿中阻、湿热内蕴、气机失调等所成之痞皆为实邪，脾胃气虚，无力运化，或胃阴不足，失于濡养所致之痞则属虚痞，因邪实多与中虚不运、升降无力有关，而中焦转运无力，最易招致病邪内阻，两者互相影响，相互转化，从而形成虚实夹杂、寒热错杂之证。

此外，痞满日久不愈，气血运行不畅，脉络瘀滞，血络损伤，可见吐血、黑便，亦可产生胃痛或积聚、噎膈等变证。

二、临床诊断

（1）临床表现以胃脘痞塞，满闷不舒为主要症状，并有按之柔软，压之不痛，望无胀形的特点。

（2）起病缓慢，时轻时重，呈反复发作的慢性过程。

（3）发病常与饮食、情志、起居、寒温失调等诱因有关。

上消化道钡餐造影检查、胃液分析检查、纤维或电子胃镜检查、胃黏膜活检、B超检查、幽门螺杆菌检测、粪便潜血试验等有助于本病的诊断。同时除外胃癌及肝胆胰疾病等其他病证中出现的痞满症状。应用上消化道钡餐造影检查可观察胃排空情况，有无胃下垂等；内镜检查以发现胃及十二指肠炎症、溃疡、糜烂、肿瘤等器质性病变。

三、鉴别诊断

（一）痞满需与胃痛、鼓胀、胸痹相鉴别

见表 2-4。

（二）痞满需辨虚实

见表 2-5。

表2-4　痞满与胃痛、鼓胀、胸痹的鉴别要点

鉴别项目	痞满	胃痛	鼓胀	胸痹
主症特点	自觉心下痞塞，胸膈胀满，触之无形，按之柔软，压之无痛	上腹胃脘部近心窝处疼痛	腹部胀大如鼓，皮色苍黄，脉络暴露	胸部疼痛，胸闷，短气，甚者胸痛彻背，喘息不得卧
病位	胃脘	胃脘	大腹	膻中或心前区
兼症	胸膈满闷，饮食减少，得食则胀，嗳气则舒	胀满，胃脘部压痛，嘈杂，泛酸，恶心呕吐	腹部胀满，按之腹皮绷紧，乏力，纳差，尿少，出血	面色苍白、唇甲青紫、汗出肢冷
病机	中焦气机不利，脾胃升降失职	胃气郁滞，胃失和降	肝脾肾功能失调，气滞、血瘀、水停腹中	胸阳痹阻，心脉瘀阻，心脉失养
病理性质	虚、实或虚实夹杂	虚、实或虚实夹杂	本虚标实	本虚标实

表2-5　痞满辨虚实

辨别项目	虚	实
病因病机	脾胃气虚，无力运化，或胃阴不足，失于濡养	外邪所犯，食滞内停，痰湿中阻，湿热内蕴，气机失调
主症	痞满不能食，或食少不化，大便溏薄，痞满时减，喜揉喜按	痞满能食，大便闭结，痞满不减，按之满甚
舌象	舌淡苔白	舌红苔黄厚腻
脉象	脉虚无力	脉实有力

（三）痞满需辨寒热

见表 2-6。

表2-6　痞满辨寒热

辨别项目	寒	热
临床表现	痞满绵绵，得热则舒，口淡不渴，渴不欲饮	痞满急迫，渴喜冷饮
舌象	舌淡，苔白	舌红，苔黄
脉象	脉沉	脉数

四、辨证论治

（一）治则治法

以调理脾胃升降、行气消痞除满为基本原则。治疗时宜标本兼顾，实者泻之，分别采用消食导滞、除湿化痰、理气解郁、清热祛湿等法；虚则补之，采用健脾益胃、补中益气，或养阴益胃等法。应注意：①痞满常为虚实夹杂之候，治疗时常补消并用。②痞满以中焦气机阻滞为本，在审因论治的同时，应辅以理气通导之剂，但不可过用香燥，以免耗伤津液，对于虚证，尤当慎重。③病久见瘀血内停之征象时，可结合活血化瘀之品。

（二）分证论治

痞满有虚实之异，有邪者为实，无邪者为虚，因此首当辨别邪之有无。如伤寒表邪未解，邪气内陷，阻遏中焦所成之痞属有邪；食饮无度，积谷难消，阻滞胃脘所成之痞属有邪；情志不遂，气机郁滞，升降失调而成之痞属有邪。若脾胃气虚，运化无力，升降失司所成之痞，则属虚证。

痞满需辨虚实寒热。若痞满不能食，或食少不化，大便溏薄者为虚；痞满能食，大便闭结者为实。痞满时减，喜揉喜按者为虚；痞满不减，按之满甚者为实。痞满急迫，渴喜冷饮，苔黄，脉数者为热；痞满绵绵，得热则舒，口淡不渴，苔白，脉沉者属寒。

痞满的分证论治详见表2-7。

表2-7　痞满分证论治简表

证候	治法	推荐方	常用加减
饮食内停	消食和胃，行气消痞	保和丸	食积较重，脘腹胀满者，加枳实、厚朴；食积化热，大便秘结者，加大黄、槟榔
痰湿中阻	除湿化痰，理气和中	二陈平胃汤	可加前胡、桔梗、枳实以助化痰理气；口苦、苔黄者，可用黄连温胆汤
湿热阻胃	清热化湿，和胃消痞	泻心汤合连朴饮	恶心呕吐者，加竹茹、生姜、旋覆花；纳呆不食者，加鸡内金、谷芽、麦芽
肝胃不和	疏肝解郁，和胃消痞	越鞠丸合枳术丸	气郁明显，加柴胡、郁金、厚朴；郁而化火，口苦而干加黄连、黄芩
脾胃虚弱	补气健脾，升清降浊	补中益气汤	脾阳不振，手足不温，加附子、干姜；湿浊较甚，舌苔厚腻，加制半夏、茯苓
胃阴不足	养阴益胃，调中消痞	益胃汤	津伤较重，加石斛、天花粉；腹胀较重，加枳壳、厚朴花；食滞者，加谷芽、麦芽；便秘者，加火麻仁、玄参

（三）临证备要

痞满以中焦气机阻滞为本，在辨证论治的同时，须辅以理气通导之剂，但不可过用香燥，以免耗伤津液。见瘀血内停之征象时，可配以活血化瘀之品。对脾胃虚弱出现的纳呆食少、稍食即胀满不适、胃脘痞塞可选黄芪益气、白术健脾使中州得健，运化有权，黄芪、白术用量均小，一防峻补气滞助热，二防壅滞中焦影响脾胃升降、运化。血瘀热毒必以气滞为先，可选用砂仁、枳实、木香行中焦之气，恢复脾胃升降，助瘀血行散，三药芳香醒脾，可增加纳食。瘀血是癌前病变的重要发病环节，可选用丹参、莪术化瘀生新，使新留之瘀血得化，宿瘀得去，络脉气血运行正常。针对热毒内蕴，可选用白花蛇舌草、蒲公英清热解毒又不至于太过寒凉，还可抑杀幽门螺杆菌。珍珠粉生肌护膜，制酸止血。脾胃气滞甚加炒莱菔子理气；病久肝郁加川楝子、香橼、佛手疏肝；热毒甚加半枝莲清热解毒；瘀血重加桃红理血；气虚甚加太子参益气；病久阴伤加沙参、麦冬养阴。

（四）常见变证的治疗

1. 呕血或黑便

痞满日久不愈，气血运行不畅，脉络瘀滞，血络损伤，可见吐血、黑便，应积极救治。胃热壅盛，吐血色红或紫暗，口臭，便秘，舌红，苔黄腻者，治以泻心汤合十灰散加减；吐血色红或紫暗，口苦胁痛，心烦易怒，寐少梦多，烦躁，舌质红绛，脉弦数者，以龙胆泻肝汤加减；若属气虚血溢，血色暗淡，神疲乏力，心悸气短，面色苍白，舌质淡，脉细弱者，以归脾汤加减治疗。

2. 积聚

痞满日久不愈，气血运行不畅，脉络瘀滞，亦可产生积聚或噎膈等变证。痰气交阻证，情志抑郁时则加重，呕吐痰涎，口干咽燥，大便艰涩，舌质红，苔薄腻，脉弦滑，可选用四七汤、温胆汤、导痰汤等加减治疗；若属瘀血内结，痛有定处，形体消瘦，肌肤枯燥，面色暗黑，舌质紫暗，脉细涩者，可用血府逐瘀汤加减；形体消瘦，肌肤枯燥，舌质红而干，或带裂纹，脉弦细数，以沙参麦冬汤加减；若腹中胀满，大便不通，胃肠热盛，可用大黄甘草汤泻热存阴；若病情发展，阴损及阳，脾胃之阳气衰微，饮食不下，泛吐清涎，精神疲惫，面浮足肿、腹胀便溏，舌淡苔白，脉细弱，以补气运脾汤或补中益气汤加减。

（五）其他疗法

1. 中成药治疗

（1）香连丸：清热化湿，理气和中。适用于痞满湿热阻胃证。

（2）参苓白术散：补脾益气，化湿止泻。适用于痞满脾胃虚弱证。

（3）保和丸：消食导滞。适用于痞满饮食内停证。

2. 推拿疗法

患者取仰卧位，双膝屈曲，医师立于患者右侧，左手重叠在右手上，在胃脘部按顺时针、逆时针方向各按摩 50 ～ 100 次，再用振动法按上述顺序反复 5 次，然后按中脘、气海、天枢，再按足三里、阳陵泉、三阴交。

3. 敷贴法

（1）木香、乳香、没药、五灵脂、蒲黄各 10 g，共为细末，取药末适量，以温开水调如糊状，分别涂于胃脘部及脐部，外用纱布固定。适用于瘀血停滞型。

（2）玄明粉 6 g、郁金 12 g、栀子 9 g、香附 10 g、大黄 6 g 和黄芩 9 g，共研细末，以水调如膏状，外敷胃脘部，盖以纱布，胶布固定。适用于热邪蕴胃型。

4. 敷脐疗法

（1）人参、附子、肉桂、炮姜各适量，共研为细末，以温开水调如膏状敷脐。每日换药 1 次，10 次为 1 个疗程。

（2）沉香 30 g、白术 45 g、食盐适量，前两味药研为极细粉末。先用 75% 乙醇棉球消毒神阙，趁湿填入药粉。另将食盐炒热，布包外熨。每日换药 1 次，10 次为 1 个疗程。

五、典型案例

余某，男，38 岁，因"胃脘痞满不适半年余"于 2020 年 6 月 10 日就诊。

临床表现：患者近半年来时常自觉胃脘部痞塞不通，伴头晕目眩，乏力困重，晨起口干不欲饮，饮入作哕，小便不利，大便黏腻。舌淡红苔白腻，边有齿痕，脉小滑。

中医诊断：痞满。

辨证：痰湿中阻证。

治法：除湿化痰，理气宽中。

方剂：二陈平胃散加减。

处方：苍术，广藿香，陈皮，厚朴，姜半夏，茯苓，甘草，枳实，麸炒白术，紫苏梗。

第三节　胃　　痛

胃痛又称为胃脘痛，是以上腹胃脘部疼痛为主症的病证。本病主要涵盖了西医学中的胃、十二指肠以上腹痛为主要临床表现的疾病，如急性胃炎、慢性胃炎、消化性溃疡、功能性消化不良、胃食管反流病、胃下垂、胃黏膜脱垂等。由胃癌、肝炎、胆囊炎、胰腺炎、肺炎、心肌梗死等疾病引起的上腹部疼痛不在本病证范围。

一、病因病机

胃痛主要由外邪犯胃、饮食伤胃、情志内伤和脾胃虚弱等因素导致胃气阻滞、胃失通降，不通则痛。

（一）病因

1. 外邪犯胃

外感寒、热、湿诸邪，内客于胃，皆可致胃气阻滞，不通则痛。其中尤以寒邪最为多见，寒主收引，致胃脘气血凝滞不通而痛。

2. 饮食伤胃

饮食不节，暴饮暴食，饥饱无常，损伤脾胃；或五味过极，辛辣无度，肥甘厚腻，过嗜烟酒，蕴湿生热，伤脾碍胃。两者皆可胃气壅滞，不通则痛。

3. 情志内伤

恼怒伤肝，肝失疏泄，横逆犯胃，胃气郁滞，或气郁化火；忧思过度，脾气郁结，损伤胃气，均可引起胃痛。

4. 脾胃虚弱

素体脾虚，或后天饮食、劳倦、久病等原因损伤脾胃，脾胃虚弱，气血运化无力，或中阳不足，虚寒内生，胃失温养，或因热病伤阴，或因胃热火郁，灼伤胃阴，或久服香燥之品，耗伤胃阴，胃阴受损，胃失濡润，皆可发为胃痛。

（二）病机

1. 病机关键为胃气郁滞，失于和降，不通则痛

胃属六腑之一，属阳土，喜润恶燥，宜通而不宜滞，其气以和降为顺，胃痛初起多由情志郁结，肝气犯胃，气机阻滞而痛；或外感寒邪，寒凝气血，不通而痛；或饮食不节，胃腑失于和降而痛。病程日久，气郁化火，或湿而化热，热灼胃腑而痛；或久病入络，胃腑络脉瘀阻而痛。以上各种原因可造成胃的气机阻滞，胃失和降，不通则痛。

2. 病位在胃，与肝、脾密切相关，可涉及胆、肾

脾胃同居中焦，互为表里，共为后天之本。生理上两者纳运互用，升降协调，燥湿相济，阴阳相合，病理上也相互影响。若脾气虚弱，运化失职，可致胃虚气滞而痛；若脾阳不足，寒自内生，可致虚寒胃痛；若脾润不及，胃失濡润，可致阴虚胃痛。肝与胃是木土乘克的关系，若肝气郁滞，势必克脾犯胃，致气机郁滞，胃失通降而痛；肝气久郁，或化火伤阴，或成瘀入络，或伤脾生痰，每使胃痛缠绵难愈。肝失疏泄还可累及胆腑，使胆汁通降失职，逆行入胃，灼伤胃腑。肾为胃之关，脾胃运化腐熟，全赖肾阳之温煦，若肾阳不足，可致脾肾阳虚，中焦虚寒，胃失温养而虚寒胃痛；

若肾阴亏虚不能上济于胃，则胃失于濡养而阴虚胃痛。

3. 病理性质有虚实寒热之异，且可相互转化、兼夹

胃痛病理性质有虚有实，实者多属不通而痛，可由气滞、寒凝、食积、热郁、湿阻、血瘀引起；虚者多属不荣而痛，如脾胃阳虚或久病阴伤者所致。同时，虚实中又有寒热的不同，如饮食寒凉所致者，属于实寒证；中焦阳虚所致者，属于虚寒证。气郁化火或湿热内侵所致者，属于实热证，阴虚内热者属虚热证。本病主要的病理因素有气滞、寒凝、食积、湿阻、热郁、血瘀等，可单一致病，常又可相兼为病，亦可相互转化，出现如气病及血、虚实夹杂等复杂情况。

4. 病程有新久之分，在气在血之别

胃痛初起，常由外邪、饮食、情志所致，以气机郁滞为主，病位较浅，多在气分；日久由经入络，气郁血瘀，病位较深，多为气血同病。

5. 病延日久，变证衍生

胃痛病延日久，可衍生变证，如胃热炽盛，迫血妄行；或瘀血阻滞，血不循经；或脾气虚弱，不能统血，均可导致胃络受损而发生出血，若出血量大，气随血脱则可发为厥脱。湿郁化热，火热内结，腑气不通，可出现腹痛剧烈拒按，大汗淋漓，四肢厥逆的厥脱危证。胃痛日久，浊痰聚瘀，结于胃脘，阳明失于和降，发为反胃，或酿毒生变，转为胃癌。

二、临床诊断

（1）上腹胃脘部近心窝处发生疼痛，有胀痛、刺痛、隐痛、剧痛等不同疼痛性质，可伴有上腹部压痛。

（2）常伴食欲不振，腹胀，恶心呕吐，嘈杂，泛酸，嗳气等上消化道症状。

（3）多有反复发作病史，发病前多有明显的诱因，如天气变化、情志不畅、劳累、饮食不当等。

（4）胃镜、上消化道钡餐等理化检查有助于明确胃及十二指肠疾病，并排除其他引起上腹部疼痛的疾病。

三、鉴别诊断

胃痛与真心痛、胁痛相鉴别，见表2-8。

表2-8　胃痛与真心痛、胁痛的鉴别要点

鉴别项目	胃痛	真心痛	胁痛
病变部位	胃脘部近心窝处	当胸而痛	胁部疼痛
疼痛特征	有胀痛、刺痛、隐痛、剧痛等不同疼痛性质	多刺痛，有压榨感，动辄加重，痛引肩背	胀痛及窜痛为主
伴随症状	常伴食欲不振，腹胀，恶心呕吐，嘈杂，泛酸，嗳气等上消化道症状	常伴心悸气短、汗出肢冷	可伴发热恶寒，或目黄肤黄，或胸闷太息
预后	排除恶性疾病可能，预后尚可	起病较急，病情危急	排除恶性疾病可能，预后尚可

四、辨证论治

（一）治则治法

胃痛治疗以"通"为关键，治则以"和胃止痛"为要，立足于一个"通"字。清代高士宗所说："通之之法，各有不同，调气以和血，调血以和气，通也；上逆者使之下行，中结者，使之旁达，亦通也；虚者使之助通，寒者使之温通……"故治疗不能局限于狭义的通法，应审证求因，辨证施治。邪盛以祛邪为急，正虚以扶正为先，虚实夹杂者，则当祛邪扶正并举。胃寒者，散寒即所谓通；食积者，消食即所谓通；气滞者，理气即所谓通；湿阻者，化湿即所谓通；热郁者，泄热即所谓通；血瘀者，化瘀即所谓通；阴虚者，养阴益胃即所谓通；阳虚者，温运脾阳即所谓通。叶天士有云："通字须究气血阴阳"，只有根据不同病机而采取相应治法，才能把握"通"

法的运用要义。

（二）分证论治

胃属六腑之一，属阳土，喜润恶燥，宜通而不宜滞，其气以和降为顺，胃痛初起多由情志郁结，肝气犯胃，气机阻滞而痛；或外感寒邪，寒凝气血，不通而痛；或饮食不节，胃腑失于和降而痛。病程日久，气郁化火，或湿而化热，热灼胃腑而痛；或久病入络，胃腑络脉瘀阻而痛。本病病机关键为胃气郁滞，失于和降，不通则痛。病位在胃，与肝、脾密切相关，可涉及胆、肾。病理性质有虚实、寒热之异，且可相互转化或兼夹，实者多属不通而痛，可由气滞、寒凝、食积、热郁、湿阻、血瘀引起；虚者多属不荣而痛，如脾胃阳虚或久病阴伤者所致。虚实中又有寒热的不同，如饮食寒凉所致者，属于实寒证；中焦阳虚所致者，属于虚寒证。气郁化火或湿热内侵所致者，属于实热证，阴虚内热者属虚热证。

胃痛的分证论治详见表 2-9。

（三）临证备要

明确诊断，掌握预后：明确诊断是采取正确治疗的前提。胃痛所对应的相关疾病整体预后较好，但萎缩性胃炎、反流性食管炎、胃溃疡等疾病有潜在恶变的可能性，应根据病变的轻重程度，及时复查，明确病情的转归，及时更改治疗方案。慢性胃炎伴重度异型增生患者需及时行内镜或手术治疗；消化性溃疡注意有无合并出血、穿孔、幽门梗阻或癌变者，如出血量大者应以中西医结合治疗为主。

判断病情的特点，注意急则治其标，缓则治其本：胃痛治疗上应注意辨证与辨病相结合，辨证时必须注意辨别病情的轻重缓急，病性的寒热虚实，审察气血阴阳，观察整个病程中的症情转化，做到随证化裁。同时，采用理化检查以明确疾病诊断，病证结合，进一步判断疾病的特点，既不延误病情，又能针对性地指导治疗。如对于消化性溃疡，考虑到其致病因素主要为胃酸，在辨证施治的基础上可配合使用制酸护膜、生肌愈疡的药物，如白及、乌贼骨、瓦楞子、浙贝母等；对于萎缩性胃炎，应注意濡润柔养，兼以活血通络，切勿刚燥太过；对于胃食管反流病，则应注意泄肝和胃降逆。

表2-9　胃痛分证论治简表

证候	治法	推荐方	常用加减
寒邪客胃	温胃散寒，行气止痛	香苏散合良附丸	伴风寒表证者，可加藿香、生姜、葱白等；伴胸脘痞闷、纳呆者，可加枳实、鸡内金、法半夏、神曲等
饮食伤胃	消食导滞，和胃止痛	保和丸	米面食滞者，可加谷芽、麦芽；肉食积滞者，重用山楂，可加鸡内金；胃脘胀痛而便秘者，可合用小承气汤或改用枳实导滞丸
肝气犯胃	疏肝理气，和胃止痛	柴胡疏肝散	痛甚者，可加川楝子、延胡索；嗳气频频者，可加沉香、刀豆壳、旋覆花；泛酸者，可加乌贼骨、煅瓦楞子
湿热中阻	清热化湿，理气和胃	黄连平胃散	胃热炽甚者，可加栀子、蒲公英等；大便不畅者，可加冬瓜子；恶心呕吐者，可加竹茹、旋覆花等
瘀血停胃	化瘀通络，理气和胃	丹参饮合失笑散	久病正虚者，可加党参、黄芪、太子参、仙鹤草等；黑便者，可加三七、白及；若呕血黑便，面色萎黄，四肢不温，舌淡脉弱无力者，可加用黄土汤
胃阴亏虚	养阴益胃，和中止痛	一贯煎合芍药甘草汤	胃脘胀痛者，可加厚朴花、玫瑰花、佛手、绿萼梅、香橼等；大便干燥者，加瓜蒌仁、火麻仁、郁李仁等；阴虚胃热者，可加石斛、知母、黄连等
脾胃虚寒	温中健脾，和胃止痛	黄芪建中汤	泛吐清水，加干姜、半夏、茯苓、陈皮；虚寒较甚，呕吐，肢冷者，可合附子理中汤；无泛吐清水或手足不温者，可改用香砂六君子汤

同时，治疗应遵循急则治其标，缓则治其本的原则。风寒犯胃、饮食积滞、情志所伤者，病势多急，应急则治标，予温胃散寒、消食导滞、疏肝理气；素体脾虚、久病伤正、气阴两伤者，病势多缓，应缓则治本，予健脾助运、益气扶正、养阴益胃等法。若疼痛剧烈的患者（主要是胃十二指肠溃疡），出现发热、腹肌紧张、腹部压痛、反跳痛等症状、体征，应注意胃肠穿孔，应及时转外科治疗。

注意祛除病因，用药以止痛为先：导致胃痛的病因有很多，祛除致病因素是缓解疼痛的有效方法，所以在胃痛的辨治过程中要详辨病因，注意祛除病因和止痛的有机结合。胃痛的发病一般有诱因可寻，要详细了解以利于审因论治。如寒凝气滞，治当散寒止痛；饮食停滞，治当消食导滞；情志不畅，治当疏和气机；湿邪阻滞，治当化湿和中；中焦郁热，治当清热和中；因虚致痛，治当补虚止痛，注意气虚、阳虚和阴虚之别。又不论病因如何，中焦气机的郁滞，不通则痛，是胃痛的病机关键，故在辨证用药基础上，适当加入理气和胃、缓急止痛之品，如延胡索、炒白芍等，有助于症状的缓解。

（四）常见变证的治疗

胃痛常见变证有吐血、呕吐、腹痛等。当完善相关检查，予以鉴别，呕吐、腹痛治疗见呕吐、腹痛章节；吐血治疗见血证部分。

（五）其他疗法

1. 中成药治疗

（1）气滞胃痛颗粒：疏肝理气，和胃止痛。适用于由情志不畅，肝气犯胃引起的胃痛连胁，嘈杂恶心等症。

（2）温胃舒：温中健脾。适用于脾胃虚寒，脘腹冷痛，呕吐泄泻，手足不温之胃痛。

（3）达立通颗粒：清热解郁，和胃降逆，通利消滞。适用于肝胃郁热所致痞满证，症见胃脘胀满、嗳气、纳差、胃中灼热、嘈杂泛酸、脘腹疼痛、口干口苦。

（4）荆花胃康胶丸：理气散寒、清热化瘀。适用于由寒热错杂，气滞血瘀所致的胃脘胀闷、疼痛、嗳气、反酸、嘈杂、口苦。

（5）摩罗丹：和胃降逆，健脾消胀，通络定痛。适用于慢性萎缩性胃炎及胃疼，胀满，痞闷，纳呆，嗳气，烧心等症。

2. 针灸治疗

针灸以取足阳明胃经、手厥阴心包经、足太阴脾经、任脉穴为主。主要穴位：足三里、梁丘、公孙、内关、中脘。配穴：胃寒者加梁门；胃热者加内庭；肝郁者加期门、太冲；脾胃虚寒者加气海、脾俞；胃阴不足者加三阴交、太溪；血瘀者加血海、膈俞。

五、典型案例

高某，女，32岁，因"胃脘胀痛1年余加重伴胸闷3个月"于2020年3月18日就诊。

临床表现：患者1年内反复胃脘胀痛，多于生气后加重。自述近3个月胃脘胀痛加重伴胸闷不舒，叹息连连，小便略黄，大便不畅，溏秘交作。舌略红，苔薄黄，脉弦涩。

中医诊断：胃痛。

辨证：肝气犯胃证。

治法：疏肝解郁，理气止痛。

方剂：柴胡疏肝散加减。

处方：柴胡，醋香附，郁金，川芎，陈皮，枳壳，佛手，白芍，甘草，川楝子，黄芩。

第四节 噎膈

　　噎膈是指由食管干涩或狭窄导致吞咽食物哽噎不顺、饮食难下，或食而复出的疾患。噎即噎塞，指吞咽之时哽噎不顺；膈为格拒，指饮食不下。噎可单独为病，亦可为膈的前驱表现，故临床常以噎膈并称。本病主要涵盖了西医学中的食管癌、贲门癌、贲门痉挛、食管－贲门失弛缓症、食管憩室、食管炎等。由胃肠功能紊乱、胃神经症、胃食管反流病等疾病引起的食物难下不在本病证范围。

一、病因病机

　　噎膈的病因主要为七情内伤、饮食所伤、年老肾虚等，且三者之间常相互影响，互为因果，共同致病。

（一）病因

1. 七情内伤

　　导致噎膈的七情因素中，以忧思恼怒多见。忧思伤脾则气结，脾伤则水湿失运，滋生痰浊，痰气相搏；恼怒伤肝则气郁，气结气郁则津行不畅，瘀血内停，已结之气与后生之痰、瘀交阻于食管、贲门，使食管不畅，久则使食管、贲门狭窄，而成噎膈。

2. 饮食所伤

　　嗜酒无度，过食肥甘，恣食辛辣，助湿生热，酿成痰浊，阻于食管、贲门，或津伤血燥，失于濡润，使食管干涩，均可引起进食噎塞，而成噎膈。此外，饮食过热，食物粗糙发霉，既可损伤食管脉络，又可损伤胃气，气滞血瘀阻于食管、贲门，也可成噎膈。

3. 年老肾虚

年老肾虚，精血渐枯，食管失养，干涩枯槁，发为此病。若阴损及阳，命门火衰，脾胃失于温煦，脾胃阳虚，运化无力，痰瘀互结，阻于食管，也可形成噎膈。

（二）病机

1. 病位在食管，属胃所主，与肝、脾、肾三脏有关

噎膈的病位在食管，属胃所主，又因肝、脾、肾三脏之经络皆与食管相连，七情内伤、饮食所伤、年老肾虚可致肝、脾、肾三脏功能失常，故病变与肝、脾、肾密切相关。肝之疏泄失常，则气失条达，可使气滞血瘀或气郁化火；脾之功能失调，健运失司，水湿聚而为痰，痰气交阻或痰瘀互结；肾阴不足，精血亏耗，则不能濡养咽嗌，肾阳亏虚，不能温运脾土，运化失司，以致气滞、痰阻、血瘀，使食管狭窄，胃失通降，津液干涸失濡而成噎膈。

2. 病机关键为津枯血燥，痰、气、瘀互结

七情内伤、饮食所伤、年老肾虚三者之间相互影响，互为因果，共同致病，使气机不畅、痰浊不化，痰气交阻于食管和胃，致哽噎不顺，阻塞难下，继则瘀血内结，痰、气、瘀三者交结，胃之通降阻塞，上下不通，因此饮食难下，食而复出；久病则气郁化火，或痰瘀生热，伤阴耗液，失于濡润，食管干涩，食饮难下。

3. 病理性质为本虚标实，各有偏重

病理性质总属本虚标实，标实为痰、气、瘀阻塞食管。初起以邪实为主，随着病情发展，气结、痰阻、血瘀愈显，食管、贲门狭窄更甚，邪实有加；久病则气郁化火，或痰瘀生热，伤阴耗液，阴津日益枯槁，胃腑失其濡养，或阴损及阳，脾胃阳气衰败，不能输化津液，痰气瘀结益甚，多形成虚实夹杂之候；胃津亏耗，进而损及肾阴，以致精血虚衰，

疾病由标实转为正虚。

4. 病程有新久之分，病情有轻重之别

噎膈初起，常由饮食、情志所致，以标实为主，病位偏上；日久损及脾肾阴津，以本虚为主，病位偏下。部分患者病情继续发展，由阴损以致阳衰，则肾之精气并耗，脾之化源告竭，终成危证。

二、临床诊断

（1）初起咽部或食管内有异物感，进食时有停滞感，继则咽下哽噎，甚至食不得入或食入即吐。

（2）常伴有胃脘不适，胸膈疼痛，甚则形体消瘦，肌肤甲错，精神疲惫等。

（3）轻症患者主要为胸骨后不适，烧灼感或疼痛，食物通过有滞留感或轻度梗阻感，咽部干燥或有紧缩感。重症患者见持续性、进行性吞咽困难，咽下梗阻即吐，吐出黏液或白色泡沫黏痰，严重时伴有胸骨后或背部肩胛区持续性钝痛，进行性消瘦。

（4）患者常有情志不畅、饮食所伤、年老肾虚等病史。

具备以上临床表现，结合起病形式、诱因、年龄即可诊断为噎膈。结合影像学检查（上消化道钡餐 X 线或食管镜检）可明确诊断。

上消化道钡餐 X 线检查可显示食管或贲门部痉挛、狭窄、肿瘤等病变。食管镜检作组织病理活检，或食管脱落细胞检查，可明确病变部位及性质。

三、鉴别诊断

（一）噎膈需与反胃相鉴别

见表 2-10。

表2-10 噎膈与反胃的鉴别要点

鉴别项目	噎膈	反胃
基本病机	痰、气、瘀互结于食管，阻塞食管、胃脘	阳虚有寒，难以腐熟
症状	吞咽困难，初无呕吐，后期格拒，阻塞不下，食入即吐	饮食能顺利下咽到胃，但经久复出，朝食暮吐，暮食朝吐
病情	重	轻
预后	不良	良

（二）噎膈需与梅核气相鉴别

见表 2-11。

四、辨证论治

（一）治则治法

噎膈初起以标实为主，重在治标，以理气、化痰、消瘀为法，并可少佐滋阴养血润燥之品。后期以正虚为主，重在扶正，以滋阴养血、益气温阳为法，也可少佐理气、化痰、消瘀之药。在临床上还应注意治标当顾护津液，不可过用辛散香燥之品；治本应保护胃气，不宜多用滋腻之品。

表2-11 噎膈与梅核气的鉴别要点

鉴别项目	噎膈	梅核气
共同点	均有咽中阻塞不适的症状	
病因	有形之痰、气、瘀阻结于食管	无形之痰、气阻于咽喉
症状	饮食咽下阻塞，甚则食不得入	自觉咽中如有物梗阻，吐之不出，咽之不下，但饮食咽下顺利

（二）分证论治

嗳膈属于"内科四大证"，临床上分痰气交阻、津亏热结、瘀血内结、气虚阳微4种证候，分证论治详见表2-12。

表2-12　嗳膈分证论治简表

证候	治法	推荐方	常用加减
痰气交阻	开郁化痰，润燥降气	启膈散	嗳气、呕吐明显者，加旋覆花、代赭石；泛吐痰涎甚多者，加半夏、陈皮；大便不通者，加生大黄、莱菔子
津亏热结	滋养津液，泻热散结	五汁安中饮合沙参麦冬汤	胃火炽盛，格拒不入，用黄芩、黄连、栀子、竹茹、枇杷叶、芦根、天花粉；肠腑失润，大便干结，坚如羊屎者，加火麻仁、全瓜蒌
瘀血内结	破结行瘀，滋阴养血	通幽汤	瘀阻显著者，加三棱、莪术、炙穿山甲；呕吐痰涎加莱菔子、生姜汁；气虚加党参、黄芪
气虚阳微	温补脾肾，益气回阳	补气运脾汤	呕吐不止者，加旋覆花、代赭石；阳伤及阴，口干咽燥，形体消瘦，大便干燥者，可加石斛、麦冬、沙参；肾阳虚明显，加鹿角胶、肉苁蓉

（三）临证备要

本病治疗除根据具体病情立法用药外，还必须注意顾护津液及胃气。疾病初期，阴津未必不损，故治疗当顾护津液，辛散香燥之药不可多用，以免生变。后期津液枯槁，阴血亏损，法当滋阴补血。但滋腻之品亦不可过用，当顾护胃气，防滋腻太过，有碍于脾胃，胃气一绝，则诸药罔效。所以养阴，可选用沙参、麦冬、天花粉、玉竹等，慎用生地黄、熟地黄之辈，以防腻胃碍气，并配合生白术、生山药、木香、砂仁等健脾益气，芳香开胃。

早期诊断，确定病性，选择治法。嗳膈的病变范围较广，故应及早做相关检查，明确疾病的性质。食管痉挛属于功能性疾病，治疗以调理气机、和胃降逆为主。食管炎、贲门炎属于炎症性疾病，治予理气和胃、清热解毒之法。食管癌、贲门癌则为恶性肿瘤，早期无转移及严重并发症，应积极采用手术治疗，配合中药益气扶正、化痰活血、解毒散结。因为疾病性质不同，治疗方法不同，预后转归也不同，须把握病性，采用相应的治疗方法，提高临床疗效。

（四）其他疗法

1. 中成药治疗

（1）噎膈丸：补益肺肾，润燥生津，通咽利膈。适用于津亏热结证。

（2）消癌平丸：益气破瘀，解毒散结。适用于瘀血内结证。

2. 针灸治疗

（1）针灸：适用于噎膈各证型应用，起到理气、化痰、消瘀的作用。针对痰气交阻证患者，泻法针刺内关、肝俞、期门、丰隆、中脘、公孙以解郁顺气、和胃化痰，开利食管。津亏热结证患者需用补法刺三阴交、阴陵泉、足三里、内庭、太溪、膻中以滋养津液、泻热散结。瘀血内结证用泻法或平补平泻法刺膈俞、血海、三阴交、足三里，服药即吐加内关。气虚阳微证用补法刺脾俞、肾俞治本，补脾益肾。灸气海、关元，补元气，助元阳。

（2）穴位注射：膈俞、足三里、太冲。选用生理盐水、阿托品、维生素B_6等注射液，每次 2～3 穴，每穴 0.5～1 mL，每日 1 次。或用少量抗癌药物。

五、典型案例

王某，女，71 岁，因"饮食下咽困难 5 个月余"于 2020 年 11 月 22 日就诊。

临床表现：患者是 2019 年 7 月因饮食难下于当地医院就诊，诊断为"食管癌"。西医治疗后生命体征尚平稳，只饮食难下未见改善。现患者日益消瘦，情绪焦虑，自述进食时食管梗阻不适，胸闷痞满，每因情志不遂加重，时时呕吐痰涎，咽干口燥，大便难，睡眠差。舌暗红，苔薄腻，脉弦滑。

中医诊断：噎膈。

辨证：痰气交阻证。

治法：开郁化痰，润燥降气。

方剂：启膈散加减。

处方：丹参，郁金，砂仁，川贝，茯苓，南沙参，全瓜蒌，陈皮，麦冬，天花粉，酸枣仁，赤芍。

第五节　呃　　逆

呃逆即打嗝，指胃失和降，气逆动膈，上冲喉间，呃呃连声，声短而频，不能自制的一种疾病，是一个生理上常见的现象，由横膈膜痉挛收缩引起的。

一、病因病机

呃逆发生的常见原因有饮食不当、情志不和、正气亏虚等几方面。

（一）病因

1. 饮食不当

如过食生冷或寒冷药物致寒气蕴蓄于胃，胃气失于和降，气逆而上动膈，故呃呃声短而频，不能自制。若过食辛热煎炒之品，或过用温补之剂、燥热之剂，阳明腑实，气不顺行，亦可动膈而发生呃逆。

2. 情志不和

恼怒抑郁，气机不利，肝木犯土，胃失和降，气逆动膈。也有肝气郁结导致津液失布而滋生痰浊，或忧思伤脾，脾失健运，滋生痰浊，或气郁化火，灼津成痰，亦能逆气夹痰浊上逆动膈而发生呃逆。

3. 正气亏虚

素体不足，脾胃虚弱，或久病大病后，或劳倦过度，导致脾肾阳虚不能温养胃阳，清气不升，浊气不降，气逆动膈成为呃逆。

（二）病机

1. 呃逆总由胃气上逆动膈而成

病机关键在胃失和降、胃气上逆动膈。

2. 病位在胃，与肺、肾、肝有关

呃逆总由胃气上逆动膈而成，肺气失宣在发病过程中起到了重要作用，呃逆与肺关系密切。阴液亏虚，筋脉失养，则变生内风。膈肌失于阴液濡养，也会发生痉挛，而引起呃逆。肾气失于摄纳，引动冲气上乘夹胃气上逆动膈，发为呃逆。

3. 呃逆的主要病理因素及虚实转化

呃逆的主要病理因素不外气郁、食滞、痰饮等。

呃逆的病理性质不外虚实两方面，凡寒积于胃、燥热内盛、气逆痰阻等皆属实证。而脾胃虚弱，或胃阴不足者则属虚证。本病之初以实证为主，日久则为虚实夹杂证或纯为虚证。寒邪为病者，胃中寒冷损伤阳气，日久可致脾胃虚寒之证。热邪为病者，如胃中积热或肝郁日久化火，易于损阴耗液而转化为胃阴亏虚。气郁、食滞、痰饮为病者，皆能伤及脾胃转化为脾胃虚弱证。急危重症及年老正虚者可致脾胃阳虚与胃阴亏虚，后期可致元气衰败，出现呃逆持续，呃声低微，气不得续的危候。

二、临床诊断

（1）以气逆上冲，喉间呃呃连声，声短而频，不能自止为主症，其呃声或高或低，或疏或密，间歇时间不定。

（2）常伴有胸膈痞闷，脘中不适，情绪不安等症状。

（3）多有受凉、饮食不调、情志不畅等诱发因素，起病多较急。

呃逆诊断以临床表现为主，诊断并不困难，但必要时可行胃肠钡剂X线透视、内镜检查、肝肾功能及B超、CT检查，有助于进一步明确诊断。

三、鉴别诊断

呃逆与干呕、嗳气相鉴别，见表2-13。

表2-13　呃逆与干呕、嗳气的鉴别要点

鉴别项目	呃逆	干呕	嗳气
主症特点	喉间呃呃连声，声短而频，不能自止	有声无物的呕吐	沉缓嗳气声，常伴酸腐气味，食后多发，即"饱食之气"
病因病机	胃气上逆动膈，喉间气逆，发出呃呃之声	胃气上逆冲咽而出，发出呕吐之声	胃气上逆冲咽，发出沉缓嗳气之声
病位	膈	胃肠	胃肠

四、辨证论治

（一）治则治法

呃逆一证，以理气和胃、降逆平呃为基本治法。平呃要分清寒热、虚实，分别施以祛寒、清热、补虚、泻实之法，并辅以降逆平呃之剂，以利膈间之气。对于重危病证中出现的呃逆，急当大补元气，救护胃气。

（二）分证论治

呃逆治疗要首辨虚实，再辨寒热；如呃逆声高，气涌有力，连续发作，多属实证；呃逆时断时续，气怯声低乏力，多属虚证。呃声洪亮，冲逆而出，多属热证；呃声沉缓有力，得寒则甚，得热则减，多属寒证。

呃逆的分证论治详见表2-14。

表2-14　呃逆分证论治简表

证候	治法	推荐方	常用加减
胃中寒冷	温中散寒，降逆止呃	丁香散	寒气较重，脘腹胀痛，加吴茱萸、肉桂；寒凝食滞，脘闷嗳腐，加莱菔子、槟榔；气逆较甚，呃逆频作者，加刀豆子、旋覆花、代赭石
胃火上逆	清热和胃，降逆止呃	竹叶石膏汤	便秘，加大黄、枳实、厚朴；胃气不虚，可去人参，加柿蒂、竹茹
气机郁滞	顺气解郁，和胃降逆	五磨饮子	肝郁明显，加香附、郁金；心烦口苦，加栀子、黄连
脾胃阳虚	温补脾胃，和中降逆	理中丸	寒甚者，加附子；呃声难续，气短乏力，中气大亏，可用补中益气汤；病久及肾，肾失摄纳，腰膝酸软，呃声难续者，可用金匮肾气丸、七味都气丸
胃阴不足	益气养阴，和胃止呃	益胃汤合橘皮竹茹汤	咽喉不利，加石斛、芦根；神疲乏力，加西洋参、山药

（三）临证备要

1. 治疗呃逆勿忘宣通肺气

手太阴之脉还循胃口，上膈，属肺。肺胃之气又同主于降，故两脏在功能上相互促进，在病理变化时亦互为影响。膈居肺胃之间，当致病因素乘袭肺胃之时，易使膈间之气不畅，而发呃逆。《黄帝内经》中早有取嚏使肺及膈间之气通，以助胃气复降的治法。《医部全录·呃门》陈梦雷注："阳明所受谷气，欲从肺而表达，肺气逆还于胃，气并相逆，复出于胃，故为哕。以草刺鼻，取嚏以通肺，肺气疏通，则谷气得以转输而哕逆止矣。"故治疗呃逆一定要注意治肺。

2. 顽固性呃逆勿忘活血

呃逆一证，总由胃气上逆动膈而成，故临床治疗时总以理气、降气为法。但久病及瘀，由于气为血帅，久呃气机不畅日久，必影响血运而生瘀血。所以临床治疗久治不愈的顽固性呃逆，除理气和胃、降逆平呃之外，还需加以活血祛瘀，如逐瘀汤之属，亦可少佐通络之品，如地龙、蜈蚣等。

（四）常见变证的治疗

呃逆之证，轻重预后差别极大，偶然性呃逆，大都病情轻浅，只需简易治疗，可不药而愈。持续性呃逆，则服药可使渐平。

（五）其他疗法

1. 针灸推拿

（1）针刺足三里、内关、膈俞或指压攒竹穴。

（2）耳针可选胃、交感、神门等穴。

（3）按摩合谷、人迎、翳风、天突，任选一穴。

2. 外治法

（1）取嚏法：用胡椒粉刺激使打喷嚏。

（2）导引法：口含温开水，手指按塞耳鼻，然后吞咽温开水，稍等片刻放开手指，如1次不效，可行2～3次。

（3）深吸气后屏气法：患者深吸气后迅速用力屏气，然后缓缓呼气即可。此法可反复使用，多用于由精神刺激和进食过快引发者。

（4）按压眼球法：患者闭目，术者将双手拇指置于患者双侧眼球上，按顺时针方向适度揉压眼球上部，直到呃逆停止。青光眼、高度近视患者忌用，心脏病患者慎用。

五、典型案例

尹某，男，48岁，因"反复干哕2个月"于2020年8月2日就诊。

临床表现：患者2个月来反复干哕，不能自制。干哕时呃声低微，短气懒言。吐清稀涎水，脘腹隐痛，绵绵喜按，面色㿠白，手足欠温，小便清长，大便溏薄。舌淡苔薄，脉弱。

中医诊断：呃逆。

辨证：脾胃阳虚证。

治法：温补脾胃，降逆止呃。

方剂：理中汤加减。

处方：白术，红参，炙甘草，干姜，吴茱萸，丁香，附子，肉桂。

第六节　腹　　痛

腹痛是指以胃脘以下、耻骨毛际以上部位发生疼痛为主要表现的病证。腹部涉及范围较广，根据其部位一般分为大腹、小腹和少腹。脐以上为大腹，属脾胃；脐以下为小腹，属肾、大小肠、膀胱、胞宫；小腹两侧为少腹，属肝胆。腹痛相当于西医学的肠易激综合征、消化不良、胃肠痉挛、不完全性肠梗阻、肠粘连、肠系膜和腹膜病变、急性胰腺炎、慢性胰腺炎、肠道寄生虫等。由肾绞痛、膀胱炎、痢疾、宫外孕等引起的腹痛不在本病证范围。

一、病因病机

感受外邪、饮食不节、情志失调及素体阳虚等，均可导致气机阻滞、脉络痹阻或经脉失养而发生腹痛。

（一）病因

1. 感受外邪

外感风、寒、暑、热湿邪，侵入腹中，均可引起腹痛。风寒之邪直中经脉则寒凝气滞，经脉受阻，不通则痛。若伤于暑热，或寒邪不解，郁而化热，或湿热壅滞，可致气机阻滞，腑气不通而见腹痛。

2. 饮食不节

暴饮暴食，饮食停滞，纳运无力；过食肥甘厚腻或辛辣，酿生湿热，蕴蓄胃肠；或恣食生冷，寒湿内停，中阳受损，均可损伤脾胃，腑气通降不利而发生腹痛。其他如饮食不洁，肠虫滋生，攻动窜扰，腑气不通则痛。

3. 情志失调

情志不遂，则肝失条达，气机不畅，气机阻滞而痛作。若气滞日久，血行不畅，则瘀血内生。

4. 素体阳虚

素体脾阳亏虚，虚寒中生，渐致气血生成不足，脾阳虚馁而不能温养，出现腹痛，甚至病久肾阳不足，相火失于温煦，脏腑虚寒，腹痛日久不愈。

此外，跌仆损伤，络脉瘀阻；或腹部手术后，血络受损，亦可形成腹中血瘀，中焦气机升降不利，不通则痛。

（二）病机

1. 发病机制为气机不通，不通则痛

腹痛的发生，其基本病机是各种原因引起腹部气机不通，不通则痛。不通主要包含两大方面，一方面是由于各种邪气阻滞于脏腑经络之间，脏腑气机阻滞，气血运行不畅，经脉痹阻，不通则痛；另一方面则是脏腑亏虚，气血运行无力，经脉失养，不荣而痛。两者虽有虚实之分，但引起腹痛的实质都是脏腑经络的气机不能正常运行所致，所以气机不通是本病发生的基本机制。

2. 病位在腹部，但涉及多个脏腑和经络

腹中有肝、胆、脾、肾、大肠、小肠、膀胱、胞宫等脏腑，并为足三阴经、足少阳胆经、手足阳明经、冲脉、任脉、带脉等循行之处。所以从大体上来说，虽然可以笼统地认为腹痛的病位在腹部，但还应该根据患者具体的疼痛部位、疼痛的性质和范围、疼痛的伴随症状等，综合判断其属于哪个脏腑，哪条经络，才能进行有针对性地治疗。

3. 病理性质分寒热虚实

腹痛发病的病理因素主要有寒凝、火郁、食积、气滞、血瘀。病理性质不外寒、热、虚、实四端。寒证是寒邪凝滞于腹中经脉，气机阻滞，不通则痛；热证是由六淫化热入里，湿热交阻，使气机不和，传导失职而发；实证为邪气郁滞，不通则痛；虚证为中脏虚寒，气血不能温养而痛。四者往往相互错杂，或寒热交错，或虚实夹杂，或为虚寒，或为实热，亦可互为因果，互相转化。如寒痛日久，郁而化热，可致郁热内结；热痛日久，治疗不当，可以转化为寒，成为寒热交错之证；素体脾虚不运，再因饮食不节，食滞中阻，可成虚中夹实之证。

4. 注意病机转化

腹痛有久暂之分，虚实之辨。一般急性暴痛，起病急，病情重，若治疗不及时，或不得当，则可能出现气血逆乱，而致厥脱之证；由于此时以

邪气盛实为主，正气未虚，所以如果能够及时处理，祛邪外出，则一般预后较好。慢性腹痛，多以虚实夹杂或以虚为主，一般疼痛不重，较少出现厥脱的情况，但由于病理因素较多，多数病程较长，迁延难愈。此外，若湿热蕴结肠胃，蛔虫内扰，或术后气滞血瘀，可造成腑气不通，气滞血瘀日久，可变生积聚。若湿热食滞，壅阻肠腑，气血凝滞，瘀热内结，肉腐成脓，可酿成内痈（如肠痈）等。

二、临床诊断

（1）凡是以胃脘以下，耻骨毛际以上部位的疼痛为主要表现者，即为腹痛。腹痛起病有急有缓，其痛发或加剧常与外邪饮食、情志等因素有关。若病因为外感，突然剧痛，伴发症状明显者，属于急性腹痛；病因为内伤，起病缓慢，痛势缠绵者，则为慢性腹痛。

（2）注意与腹痛相关病因，脏腑经络相关的症状。若涉及肠腑，可伴有腹泻或便秘；寒凝肝脉痛在少腹，常牵引睾丸疼痛；膀胱湿热可见腹部牵引前阴，小便淋漓，尿道灼痛；蛔虫作痛多伴嘈杂吐涎，时作时止；瘀血腹痛常有外伤或手术史；少阳表里同病腹痛可见痛连腰背，伴恶寒发热，恶心呕吐。

急性腹痛应做血常规，血、尿淀粉酶检查，腹部 X 线、消化道钡餐造影、B 超、胃肠内镜检查等，以助明确病变部位和性质；必要时可行腹部 CT 检查以排除外科、妇科疾病及腹部占位性病变。

三、鉴别诊断

（一）腹痛需与胃痛相鉴别

见表 2-15。

表2-15　腹痛与胃痛的鉴别要点

鉴别项目	腹痛	胃痛
部位	胃脘以下，耻骨毛际以上	心下胃脘处
病因病机	脏腑气机阻滞，气血运行不畅，经脉痹阻，不通则通或脏腑经脉失养，不荣而痛	外邪、饮食、情志、脾胃素虚，胃气阻滞，胃失和降，不通则痛

（二）腹痛需与外科、妇科之腹痛症状相鉴别

见表 2-16。

表2-16　腹痛与外科、妇科之腹痛症状的鉴别要点

鉴别项目	腹痛	外科腹痛	妇科腹痛
临床表现	胃脘以下疼痛，多伴有便秘、泄泻、腹胀等，常先发热后腹痛，疼痛一般不剧，压痛不显	先腹痛后发热，疼痛剧烈，痛有定处，压痛明显，见腹痛拒按，腹肌紧张	腹痛多在小腹，与经、带、胎、产有关，如痛经、先兆流产、宫外孕、输卵管破裂等

四、辨证论治

（一）治则治法

腹痛总与"不通则痛"有关，且腑以通为顺，以降为和，故治疗腹痛以"通"字立法，但通法并非单纯泻下，应在辨明寒热虚实而辨证用药的基础上，辅以理气通导之品，标本兼治。用药不可过用香燥，应中病即止，特别是虚痛，应以温中补虚、益气养血为法。此外由于"久痛入络"，对于缠绵不愈的腹痛，加入辛润活血之剂，尤为必要。

（二）分证论治

腹痛因外感时邪、饮食不节、情志失调者，导致气机郁滞，脉络痹阻为不通则痛，常见为寒邪内阻证、湿热阻滞证、饮食停滞证、气机郁滞证和瘀血内阻证；禀赋不足者，导致经脉失养，为不荣则痛，常见为中脏虚寒证。

腹痛的分证论治详见表2-17。

表2-17　腹痛分证论治简表

证候	治法	推荐方	常用加减
寒邪内阻	温里散寒，理气止痛	良附丸合正气天香散	若夏日感受寒湿，伴见恶心呕吐，胸闷，纳呆，身重，倦怠，舌苔白腻者，可加藿香、苍术、厚朴、蔻仁、半夏
湿热阻滞	通腑泄热，行气导滞	大承气汤	若燥热不甚，湿热偏重，大便不爽，可去芒硝，加栀子、黄芩；痛引两胁，加柴胡、白芍、郁金、青皮、陈皮
饮食停滞	消食导滞，理气止痛	枳实导滞丸	若腹痛胀满者，加厚朴、木香；兼见大便自利，恶心呕吐者，去大黄，加陈皮、半夏、苍术
气机郁滞	疏肝解郁，理气止痛	柴胡疏肝散	气滞较重，胁肋胀痛，加川楝子、郁金；痛引少腹睾丸，加橘核、荔枝核、川楝子；肝郁日久化热者，加牡丹皮、栀子、川楝子
瘀血内阻	活血化瘀，和络止痛	少腹逐瘀汤	腹部术后作痛加泽兰、红花；跌仆损伤作痛加丹参、王不留行，或吞服三七粉、云南白药
中脏虚寒	温中补虚，缓急止痛	小建中汤	疼痛不止加吴茱萸、干姜、川椒、乌药温里散寒止痛；若胃气虚寒，脐中冷痛，连及少腹，加胡芦巴、川椒、荜澄茄；血气虚弱，腹中拘急冷痛，困倦，短气，纳少，自汗者，加当归、黄芪

（三）临证备要

灵活运用温通之法治疗腹痛。温通法是以辛温或辛热药为主体，配合其他药物，借能动能通之力，以收通则不痛之效的治疗方法。一是与理气药为伍，如良附丸中高良姜与香附同用，温中与理气相辅相成，用于寒凝而致气滞引起的腹痛十分相宜。二是与养阴补血药相合，刚柔相济，也可发挥温通止痛的作用，如当归四逆汤中桂枝、细辛与当归、白芍同用。三是与活血祛瘀药配用，如少腹逐瘀汤，在活血化瘀的同时使用小茴香、干姜、肉桂等辛香温热之品，来化解滞留于少腹的瘀血。四是与补气药相配，温阳与补气相得益彰，如附子理中汤，对中虚脏寒的腹痛切中病机。五是与甘缓药同用，常用甘草、大枣、饴糖等味甘之品，使其温通而不燥烈，缓急止痛而不碍邪。

运用清热通腑法治疗急性热证腹痛。清热通腑法是以清热解毒药（如金银花、黄连、黄芩等）与通腑药（如大黄、虎杖、枳实、芒硝等）为主体，借以通则不痛为法，现代用来治疗急慢性胰腺炎取得良好疗效。对于不完全性肠梗阻患者，可予调胃承气汤加减，加用木香、槟榔等理气之品，收理气通腑之效。本法应用，中病即止，不可过用，以免伤阴太过。

虫证引起的腹痛。若属蛔虫寄生于人体肠道，导致脾胃健运功能失常，气机郁滞，出现脐腹阵痛、手足厥冷、泛吐清涎等蛔厥症状者，可选乌梅丸等辨证加减。绦虫属古籍所载的寸白虫病。寸白虫寄生于肠道，吸食水谷精微，扰乱脾胃运化，而引起大便排出白色节片、肛痒、腹痛，或腹胀、乏力、食欲亢进等症。治疗以杀虫驱虫为主，同时佐以泻下药促进虫体排出。驱虫可予槟榔、南瓜子、仙鹤草等，驱虫后，可适当予党参、白术等调理脾胃以善后，经3～4个月后未再排出节片，可视为治愈；反之，再有节片排出，当重复驱虫治疗。

（四）其他疗法

1. 中成药治疗

（1）保和丸（颗粒、片）：消食，导滞，和胃。适用于由饮食停滞所致的嗳腐吞酸，不欲饮食，脘腹胀满疼痛。

（2）补中益气丸：补中益气，升阳举陷。适用于由脾胃虚弱、中气下陷所致的体倦乏力、食少腹胀、腹痛绵绵，便溏久泻、肛门下坠。

（3）气滞胃痛颗粒（片）或胃苏颗粒：疏肝理气，和胃止痛。适用于由气机郁滞所致腹痛走窜，胃脘胀痛者。

（4）延胡索止痛片：理气，活血，止痛。适用于由气滞血瘀所致的腹痛。

（5）三九胃泰颗粒：清热燥湿，行气活血，柔肝止痛。适用于由湿热壅滞所致的脘腹疼痛、饱胀反酸、恶心呕吐、嘈杂纳减。

2. 针灸治疗

（1）基本治疗：以通调腑气，缓急止痛为治法，选取足三里、中脘、天枢、三阴交为主穴。寒邪内积者加神阙、关元；湿热壅滞者加阴陵泉、内庭；气滞血瘀者加曲泉、血海；脾阳不振者加脾俞、胃俞、章门。

（2）其他治疗：可用选天枢、足三里穴位注射。用异丙嗪和阿托品各 50 mg 混合，每穴注入 0.5 mL 药液，每日 1 次。

五、典型案例

赵某，男，18 岁，因"左上腹疼痛 10 小时余"于 2020 年 6 月 12 日就诊。

临床表现：10 小时前出现左上腹疼痛，并伴有呕吐，呕吐物为黄色水样物，舌红，有齿痕，苔黄厚而干，脉滑数。

中医诊断：腹痛。

辨证：热毒壅滞证。

治法：清热解毒，脱毒消痈。

方剂：五味消毒饮。

处方：金银花，野菊花，蒲公英，紫花地丁，紫背天葵子，丹参，三棱，地骨皮，柴胡苗，大黄，芒硝。

第七节　泄　泻

泄泻是以排便次数增多，粪质稀薄或者完谷不化，甚至泻出如水样为主症的病证。大便溏薄而势缓者为泄，大便清稀如水而直下者为泻。本病一年四季均可发生，但以夏秋两季为常见。本病主要涵盖消化器官发生功能性或者器质性病变导致的腹泻，如急性肠炎、食物中毒、炎症性肠病、肠易激综合征、肠道肿瘤、肠结核等。而细菌性痢疾、阿米巴痢疾等病所引起的大便次数增多、粪质稀薄不在本病证范围。

一、病因病机

泄泻是由感受外邪、饮食所伤、情志失调及脏腑虚衰等因素导致脾病湿盛、脾胃运化功能失调、肠道分清泌浊、传导功能失司。

（一）病因

1. 感受外邪

外感寒、湿、暑、热之邪均可引起泄泻，其中以湿邪最为多见。湿邪易困脾土，寒邪和暑热之邪，既可侵袭皮毛肺卫，从表入里，使脾胃升降失司，亦能夹湿邪为患，直接损伤脾胃，导致运化失常，清浊不分，引起泄泻。

2. 饮食所伤

误食馊腐不洁之物，使脾胃受伤，或饮食过量，停滞不化，或恣食肥甘辛辣，致湿热内蕴，或恣啖生冷，寒气伤中，均能化生寒、湿、热、食滞之邪，使脾运失职，升降失调，清浊不分，发生泄泻。

3. 情志失调

忧虑忿愤，精神紧张，易致肝气郁结，木郁不达，横逆乘脾犯胃；或思虑过度，脾气受损，土虚木乘，均可使气机升降失调，肠道功能失常，清浊不分，相杂而下，遂成本病。

4. 脏腑虚衰

调摄失宜，或久病之后，或年老体弱，均可导致脾胃虚弱，脾失升运，或肾阳不足，命门火衰，脾失温煦，水谷不能腐熟，运化失常，致水反为湿，食反为滞，湿滞内停，阻碍气机，升降失调，清浊不分，遂成泄泻。

（二）病机

1. 病机关键为脾病与湿盛，致肠道功能失司而发泄泻

湿的产生一是感受外湿，二是湿从内生，两者都与脾病密切相关。脾病可以导致湿盛，湿盛又可加重脾病，在泄泻的发病过程中，往往互为因果。脾病湿盛是导致脾胃运化功能失调、肠道分清泌浊、传导功能失司而发生泄泻的重要病理环节。

2. 病位在肠，主病之脏在脾，同时与肝、肾关系密切

脾之运化功能失常，气机升降失调，小肠分清泌浊失职，大肠传导失司，以致水谷不化，水湿不分，混杂而下，发生泄泻。此外，肝失疏泄，横逆乘脾；肾阳虚衰，不能上蒸脾土，腐熟分流水谷，亦能导致泄泻。

3. 病理性质有虚实之分，又可互相转化夹杂

泄泻病理性质有虚实之分。一般来说，暴泻以湿盛为主，多由湿盛伤脾，或食滞生湿，壅滞中焦，脾为湿困所致，病属实证。久泻多偏于虚证，由脾虚不运而生湿，或他脏及脾，如肝木克脾，或肾虚火不暖脾，水谷不化所致。而虚实之间又可相互转化夹杂。以病机演变看，久泻往往由暴泻转归而成。既有从实转虚的病理变化过程，又有逐渐出现的脾阳亏损、脾气下陷、脾肾阳虚、肾气失固，甚至气虚及阴、阳虚及阴，出现气阴两虚、

阴阳两虚等以虚为主的病理变化特点；还有在脾胃亏损、脾肾两虚的基础上，分别兼见湿食内停、肝郁犯脾甚或形成饮滞胃肠、瘀阻肠络等因虚致实而出现虚实夹杂，寒热交错，或本虚标实，甚至以邪气为主的病理变化情况。且久泻每在脾胃虚弱、脾肾两虚的基础上，因感受寒湿、湿热或饮食不节、情志失调而致病情加重或反复，或引起急性发作，亦可表现为脾虚夹湿、夹食或夹滞的证候。

4. 病程有急慢之分，泄泻日久，变证衍生

急性腹泻，经及时治疗，绝大多数在短期内痊愈，有少数患者，暴泻不止，损气伤津耗液，可成痉、厥、闭、脱等危证，特别是伴有高热、呕吐、热毒甚者尤然。急性泄泻因失治或误治，可迁延日久，由实转虚，转为慢性泄泻。日久脾病及肾，肾阳亏虚，脾失温煦，不能腐熟水谷，可成命门火衰之五更泄。

二、临床诊断

（1）临床表现为粪质稀溏，或完谷不化，或如水样，大便次数增多，每日3～5次，甚至十余次，为本病的主要特征。

（2）常伴腹痛、腹胀、肠鸣、纳呆等症状。

（3）暴泻者病程短，多因暴饮暴食或误食不洁食物后骤然起病。久泻者病程较长，多有反复发作病史，常由外邪、饮食、情志等因素而诱发。

（4）本病多发于夏秋季节，但一年四季均可发病。

具备以上临床表现，结合起病形式、诱因及伴随症状、发病季节等即可诊断为泄泻。

粪便常规检查：粪便常规检查简便易行，临床价值高。肉眼观察粪便性状即可对腹泻种类和病因有一个大致判断；显微镜下脓细胞、红细胞、虫卵、滋养体、包囊、卵囊、脂肪球等的发现有助于明确病因；粪便细菌培养及药敏实验对于感染性腹泻的病因确定和临床治疗用药有重要的指导价值；对于病因不明确的慢性腹泻，消化内镜（结肠镜、小肠镜、胃镜）检查应作为常规，并结合血糖、肾功能、甲状腺功能、消化系统肿瘤标志物、血清激素（如血管活性肠肽等）水平测定及 X 线、钡餐、CT、彩色多普勒超声等影像学检查以帮助明确病因。

三、鉴别诊断

（一）泄泻需与霍乱、痢疾相鉴别

见表 2-18。

表2-18　泄泻与霍乱、痢疾的鉴别要点

鉴别项目	泄泻	霍乱	痢疾
主症特点	排便次数增多，粪便稀溏，甚如水样	上吐下泻并作	腹痛、里急后重、痢下赤白脓血
病史特点	多发于夏秋季节，发病有缓有急，常有饮食不节（洁）史，可聚集发病	起病急，变化快，病情凶险，多有流行发病现象	夏秋季多见，起病急剧或反复发作，迁延不愈，多有饮食不洁史，或有传染现象
起病特点	饮食不慎后短时间内出现腹胀腹痛，旋即腹泻	突发腹痛，旋即吐泻交作，少数病例可无腹痛	急性多先有发热恶寒，随后出现腹痛、腹泻
泻下之物	多清稀，甚则如水样，或泻下完谷不化	多为夹有大便的黄色粪水，或如米泔而不甚臭秽	多为黄色稀便，后转为黏液脓血便
伴随症状	可有腹痛，一般不著，泻后痛减，且常与肠鸣同时存在，或兼有呕吐	常伴有恶寒发热、腹中绞痛、转筋，重者见面色苍白，目眶凹陷、汗出肢冷	可伴有恶寒发热，腹痛便后不减，后重感明显，重症可见神昏

（二）泄泻需辨暴泻、久泻

见表 2-19。

表2-19　暴泻、久泻的辨别

辨别项目	暴泻	久泻
病理特点	以湿盛为主	以脾虚多见
泄泻特点	次数频多，泻下清稀，甚则如水样	常呈间歇性发作，泻下稀溏
起病特点	常因感受外邪、饮食不洁（节）而发，起病较急	常因饮食不当、劳倦过度、情志失调而复发，起病较缓
病程	较短，有自愈倾向	较长，迁延日久

（三）泄泻需辨虚实

见表 2-20。

表2-20　虚证泄泻、实证泄泻的辨别

辨别项目	实证泄泻	虚证泄泻
病机	湿邪内盛、脾运不及	脏腑失调、脾运失健
泄泻特点	泻势急迫，泻下清稀如水或溏垢不爽	泻势较缓，泻下稀溏或糊状
腹痛特点	痛势急迫，拒按，泻后痛减	腹痛不甚，喜温喜按
病程	一般较短	较长，反复发作
伴随症状	一般全身虚性症状不著	常有神疲乏力、四肢不温等虚证表现

（四）泄泻需辨寒热

见表 2-21。

四、辨证论治

（一）治法治则

泄泻的治疗大法为"运脾化湿"。急性泄泻多以湿盛为主，重在化湿，

佐以分利,参以淡渗。根据寒湿和湿热的不同,分别采用温化寒湿与清化湿热之法。夹有表邪者,佐以疏解;夹有暑邪者,佐以清暑;兼有伤食者,佐以消导。久泻以脾虚为主,当健脾祛湿。因肝气乘脾者,宜抑肝扶脾;因肾阳虚衰者,宜温肾健脾;若为寒热错杂,或虚实并见者,当温清并用,虚实兼顾。

表2-21　寒证泄泻、热证泄泻的辨别

辨别项目	寒证泄泻	热证泄泻
基本病机	寒湿内盛	湿热内壅
大便特点	大便清稀,或完谷不化	大便色黄褐而臭
泻下特点	一般不急,泻后得舒	泻下急迫,泻而不爽
伴随症状	腹痛肠鸣,遇寒加重,得温则减,脘闷食少,或兼有恶寒发热,鼻塞头痛等	腹痛得温不减,烦热口渴,小便短赤,肛门灼热等

(二)分证论治

暴泻临床以寒湿、湿热(暑湿)、食滞等证型较为多见,久泻则以脾(气)虚、肝郁、肾(阳)虚等证型为多,并且上述证型之间可以相互转化或相兼为病。寒湿证以泄泻清稀,甚则如水样,脘闷食少,腹痛肠鸣为特征,若兼外感风寒,则兼有表证;食滞证以腹痛肠鸣,泻下粪便臭如败卵,泻后痛减,舌苔垢浊或厚腻,脉滑为特征;脾(气)虚证以大便时溏时泻,迁延反复,食少神疲,面色萎黄,舌淡苔白,脉细弱为特征;肾(阳)虚证以黎明之前脐腹作痛,肠鸣即泻,完谷不化,伴形寒肢冷,腰膝酸软,舌淡苔白,脉沉细为特征。

泄泻的分证论治详见表 2-22。

表2-22　泄泻分证论简表

证候	治法	推荐方	常用加减
寒湿	芳香化湿，解表散寒	藿香正气散	表寒重，加荆芥、防风；外感寒湿，饮食生冷者，可加服纯阳正气丸；湿邪偏重，可改用胃苓汤
湿热	清热利湿，运脾止泻	葛根芩连汤	若有表证，加金银花、连翘、薄荷；湿邪偏重，加藿香、厚朴、茯苓、猪苓、泽泻、灯心草；暑湿泄泻，可用新加香薷饮合六一散
食滞	消食导滞，和胃止泻	保和丸	若食积较重，加大黄、枳实、槟榔，或用枳实导滞丸；食积化热，加黄连、山栀；呕吐甚者，加生姜、刀豆子、竹茹
脾虚湿盛	健脾益气，化湿止泻	参苓白术散	脾阳虚衰，阴寒内盛，亦可用附子理中汤或理中丸；中气下陷，或兼有脱肛者，可用补中益气汤，并重用黄芪、党参
肝气乘脾	抑肝扶脾，行气止泻	痛泻要方	肝体过虚，加用当归、枸杞子；肝用不足，加柴胡、青蒿；脾虚甚，加党参、茯苓、扁豆、鸡内金
肾阳虚衰	温肾健脾，固涩止泻	四神丸	脐腹冷痛可加附子理中丸；若泻下滑脱不禁，或虚坐努责，可改用真人养脏汤；若脾虚肾寒不著，反见心烦嘈杂，大便夹有黏冻，可改服乌梅丸方

（三）临证备要

1. 预防调护

要加强锻炼，增强体质，使脾气旺盛，则不易受邪。加强食品卫生和饮用水的管理，防止污染。饮食应有节制，不暴饮暴食，不吃腐败变质的食物，不喝生水，生吃瓜果要洗净，养成饭前便后洗手的习惯。生活起居应有规律，防止外邪侵袭，夏季切勿因热贪凉，尤其应注意腹部保暖，避免感邪。

2. 饮食管理

泄泻患者应给予流质或半流质饮食，饮食宜新鲜、清淡、易于消化而富有营养，忌食辛辣炙煿、肥甘厚味。急性暴泻易伤津耗气，可予淡盐水、米粥等以养胃生津。若属虚寒泄泻，亦可予以淡姜汤饮之，以温振脾阳、调和胃气。肝气乘脾泄泻者，应注意调畅情志，尽量消除紧张情绪，不要怒时进食。

3. 注意"风药"的临床应用

脾气不升是久泻的主要病机之一，风药轻扬升散，同气相召，脾气上升，运化乃健，泄泻可止。湿是形成泄泻的病理要素之一，湿见风则干，风药具有燥湿之性。湿邪已祛，脾运得复，清气上升，泄泻自止。风药尚具有促进肝之阳气升发的作用，肝气升发条达，疏泄乃治。从西医学观点来看，风药尚具有抗过敏作用，而慢性泄泻者多与结肠过敏有关，故而有效。临床常用药有藿香、葛根、荆芥、防风、桔梗、白芷、藁本、升麻、柴胡、蝉蜕、羌活等。方剂可选藿香正气散、荆防败毒散、羌活胜湿汤等，运用得当，效果明显。

4. 虚实夹杂者，寒热并用

久泻纯虚纯实者少，虚实夹杂者多，脾虚与湿盛是本病的两个方面。脾气虚弱，清阳不升，运化失常则生飧泄，治疗可用参苓白术散、理中汤等；若脾虚生湿，或外邪内侵，引动内湿，则虚中夹实，治当辨其湿邪夹热与夹寒之不同，临床一般以肠腑湿热最为常见，治疗当理中清肠、寒热并用，加用败酱草、红藤、黄柏、猪苓、茯苓等；寒湿偏重者则用苍术、厚朴、肉桂、陈皮、白术等。

5. 掌握通法在久泻中的运用时机

泄泻一证，其病位在肠腑，大肠为"传导之官"，小肠为"受盛之官"，前者司"变化"，后者主"化物"，一旦肠腑发生病变，必然"变化"无权，"化物"不能，于是曲肠盘旋之处易形成积滞痰饮浊毒。久则中焦脾胃渐亏，难以运化，积饮痰浊越甚，或陈积未去，新积又生。故此，诸法罔效者，多有痰饮浊毒积滞肠腑。倡导攻邪已病的张从正提倡以攻为补，"损有余即补不足"，而且"下中自有补""不补之中有真补存焉"。当代医家韦献贵认为："久泻亦肠间病，肠以腑为阳，腑病多滞多实，故久泻多有滞，滞不除则泻不止。"因此，攻除积滞痰饮浊毒，攻补兼施，掌握好攻补的孰多孰少，乃为治疗难治性泄泻的出奇制胜之法。

久泻使用化瘀之法，值得重视：辨证上应注意血瘀征象的有无。王清任的诸逐瘀汤，结合临床，变通使用得当，往往可以获效。

（四）常见变证的治疗

1. 痉证

久病体弱者易见，多于暴泻久泻后出现，常伴高热，因吐泻较甚，津液亡失，筋脉失濡，致项背强直，四肢麻木，抽搐或筋惕肉瞤，直视口噤，头目昏眩，自汗，神疲气短，或低热，舌质淡或舌红少苔，脉细数等，可用四物汤和大定风珠加减以滋阴养血，息风止痉；或循经选穴，多取督脉、足太阳膀胱经穴位，用强刺激手法。

2. 厥证

暴泻久泻，可致气随液耗，阳随阴消，神明无主而出现卒然昏倒，不省人事，或口噤拳握，四肢逆冷等，发病前多有头昏、乏力、纳差等表现，可灌服参附汤或芪附汤以益气固本，同时可灌服热糖水或热茶。患者苏醒后，可口服四味回阳饮。

3. 闭证

感受湿热毒邪，可入里攻心，扰乱心神，致神昏谵语，高热腹痛，泻下不止，甚至出血发斑。可予紫雪丹、安宫牛黄丸化水灌服或鼻饲，也可用热毒宁、清开灵、醒脑静等静脉滴注，另外也可用黄连解毒汤、清瘟败毒饮等清热解毒类方剂口服或灌肠。

4. 脱证

发病前多有烦躁不安或意识欠清，突然大汗淋漓，或汗出如油，精神疲惫，四肢厥冷，声短息微，脉微欲绝，或脉大无力，舌卷无津者，宜生脉散加附子，急煎顿服。汗多时还可加生龙骨、生牡蛎、麻黄根等止汗之品。

（五）其他疗法

1. 中成药治疗

（1）藿香正气丸：散寒化湿。适用于四时外感寒湿而致急性泄泻，或兼有腹胀呕吐者。

（2）香连丸：清热化湿。适用于湿热泄泻。

（3）参苓白术颗粒（丸）：健脾益气，化湿止泻。适用于脾胃虚弱之泄泻。

（4）保和丸：消食导滞。适用于食滞胃肠之泄泻。

（5）四神丸：温肾健脾，固涩止泻。适用于脾肾阳衰之久泻不止。

（6）固肠止泻丸：调和肝脾，涩肠止痛。适用于肝脾不和，泻痢腹痛者。

2. 针灸推拿

（1）针灸：暴泻以除湿导滞，通调腑气为法。以足阳明胃经穴、足太阴脾经穴为主，针刺上巨虚（双）、天枢（双）、足三里（双）。久泻以健脾温肾，固本止泻为法。以任脉、足阳明胃经穴及背俞穴为主，艾灸上脘、天枢（双）、关元、足三里（双）。

（2）推拿：患者仰卧，医者用一指禅推法由中脘缓慢向下推至关元穴，接着用摩振法于腹部摩振约15分钟，再按揉中脘、天枢、神阙、气海、关元、上巨虚、足三里，每穴约半分钟。患者俯卧位，先以一指禅推法或擦法由足太阳膀胱经脾俞开始缓慢向下，推或擦至大肠俞，往返3～5遍，然后按揉脾俞、胃俞、肾俞、大肠俞，至长强穴再用擦法施于尾骶部。一般每日1次，2周后改为隔日1次，4周为1个疗程。适用于脾虚泄泻。

（3）外治法：附子、肉桂、党参、山药、当归、金樱子各20 g，鹿茸10 g。共研为细末，用陈醋和匀加工制成膏剂备用。治疗时先将神阙穴消毒，然后取该药2 g填于其中，再用胶布封闭。2～4日换药1次，7次为1个疗程。本方具有温肾、健脾、散寒、止泻等功能，适用于多种泄泻证型。

五、典型案例

芮某，女，40岁，因"腹痛泄泻1个月余"于2020年8月10日就诊。

临床表现：患者1个月来每遇情志不遂或情绪紧张，即出现腹痛泄泻，泻后痛减。发作时腹中有气蹿痛，雷鸣切切，伴频繁矢气，饮食一般，睡眠较差。舌淡红，苔白腻，脉弦细。

中医诊断：泄泻。

辨证：肝气乘脾证。

治法：抑肝扶脾。

方剂：痛泻药方加减。

处方：陈皮，白芍，防风，白术，柴胡，木香，党参。

第八节 痢 疾

由于气血邪毒凝滞于肠腑脂膜，传导失司，以腹痛、里急后重、下痢赤白脓血为主症的病证称为痢疾。分急、慢性两类，急性者，称之为暴痢；慢性者，称之为久痢，常见反复发作黏液脓血便，腹部隐痛，虚坐努责，甚至脱肛，肌肉消瘦，神疲乏力，食欲不振等。西医学中的炎症性肠病、肠型白塞综合征、慢性细菌性痢疾等，均可参考"久痢"辨证论治。急、慢性细菌性痢疾，急、慢性阿米巴痢疾等疾病不在本病证范畴。

一、病因病机

痢疾多由外感邪毒、内伤饮食、情志内伤等损及脾胃与肠而致。由于邪气客于大肠，与气血搏结，肠道脂膜血络受伤，传导失司，而致下痢赤白脓血、腹痛、里急后重之证。久痢多因痢疾迁延，邪恋正衰，禀赋虚弱，或治疗不当，收涩过早，关门留寇则成。

（一）病因

1. 外感邪毒

夏秋季节，暑湿秽浊、邪毒易于滋生，人处于湿热熏蒸之中，脾胃呆滞，若起居不慎，劳作不休，湿热之邪，侵及肠道，气血与暑湿毒邪搏结于肠之脂膜，化为脓血发病。若不得正确治疗，因早用固涩或过用苦寒之药，致使邪气留滞，正气耗伤，病势缠绵难愈。又因大肠位于下焦，气血流动相对缓慢，湿热蕴结此处，药力难达，故病势缠绵，久病耗伤正气，造成正虚邪恋之证。

2. 内伤饮食

若平素嗜食肥甘厚味或恣食生冷，均可伤及脾胃，脾胃升降失常，湿热或寒湿之邪，壅塞肠中，与气血搏结于肠之脂膜，化为脓血，可诱发本病。脾胃素弱之人，屡伤寒湿，或湿热痢疾过服寒凉之品，克伐中阳，每成虚寒痢。

3. 情志内伤

肝在志为怒，恼怒可令肝气亢盛或郁结，致中焦运化不利、受纳失司，日久化热，积滞湿热蕴结肠中，腑气不通，肠络瘀滞，血败肉腐而见腹痛、下利脓血。脾在志为思，长期精神紧张、思虑忧郁均可伤脾，致脾虚运化不利，湿停食滞，客于肠道，大肠传导失司而致病。

4. 禀赋虚弱

若其人禀赋素虚，先天脾胃娇嫩，肌肉不充，虽正常饮食亦不能运化，化为湿浊留滞中焦，下流大肠而发病，而肾阳与脾阳密切相关，命门之火能帮助脾胃腐熟水谷，助肠胃消化吸收。如久病损伤肾阳，或年老体衰，阳气不足，脾失温煦，运化失常亦可成本病。又有素体阴虚，感邪而病痢，或痢久不愈，湿热伤阴，每成阴虚痢。

（二）病机

1. 病位在大肠，与胃、脾、肾关系密切

痢疾基本病变在肠，因肠与胃密切相连，故常曰："在肠胃"。痢疾日久，不但损伤脾胃而且累及于肾，导致肾气虚惫或脾肾阳虚，下痢不止。

2. 病机关键为脾肾亏虚，邪蕴肠腑，病势缠绵

久痢多在脾胃虚弱的基础上感受外邪、饮食不节或忧思恼怒等，湿热、寒湿、食积等病邪蕴结肠中，与肠中气血相搏结，大肠传导功能失司，通降不利，气血瘀滞，肠络受损，腐败化为脓血而痢下赤白；由于脾胃虚弱，

或饮食、劳倦、思虑、久病等诸多因素作用，导致脾气受损，脾虚失于健运，水谷不化，日久胶结，渐成下痢赤白。脾虚不能化生水谷精微，后天失养，兼之久泻伤阴损阳，渐及于肾，肾虚又导致土无所助，脾肾并虚，致病情缠绵难愈。脾肾亏虚是本病发病及缠绵难愈的关键，是决定本病预后的重要因素。

3. 病理因素以湿邪为主，病理性质有虚、实、寒、热之不同

素体阳盛者，易感受湿热，或感受湿邪后，湿从热化；素体阳虚者，易感受寒湿，或感受湿邪后，湿从寒化。湿热、寒湿、食积等邪气内蕴肠腑，与肠中气血相搏结，大肠传导功能失司，通降不利，气血瘀滞，肠道脂膜血络受伤，腐败化为脓血而下痢赤白脓血；气机阻滞，腑气不通故见腹痛、里急后重。

病理性质有虚、实、寒、热之不同，且演变多端。外感湿热或湿热内生，壅滞腑气，熏灼肠道，下痢赤白脓血，赤多白少，或湿热之气上攻于胃，胃气逆而不降，噤口不纳者皆属于实证、热证；寒湿阴邪所致者为寒证。下痢日久，可由实转虚或虚实夹杂，寒热并见。如果湿热之气上攻于胃，或久痢伤正，胃虚气逆，则胃不纳食，而成为噤口痢；如湿热内郁不清，日久则伤气、伤阴，或素体阴虚邪恋，而成阴虚痢；脾胃素虚而感寒湿患痢，或湿热痢过服寒凉药物致脾虚中寒，日久化源不足，累及肾阳，关门不固，下痢滑脱，形成虚寒痢；如痢疾迁延，邪恋正衰，脾气更虚，或治疗不当，收涩过早，关门留寇，则成久痢，或时愈时发的休息痢；痢久不愈，或反复发作，不但损伤脾胃而且影响及肾，导致肾气虚惫，关门不固，下痢不止。

二、临床诊断

（1）临床表现以腹痛、里急后重、大便次数增多、泻下赤白脓血便为主症。

（2）暴痢起病急，病程短，可伴有恶寒、发热等症；久痢起病缓慢，反复发作，迁延不愈；疫毒痢病情严重而病势凶险，以儿童为多见，起病急骤，在腹痛、腹泻尚未出现之时，即有高热神疲，四肢厥冷，面色青灰，呼吸浅表，神昏惊厥，而痢下、呕吐并不一定严重。

（3）多有饮食不洁史。急性起病多发生在夏秋之交，久痢则四季皆可发生。

（4）痢疾重者全腹可有压痛，尤以左下腹压痛明显；左下腹可触及条索状的乙状结肠。重型和中毒性痢疾可出现血压下降。

血常规检查可示白细胞计数及中性粒细胞增多，慢性细菌性痢疾患者血常规可见轻度贫血。大便常规及培养可见大量脓细胞和红细胞，并有巨噬细胞，培养出致病菌是确诊的关键。肠阿米巴病的新鲜大便可有阿米巴滋养体或包囊。乙状结肠镜检查可见急性期肠黏膜弥漫性充血、水肿、大量渗出、有浅表溃疡，有时有假膜形成。慢性期的肠黏膜呈颗粒状，可见溃疡或息肉形成。慢性期患者，可见肠道痉挛、动力改变、袋形消失、肠腔狭窄、肠黏膜增厚，或呈节段状。

X线钡剂、结肠镜检查有助于溃疡性结肠炎、克罗恩病、放射性肠炎的诊断，亦可排除直肠肿瘤等疾病。

三、鉴别诊断

（一）痢疾需与泄泻相鉴别

见表 2-23。

（二）痢疾需辨久暴、查虚实

见表 2-24。

表2-23 痢疾与泄泻的鉴别要点

鉴别项目	痢疾	泄泻
病因	外感时邪疫毒，内伤饮食	感受外邪，饮食所伤，情志失调，禀赋不足，久病脏腑虚弱
病机	邪蕴肠腑，气血壅滞，肠道传导失司	脾虚湿盛，肠道分清泌浊、传导功能失司
主症	大便次数增多，腹痛，里急后重，痢下赤白黏冻	排便次数增多，粪质稀溏或完谷不化，甚至泻出如水样
里急后重	有	无
赤白脓血便	有	无
腹痛	有	可有可无
腹痛特点	腹痛伴里急后重感，便后痛不减	腹痛多伴腹胀肠鸣，少有里急后重感，便后多痛减

表2-24 痢疾辨久暴、虚实

辨别项目	暴痢	久痢
主症	起病急，病程短，腹痛胀满，痛而拒按，痛时窘迫欲便，便后里急后重暂时减轻	发病缓，病程长，腹痛绵绵，痛而喜按，便后里急后重不减，坠胀甚者为虚，反复发作之休息痢，常为虚中夹实
病理性质	实	虚、虚中夹实

（三）痢疾需辨寒热气血

见表 2-25。

四、辨证论治

（一）治则治法

痢疾的治疗，应根据其病证的寒热、虚实、久暴而确定治疗原则。热痢清之，寒痢温之，初痢实则通之，久痢虚则补之，寒热交错者清温并用，虚实夹杂者攻补兼施。赤痢重用血药，白痢重用气药。痢疾初起以实证、热证多见，宜清热化湿解毒。久痢多虚证、寒证，宜温中补虚，调补脾胃，兼以清肠收涩固脱。

表2-25　痢疾辨寒热气血

辨别项目	热	寒	气	血
主症	便出脓血，色鲜红，甚至紫黑，浓厚黏稠腥臭，腹痛，里急后重感明显	大便赤白清稀，白多赤少，清淡无臭，腹痛喜按，里急后重感不明显	下痢白多赤少，邪伤气分	下痢赤多白少，或以血为主
兼症	口渴喜冷，口臭，尿黄或短赤	面白，肢冷，形寒	腹胀食少，倦怠嗜卧	或兼热邪伤及血分
舌象	舌红，苔黄腻	舌淡，苔白	舌苔厚腻	舌质红绛
脉象	脉滑数	脉沉细	脉濡软或虚弱	脉滑数

下痢兼有表证者，宜合解表剂，外疏内通；夹食滞可配合消导药。在辨证治疗过程中，始终注意顾护胃气。对于古今医家提出的有关治疗痢疾之禁忌，如忌过早补涩，忌峻下攻伐，忌分利小便等，可供临床参考借鉴。"调气则后重自除，行血则便脓自愈"，痢疾为病，气血凝滞于肠间，脂膜血络损伤，气机阻滞，治疗上还应重视调理脾胃之气机，除通利大肠之滞气外，还应佐以行血、和血、凉血之品。

（二）分证论治

湿热痢以痢下赤白脓血，肛门灼热，小便短赤，舌苔黄腻，脉滑数为特征；疫毒痢以起病急，痢下鲜紫脓血，腹痛剧烈，里急后重明显，壮热，恶心呕吐，头痛烦躁，甚者神昏惊厥为特征；寒湿痢以痢下白多赤少，或为纯白冻，伴饮食乏味，脘腹胀闷，头身困重为特征；阴虚痢以痢下赤白脓血，或鲜血黏稠，脐腹灼痛，虚坐努责，心烦口干，舌红绛，苔少，脉细数为特征；虚寒痢以痢下稀薄，带有白冻，或滑脱不禁，腹部隐痛，四肢不温，腰膝酸软为特征。休息痢以下痢时发时止，迁延不愈，常因饮食不当、受凉、劳累而发为特征。

痢疾初起之时忌用收涩止泻之品，以免关门留寇。若痢疾复发，病势由缓转急，以湿滞邪毒内盛为主，治疗应急则治其标，以祛邪导滞为首务；若久痢虚证，脾胃亏损，阳气不振，甚至脾肾两虚，关门不固，滑脱不禁者，则应重以温补之法，兼以收涩固摄，不可攻伐，以免重伤正气。总之，应权衡邪正，既重视余邪积滞未尽之一面，又要时刻顾护正气，特别应以顾护胃气贯穿于治痢疾的始终。

痢疾的分证论治详见表 2-26。

（三）临证备要

痢久多湿滞毒邪胶结，病势渐而由浅入深，病情反复，可采用内外同治的方法。病位离肛门远者，可选用中药灌肠剂；病位离肛门较近者，可选用中药栓剂。灌肠常用药：白头翁、苦参、金银花、黄柏、地榆、马齿苋、石榴皮。如白头翁、苦参、金银花、黄柏、滑石各 60 g，加水浓煎成 200 mL，保留灌肠。

噤口痢呕吐频繁，胃阴耗伤，舌红绛而干，脉细数，可酌加西洋参 3～6 g、麦冬 6～12 g、石斛 6～12 g、芦根 15～30 g 扶阴养胃；或人参 3～10 g 与姜汁炒黄连 2～5 g 同煎，频频呷之，再吐再呷，以开噤为止。若患者服药时屡饮屡吐，可先予少量玉枢丹置口中，随口水缓缓咽下，然后再服其他药。本证也可用田螺捣烂，加入麝香 0.03～0.1 g，纳入脐中以引热下行。

若马齿苋临床可量大，100～150 g，加水煎服，每日 2 次，可用于热毒血痢；石榴皮加水煎服，每日代茶频饮，可用于治疗休息痢；紫皮大蒜 30 g，去皮煮粥，每日早晚各 1 次；苍耳草煎 20～30 g，捣碎，水煎服，适用于红白痢疾。

表2-26　痢疾分证论治简表

证候	治法	推荐方	常用加减
湿热痢	清肠化湿，调气行血	芍药汤	热重于湿者，加白头翁、秦皮、黄柏；瘀热较重，加地榆、牡丹皮、苦参；湿重于热者，去当归，加苍术、茯苓、厚朴、陈皮
疫毒痢	清热解毒，凉血除积	白头翁汤	热毒深入心营，用犀角地黄汤、紫雪丹；暴痢致脱，见面色苍白，汗出肢冷，唇舌紫暗，尿少，脉微欲绝，急服独参汤或参附汤，加用参麦注射液
寒湿痢	温中燥湿，调气和血	胃苓汤	痢下白中兼赤者，加当归、芍药；脾虚纳呆者加白术、神曲；寒积内停，见腹痛，痢下滞而不爽，加大黄、槟榔，配炮姜、肉桂
阴虚痢	养阴和营，清肠化湿	驻车丸	口渴、尿少、舌干者，可加沙参、石斛；如痢下血多者，可加牡丹皮、旱莲草；若湿热未清，有口苦、肛门灼热者，可加白头翁、秦皮
虚寒痢	温补脾肾，涩肠固脱	桃花汤合真人养脏汤	少气脱肛，加黄芪、柴胡、升麻、党参
休息痢	温中清肠，调气化滞	连理汤	肾阳虚衰，关门不固者，加肉桂、熟附子、吴茱萸、五味子、肉豆蔻；脾阳虚极，肠中寒积不化，用温脾汤加减；寒热错杂者，可用乌梅丸加减

桃花汤主治寒湿下利，脏气不固，故用赤石脂收涩止泻，干姜温阳散寒。后世以桃花汤去粳米，加黄连、当归，用于湿热下利。可见，有脓血便时，固涩药并非绝对禁忌，如果出现大便稀溏，且次数较多，仍可酌情使用固涩药。

对于具有传染性的细菌性及阿米巴痢疾，应采取积极有效的预防措施，以控制痢疾的传播和流行。在痢疾流行季节，可适当食用生蒜瓣，亦可食用马齿苋、绿豆，煎汤饮用。

（四）常见变证的治疗

1. 噤口痢

如湿热、疫毒之气上攻于胃，胃虚气逆，噤口不食，表现为入口即吐的噤口痢，实属危象。噤口痢有虚有实。实者宜用开噤散苦辛通降，泄热和胃。若汤剂不受，可先用玉枢丹磨制成粉后调成汁少量服用。虚证宜健脾和胃，方用六君子汤加石菖蒲、姜汁以醒脾开胃。若下痢无度，饮食不进，肢冷脉微，为病情危重，急用独参汤或参附汤或参附注射液以益气回阳固脱。

2. 疫毒痢重症

下痢兼见发热不休，口渴烦躁，气急息粗，甚或神昏谵语，虽见下痢次数减少，而反见腹胀如鼓者，常见于疫毒痢及湿热痢邪毒炽盛，热入营血，邪陷心肝之重证。若见神昏谵语，甚则痉厥，舌质红，苔黄燥，脉细数者，属热毒深入心营，用犀角地黄汤、紫雪丹以清营凉血，开窍止痉；若暴痢致脱，症见面色苍白，汗出肢冷，唇舌紫暗，尿少，脉微欲绝者，应急服独参汤或参附汤，加用参麦注射液益气固脱。

（五）其他疗法

1. 中成药治疗

（1）加味香连丸：祛湿清热，化滞止痢。适用于湿热凝结的急性痢疾。

（2）槐角丸：祛湿清热，行气活血。适用于痢疾湿热壅肠，气滞血瘀者。

（3）木香槟榔丸：行气导滞，泄热通便。适用于痢疾气滞血瘀证。

2. 隔药灸治疗溃疡性结肠炎

隔药灸治疗溃疡性结肠炎，可以起到调和气血、健脾利湿的作用。患者取仰卧位，暴露腹部，选穴天枢（双）、气海、关元等，将做好的药饼放在待灸穴位上，点燃艾段上部后置药饼上施灸。

3. 敷脐疗法

（1）吴茱萸粉 3 g，米醋 5 mL 调和，加温 40 ℃左右，外敷脐部。每12 小时更换 1 次。适用于痢疾寒湿型。

（2）猪苓、地龙、针砂、生姜汁各适量。前 3 味共为细末，以生姜汁调成膏状，敷于脐部，每日 1 次，适用于痢疾湿热型。

（3）乳香、没药、米粉各适量，共为细末，陈醋调如膏状，敷脐，每日换药 1 次。适用于腹痛明显者。

4. 足浴疗法

葛根 50 g、白扁豆 100 g、车前草 150 g，水煎 20 ～ 30 分钟去渣取液，放入浴盆内，兑适量温开水，水温 30 ℃左右，浸泡脚 30 ～ 60 分钟，每日 2 ～ 3 次。

5. 中药保留灌肠

（1）溃结清：由麝香、牛黄、珍珠、血竭、枯矾、白及、青黛、红花等组成。每次用溃结清粉 12 g，加白开水 100 mL，调成稀糊状，待温后保留灌肠。

（2）锡类散、云南白药、生肌散各 1 g，置于 30 ℃的温水中混合均匀。先用温水 500 mL 清洁灌肠，再用此药保留灌肠。

（3）白头翁、白花蛇舌草、救必应各 30 g，川黄连、赤芍、白芍各 15 g，煎水 200 mL，每晚睡前保留灌肠。

（4）明矾合剂：明矾、苍术、苦参、槐花各 15 g，大黄 10 g，煎水保留灌肠。

（5）青黛散：青黛、黄柏、珍珠、枯矾、儿茶等为细末，加水混合均匀，每晚睡前保留灌肠。

第九节 便 秘

便秘是临床常见病与多发病，是以大便排出困难，粪质干燥坚硬，秘结不通，艰涩不畅，排便次数减少或排便周期延长，或虽有便意而排便无力为主的病证。便秘主要包括西医学中的功能性便秘、便秘型肠易激综合征等。因肿瘤、巨结肠病、肠梗阻等疾病引起的便秘不在本病证范围。

一、病因病机

便秘主要由饮食不节、情志失调、年老体虚、感受外邪等因素导致热结、气滞、寒凝、气血阴阳亏虚引起的肠道传导失司。

（一）病因

1. 饮食不节

饮酒过多，过食辛辣肥甘厚味，导致肠胃积热，大便干结；或恣食生冷，致阴寒凝滞，胃肠传导失司，造成便秘。

2. 情志失调

忧愁思虑过度，或久坐少动，每致气机郁滞，不能宣达，于是通降失常，传导失职，糟粕内停，不得下行，而致大便秘结。

3. 年老体虚

素体虚弱，或病后、产后及年老体虚之人，气血两亏，气虚则大肠传送无力，血虚则津枯肠道失荣，甚则致阴阳俱虚，阴亏则肠道失荣，导致大便干结，便下困难，阳虚则肠道失于温煦，阴寒内结，导致便下无力，大便艰涩。

4. 感受外邪

外感寒邪可导致阴寒内盛，凝滞胃肠，失于传导，糟粕不行而成冷秘。若热病之后，肠胃燥热，耗伤津液，大肠失润，亦可致大便干燥，排便困难。

（二）病机

1. 病机关键为大肠传导失常

大肠属六腑之一，主传化糟粕，主津液，便秘多由饮食不节、胃肠积热或阴寒凝滞，传导失司，导致便秘；或情志失调，气机郁滞，大肠传导失常而致便秘；或年老体虚，气血阴阳亏虚而致便秘；或感受外邪，阻滞胃肠，失于传导而致便秘。

2. 病位在大肠，与肺、脾、胃、肝、肾等脏腑密切相关

胃热过盛，津伤液耗，则肠失濡润；脾肺气虚，则大肠传送无力；肝气郁结，气机壅滞，或气郁化火伤津，则腑失通利；肾阴不足，则肠道失润；肾阳不足，则阴寒凝滞，津液不通，故皆可影响大肠的传导，而发为本病。

3. 病理性质有虚实寒热之异，且可相互转化、兼夹

便秘的病性可概括为寒、热、虚、实4个方面。燥热内结于肠胃者，属热秘；气机郁滞者，属实秘；气血阴阳亏虚者，为虚秘；阴寒积滞者，为冷秘或寒秘。四者之中，又以虚实为纲，热秘、气秘、冷秘属实，气血阴阳不足的便秘属虚。而寒、热、虚、实之间，常又相互转化或相互兼夹。如热秘久延不愈，津液渐耗，可致阴津亏虚，肠失濡润，病情由实转虚。气机郁滞，久而化火，则气滞与热结并存。气血不足者，如受饮食所伤或情志刺激，则虚实相兼。阳气虚衰与阴寒凝结可以互为因果，见阴阳俱虚之证。

4. 病程有新久之分、在气在血之别

便秘初起，常由外邪、饮食、情志所致，以气机郁滞为主，病位较浅，多在气分；"久病入络"，气郁血瘀，病位较深，多为气血同病。

5. 病延日久，重视疾病危害

便秘临床症状轻重不一，很多人常常不去特殊理会，但实际上便秘的危害很大。便秘在有些疾病如结肠癌、肝性脑病、乳腺疾病、早期老年性痴呆的发生中起重要作用，除此之外，其在急性心肌梗死、脑血管意外中可导致生命意外。部分便秘和肛肠疾病，如痔、肛裂等有密切的关系。

因此，早期预防和合理治疗便秘将会大大减轻便秘带来的严重后果，改善生活质量，减轻社会和家庭负担。

二、 临床诊断

（1）主要表现为排便次数减少，排便周期延长；或粪质干硬，排出困难；或粪质虽不干硬，但排出无力，艰涩不畅。

（2）常伴腹胀、腹痛、口臭、脘闷嗳气、食欲不振、头晕、神疲乏力、夜寐不安、心烦等。

（3）查体时腹肌软，左下腹有时可扪及条索状粪块，排便后可消失。腹部可有压痛，但无反跳痛。肠鸣音活跃或减弱。

（4）多为缓慢起病，病程多迁延反复。发病常与外邪、饮食、情志、劳倦、久病失调、坐卧少动、年老体弱、腹部手术及神经系统损伤等因素有关。

根据以上临床表现，结合病史、诱因等即可诊断为便秘。

对初诊的慢性便秘患者应在详细采集病史和进行体格检查的基础上有针对性地选择辅助检查。肛门直肠指检简易、方便，可确定是否有粪便嵌塞、肛门狭窄、直肠脱垂、直肠肿块等病变，并可了解肛门括约肌的肌力状况。大便常规和隐血试验应作为常规检查，可提供结肠、直肠和肛门器质性病变的线索。电子结肠镜检查可观察结肠和直肠黏膜情况，排除器质性病变。腹部 X 线检查能显示肠腔扩张、粪便存留和气液平面等，可以确定是否存在肠梗阻及梗阻部位。消化道钡餐可显示钡剂在胃肠内运行的情况，以了解胃肠运动功能状态。钡剂灌肠可发现巨结肠、肿瘤等器质性病变。肠道动力及肛门直肠功能的检测（胃肠传输试验、肛门直肠测压法、排粪造影、球囊逼出试验、肛门测压结合腔内超声检查、会阴神经潜伏期或肌电图检查等）所获得的数据虽不是慢性便秘临床诊断所必需的资料，但对科学评估肠道与肛门直肠功能、便秘分型、药物和其他治疗方法的选择与疗效的评估是必要的。

三、鉴别诊断

（一）便秘需与肠结相鉴别

见表 2-27。

表2-27　便秘与肠结的鉴别要点

鉴别项目	便秘	肠结
主症特点	大便排出不畅，粪质多干结	腹部疼痛拒按，大便难以排出
基本病机	大肠传导失常	大肠通降受阻
起病特点	多为慢性久病	多为急性起病
伴随症状	可伴腹胀，纳差，恶心欲呕，有矢气，肠鸣音正常或减弱	腹胀痛较明显，重者可吐出粪便，极少或无矢气，肠鸣音亢进或消失

（二）便秘需辨实秘与虚秘

见表 2-28。

表2-28 实秘、虚秘的辨别

辨别项目	实秘	虚秘
病机	邪滞肠胃，壅塞不通	气血阴阳亏虚，肠失濡润或推动无力
排便特点	大便多较干结，欲便不得出或排出艰涩不畅，或便而不爽，腹部胀痛较明显，便后减轻	大便干或不干，排出困难，排便时间明显延长，便后可出现乏力、头晕等表现，腹部胀痛不明显
腹部切诊	腹胀绷紧而拒按	腹胀软而不拒按
伴随症状	伴有热结、寒凝、气滞等实证表现	伴有气血阴阳亏虚等虚证表现
舌脉征象	苔厚，脉实而有力	舌质淡，苔薄，脉细弱无力

四、 辨证论治

（一）治法治则

便秘的治疗以通下为原则，并根据不同的病因病机选取相应的治疗方法。实证以祛邪为主，根据热秘、冷秘、气秘之不同，分别施以泻热、温通、理气之法，辅以导滞之品，使邪去便通；虚秘以养正为先，按阴阳气血亏虚的不同，给予滋阴养血、益气温阳等法，使正盛便通，并酌配润下之药，标本兼治。另外各型都应重视调畅气机，针对不同病机分别予以降气导滞、益气升提、宣降肺气等治法。

（二）分证论治

热结、寒凝、气滞、气虚、血虚、阴虚、阳虚是便秘常见的证候要素。如燥热内结证以大便干燥坚硬，排便时肛门有灼热感，苔见黄厚而燥为特征；阴寒内结证以大便干结，排出艰难，苔见白润而滑为特征；气机郁滞证以粪质不甚干结，欲便不出，胁腹作胀为特征；阴、血虚证以便干如羊屎或栗状，舌红少津，无苔或苔少为特征。实秘可分为热秘、气秘、冷秘3个独立证型，而虚秘可分为气虚便秘、血虚便秘、阴虚便秘、阳虚便

4个独立证型。

便秘的分证论治详见表2-29。

表2-29　便秘分证论治简表

证候	治法	推荐方	常用加减
热秘	泻热导滞，润肠通便	麻子仁丸	大便干结而坚硬，加芒硝；口舌干燥，津伤较甚，加生地黄、玄参、麦冬；肺热气逆者，加瓜蒌仁、黄芩、苏子
气秘	顺气导滞，降逆通便	六磨汤	气郁化火，加栀子、芦荟；兼痰湿者，加皂角子、葶苈子、泽泻；气滞血瘀，加红花、赤芍、桃仁
冷秘	温里散寒，通便止痛	温脾汤合半硫丸	胀痛明显，加枳实、厚朴、木香；腹部冷痛，手足不温，加高良姜、花椒、小茴香；心腹绞痛，口噤暴厥，可用三物备急丸
气虚便秘	补脾益肺，润肠通便	黄芪汤	排便困难，腹部坠胀，可合用补中益气汤；气短懒言，多汗少动，加用生脉散；脘腹痞满，纳呆便溏，加扁豆、生薏苡仁、砂仁，或重用生白术
血虚便秘	养血滋阴，润燥通便	润肠丸	大便干结如羊屎，加蜂蜜、柏子仁、黑芝麻；兼气虚，可加黄芪、人参；兼阴虚，可加知母、玄参
阴虚便秘	滋阴增液，润肠通便	增液汤	口干面红，心烦盗汗，加芍药、玉竹；便结甚者加麻仁、柏子仁、瓜蒌仁；阴亏燥结，热盛伤津，可用增液承气汤
阳虚便秘	补肾温阳，润肠通便	济川煎	神疲纳差、自汗者，重用黄芪、党参、白术；腹中冷痛，便意频频，排出困难，加肉桂、附子；老人虚冷便秘，可合用半硫丸

（三）临证备要

1. 预防调护

应注意避免过食辛辣、油炸、寒凉和生冷之品，勿过度吸烟与饮酒，多吃粗粮、蔬菜、水果，多饮水。避免久坐少动，适度增加活动量，以疏通气血；养成定时排便的习惯，避免过度情志刺激，保持精神舒畅。对于年老体弱者及便秘日久的患者，排便时应避免过度努挣，以防引起肛裂、痔疾。

2. 通法的应用

便秘是由大肠传导失司，腑气不畅而糟粕难出所致，因此只要是能使大肠传导功能恢复正常，腑气通畅而糟粕得以顺利排出的方法均可称为通下之法。而导致大肠传导失司的原因则是多种多样的，归纳起来主要有胃肠积热、气机郁滞、气血津液亏虚和阴寒凝滞，治疗上也应根据寒、热、虚、实和脏腑病位之不同分别采取温下、寒下、润下、通下等法。寒下法用于胃肠积热、燥屎内结之实证，但气滞较甚者，则需配理气之品，体质虚弱者，则可佐扶正之味，攻补兼施。实证中如有下焦阳虚阴盛者，则不宜徒用攻下，以防更损阳气，但若单用温阳之法，又会便结难开，故宜温阳与攻下并投，方可奏效。润下法适用于肠燥津亏证，也可用于其他证型见大便艰涩难解者，有"增液行舟"之功，且此证又多伴气血不足，故常需配伍益气养血之品。无论虚秘还是实秘，均存在腑气不通，因此通降腑气，顺气导滞之法常与其他治法同用，重在使腑气得通，糟粕得出，则全身气机易于恢复调畅。肺失宣肃者，宜宣降肺气以通腑气。脾气下陷者，宜升清气以降腑气。肝郁气滞者，宜疏肝理气以行腑气。命门火衰者，宜补火暖土以助运通。以上所述，均为通法，临证应仔细斟酌，单以硝黄攻下之法为通法者，实为管窥。

3. 老年便秘的证治特点

老年人或真阳亏损，温煦无权，阴邪凝结，或阴亏血燥，大肠津枯，无力行舟，均易导致便秘，且多属虚证，治疗以扶正为主，多用温通或润通之法。但临床常有虚实互见、寒热错杂者，故既不宜一见老人便秘就云补虚，又不可猛进攻伐之剂，而犯虚虚实实之戒，变生他证。另外，对于服药不效者，应配合针灸、按摩、外导和食疗等方法综合调治。

4. 产后便秘的辨证治疗

产后失血过多，血虚津亏，肠道失润，或气虚失运，或阴虚火燥导致便秘。治疗以养血润燥为主，用当归（生用）、肉苁蓉等品，并根据气、阴、血偏虚程度，或兼有内热，或兼有血瘀，或阳明腑实之异而随证变通。如兼有血瘀，可用桃仁、红花等活血之品。由于产后大便秘涩以虚者为多，故不宜妄投苦寒通下之品，以免徒伤阳气，重伤阴液。但又不可拘泥于产后多虚，而畏用攻下，对确系燥热结滞肠道，便结难下者，亦可攻下通腑，但药量不宜过大。产后攻邪宜中病即止，见邪去即转予扶正，所谓"勿拘于产后，勿忘于产后也"。

5. 白术益脾亦润便

脾胃气虚证由于运化失职，传导失常可致便秘，脾阴不足，肠道干燥，亦可致便秘。生白术对这两种情况的便秘均有较好的疗效。小剂量生白术有健脾益气的作用，大剂量生白术具有润肠通便的作用，且没有腹痛泻下无度、继发性便秘等不良反应，若配枳实效果更佳。

6. 泻下药不可久用

六腑以通为用，大便干结，排便困难，可用下法，但应在辨证论治的基础上以润下为基础，个别证型虽可暂用攻下之药，也以缓下为宜，以大便软为度，不得一见便秘，便用大黄、芒硝、番泻叶、芦荟之属。久服此类药物会伤及脾胃之气，造成继发性便秘，使泻下药物的用量越来越大，或出现胃脘不舒等证，因此临床上应用泻下法应该辨证施治，中病即止。

（四）常见变证的治疗

便秘日久常可诱发肛裂、痔疮、便血、脱肛等，可用痔疮膏外涂或痔疮栓纳肛，五倍子汤或苦参汤熏洗等外治法治疗，必要时可考虑手术治疗。

（五）其他疗法

1. 单方、验方

（1）蜂蜜 30 g，凉开水冲服。

（2）生何首乌 30～60 g，水煎服。

（3）鸡血藤 60 g，水煎服。

（4）决明子炒研粉，每次 5～10 g 开水冲服。

（5）苏麻粥：麻子仁、苏子，二味研烂，水滤取汁，煮粥食之。

（6）菠菜取汁饮之。

2. 中成药治疗

（1）麻仁润肠丸：润肠通便。适用于肠道实热证。

（2）黄连上清丸：疏风清热，泻火止痛。适用于邪火有余、肠道实热证。

（3）枳实导滞丸：消积导滞，清利湿热。适用于湿滞食积、肠道气滞证。

（4）芪蓉润肠口服液：益气养阴，健脾滋肾，润肠通便。适用于气阴两虚，脾肾不足，大肠失于濡润而致的虚证便秘。

（5）五仁润肠丸：润肠通便。适用于老年体弱，津亏血少便秘。

（6）便通胶囊：健脾益肾，润肠通便。适用于由脾肾不足，肠腑气滞所致的便秘。

3. 针灸治疗

以调理肠胃，行滞通便为法。取穴以大肠俞、募、下合穴为主。多选用大肠俞、天枢、支沟等穴，实秘用泻法，虚秘用补法。

耳针疗法常用胃、大肠、小肠、直肠、交感、皮质下、三焦等穴位，1 次取 3～4 个穴位，中等刺激，每日 1 次，两耳交替进行，每日按压 10 次，每次 3 分钟。

4. 外治法

（1）灌肠疗法：番泻叶 30 g 水煎成 150～200 mL，或大黄 10 g 加沸水 150～200 mL，浸泡 10 分钟后，加玄明粉搅拌至完全溶解，去渣，药液温度控制在 40 ℃。患者取左侧卧位，暴露臀部，将肛管插入 10～15 cm 后徐徐注入药液，保留 20 分钟后，排出大便，如无效，间隔 3～4 小时重复灌肠。适用于腹痛、腹胀等便秘急症，有硬便嵌塞肠道，数日不下的患者。

（2）火熨法：用大黄 30 g、巴豆 15 g 为末、葱白 10 枚，酒曲和咸饼，加麝香 0.9 g，贴脐上，布护火熨，觉肠中响甚去之。

（3）敷贴疗法：实证多用大黄粉、甘遂末、芒硝等，虚寒证多用附子、丁香、胡椒、乌头等。将药物研末，用一定的溶媒（黄酒或陈醋）调成膏状或者糊状，敷贴固定于腹部，可取中脘、神阙、关元、气海等穴，每日 1 次，以便通为度。

5. 生物反馈疗法

在模拟排便的情况下将气囊塞入直肠并充气，再试图将其排出，同时观察肛门内外括约肌的压力和肌电活动，让患者了解哪些指标不正常，然后通过增加腹压，用力排便，协调肛门内外括约肌运动等训练，观察上述指标的变化，并不断调整、训练，学会有意识地控制收缩或肛门不恰当的松弛，从而达到调整机体、防治疾病的目的。适用于出口梗阻型便秘。

五、典型案例

方某，男，65 岁，因"排便困难 4 个月余"于 2020 年 10 月 17 日就诊。

临床表现：患者自述为便秘困扰，故来就诊。平素大便并不干燥，虽有但排出困难，便后乏力气短，精神欠佳，神色疲倦，食少纳果，舌淡胖，苔薄白，脉弱。

中医诊断：便秘。

辨证：气虚证。

治法：补气健脾，润肠通便。

方剂：黄芪汤加减。

处方：麻子仁，黄芪，升麻，柴胡，陈皮。

第三章 肝 胆 病

第一节 黄 疸

黄疸是以目黄、身黄、尿黄为主症的一种病证，其中目睛黄染尤为本病的重要特征。黄疸常与胁痛、癥积、鼓胀等病证并见，应与之互参。本病证与西医所述黄疸意义相同，可涉及西医学中的肝细胞性黄疸、阻塞性黄疸和溶血性黄疸。临床常见的急慢性肝炎、肝硬化、胆囊炎、胆结石、钩端螺旋体病、蚕豆黄及某些消化系统肿瘤等疾病，凡出现黄疸者，均可参照本病辨证施治。

一、病因病机

黄疸的病因有外感和内伤两个方面，外感多属湿热疫毒所致，内伤常与饮食、劳倦、病后有关。黄疸的病机关键是湿，由于湿邪困遏脾胃，壅塞肝胆，疏泄失常，胆汁泛溢而发生黄疸。

（一）病因

1. 外感湿热疫毒

夏秋季节，暑湿当令，或因湿热偏盛，由表入里，内蕴中焦，湿郁热蒸，不得泄越，而致发病。若湿热夹时邪疫毒伤人，则病势尤为暴急，具有传染性，表现为热毒炽盛，内及营血的危重现象，称为急黄。如《诸病源候论·急黄候》指出："脾胃有热，谷气郁蒸，因为热毒所加，故卒然发黄，心满气喘，命在顷刻，故云急黄也。"

2. 饮食、劳倦

（1）过食酒热甘肥或饮食不洁：长期嗜酒无度，或过食肥甘厚腻，或饮食污染不洁，脾胃损伤，运化失职，湿浊内生，郁而化热，湿热熏蒸，胆汁泛溢而发为黄疸。如《金匮要略·黄疸病脉证并治》说："谷气不消，胃中苦浊，浊气下流，小便不通……身体尽黄，名曰谷疸。"《圣济总录·黄疸门》说："大率多因酒食过度，水谷相并，积于脾胃，复为风湿所搏，热气郁蒸，所以发为黄疸。"

（2）饥饱、恣食生冷或劳倦病后伤脾：长期饥饱失常，或恣食生冷，或劳倦太过，或病后脾阳受损，都可导致脾虚寒湿内生，困遏中焦，壅塞肝胆，致使胆液不循常道，外溢肌肤而为黄疸。如《类证治裁·黄疸》说："阴黄系脾脏寒湿不运，与胆液浸淫，外渍肌肤，则发而为黄。"

3. 病后续发

胁痛、癥积或其他疾病之后，瘀血阻滞，湿热残留，日久损肝伤脾，湿遏瘀阻，胆汁泛溢肌肤，也可产生黄疸。如《张氏医通·杂门》指出："有瘀血发黄，大便必黑，腹胁有块或胀，脉沉或弦。"

（二）病机

黄疸的病理因素有湿邪、热邪、寒邪、疫毒、气滞、瘀血6种，但其中以湿邪为主，黄疸形成的关键是湿邪为患，如《金匮要略·黄疸病脉证并治》指出："黄家所得，从湿得之。"

湿邪既可从外感受，亦可自内而生。如外感湿热疫毒，为湿从外受；

饮食劳倦或病后瘀阻湿滞，属湿自内生。由于湿邪壅阻中焦，脾胃失健，肝气郁滞，疏泄不利，致胆汁输泄失常，胆液不循常道，外溢肌肤，下注膀胱，而发为目黄、身黄、尿黄之病证。

黄疸的病位主要在脾、胃、肝、胆，黄疸的病理表现有湿热和寒湿两端。由于致病因素不同及个体素质的差异，湿邪可从热化或从寒化。由于湿热所伤或过食甘肥酒热，或素体胃热偏盛，则湿从热化，湿热交蒸，发为阳黄。由于湿和热的偏盛不同，阳黄有热重于湿和湿重于热的区别。如湿热蕴积化毒，疫毒炽盛，充斥三焦，深入营血，内陷心肝，可见卒然发黄，神昏谵妄，痉厥出血等危重证，称为急黄。若病因寒湿伤人，或素体脾胃虚寒，或久病脾阳受伤，则湿从寒化。寒湿瘀滞，中阳不振，脾虚失运，胆液为湿邪所阻，表现为阴黄证。如黄疸日久，脾失健运，气血亏虚，湿滞残留，面目肌肤淡黄晦暗久久不能消退，则形成阴黄的脾虚血亏证。

阳黄、急黄、阴黄在一定条件下可以相互转化。如阳黄治疗不当，病情发展，病状急剧加重，热势鸱张，侵犯营血，内蒙心窍，引动肝风，则发为急黄。如阳黄误治失治，迁延日久，脾阳损伤，湿从寒化，则可转为阴黄。如阴黄复感外邪，湿郁化热，又可呈阳黄表现，病情较为复杂。

在黄疸的预后转归方面，一般说来，阳黄病程较短，消退较易；但阳黄湿重于热者，消退较缓，应防其迁延转为阴黄。急黄为阳黄的重症，湿热疫毒炽盛，病情重笃，常可危及生命，若救治得当，亦可转危为安。阴黄病程缠绵，收效较慢；倘若湿浊瘀阻肝胆脉络，黄疸可能数月或经年不退，须耐心调治。总之，黄疸以速退为顺，如《金匮要略·黄疸病脉证并治》指出："黄疸之病，当以十八日为期，治之十日以上瘥，反剧者为难治。"若久病不愈，气血瘀滞，伤及肝脾，则有酿成癥积、鼓胀之可能。

二、临床诊断

（1）目黄、身黄、尿黄。以目睛发黄为主。因为目睛发黄是最早出现、消退最晚，而且是最易发现的指征之一。

（2）患病初期，常有类似胃肠感冒的症状，3～5日以后，才逐渐出现目黄，随之尿黄与身黄。急黄表现为黄疸起病急骤，身黄迅即加深，伴见高热，甚或出现内陷心包、神昏痉厥等危候。

（3）有饮食不节（洁）、肝炎接触或使用化学制品、药物等病史。

（4）血常规、尿常规检查，血生化肝功能检查，如血清总胆红素、尿胆红素、尿胆原、直接或间接胆红素、转氨酶测定、B超检查、CT检查、胆囊造影等，以及肝炎病毒学指标、自身免疫性肝病检测指标等，有助于黄疸诊断，并有利于区别细胞性黄疸（病毒性肝炎等）、梗阻性黄疸（肝胆及胰腺肿瘤、胆石症等）、溶血性黄疸。

三、鉴别诊断

（一）黄疸与萎黄相鉴别

见表3-1。

表3-1 黄疸与萎黄的鉴别要点

鉴别项目	黄疸	萎黄
病因	感受时疫毒邪、饮食所伤、脾胃虚弱、瘀血、砂石阻滞	大失血或重病之后
病机要点	湿浊阻滞，胆液外溢	气血不足，血不华色
目黄	目黄、身黄、尿黄	颜面皮肤萎黄不华，无目黄
兼症	恶心呕吐，腹胀纳呆，大便不调	眩晕、气短、心悸

（二）阳黄、阴黄与急黄相鉴别

见表3-2。

表3-2 阳黄、阴黄与急黄的鉴别要点

鉴别项目	阳黄	阴黄	急黄
病因	湿热	寒湿	热毒
病机要点	湿热瘀滞	寒湿瘀滞	热毒炽盛，迫及营血
证候特征	黄色鲜明如橘色，伴口干发热，小便短赤，大便秘结，舌苔黄腻，脉弦数	黄色晦暗如烟熏，伴脘闷腹胀，畏寒神疲、口淡不渴，舌质淡，苔白腻，脉濡缓或沉迟	黄色如金，发病迅速，伴神昏，谵语、衄血、便血，肌肤瘀斑，舌质红绛，苔黄燥
预后	治疗及时，预后良好	病情缠绵，不易速愈	病情凶险，预后多差

四、辨证论治

（一）治则治法

黄疸初期以实证为主，治疗重在攻逐体内邪气，据其邪气特性，采用相应的治疗方法。阳黄证以清热利湿为主，通利二便是驱逐体内湿邪的主要途径。阳黄证无论湿热之轻重，苦寒攻下法的应用均有利于黄疸的消退，但须中病即止，以防损伤脾阳。急黄证的治疗以清热解毒凉血为主，并随病证变化，灵活应用攻下、开窍之法。阴黄证治疗则依据寒湿或血瘀的病机特点，可采用温化寒湿、化瘀退黄治法。而虚黄的治疗则以健脾生血为原则。久病黄疸的治疗，更当重视健脾疏肝、活血化瘀，以避免黄疸进一步发为积聚、鼓胀等顽症。

（二）分证论治

湿、毒、虚、瘀是黄疸的主要证候要素。阳黄可分为湿热兼表、热重于湿、湿重于热、肝胆郁热。湿热兼表，多见于黄疸初起，双目白睛微黄或不明显，尿黄，伴恶寒发热等表证；热重于湿以身目俱黄，黄色鲜明，发热口渴为特征；湿重于热也表现为身目俱黄，但黄色不如热重者鲜明，可见头身困重等；肝胆郁热以身目发黄鲜明，右胁剧痛放射至肩背，壮热或寒热往来为特征。阴黄可分为寒湿证和脾虚证，寒湿证以身目俱黄，黄色晦暗，或如烟熏为特征；脾虚证以身目发黄，黄色较淡而不鲜明，肢体倦怠乏力为特征。急黄以发病迅速，身目俱黄，其色如金，高热、烦渴甚至发生神昏痉厥为特征。

黄疸的分证论治详见表 3-3。

（三）临证备要

茵陈蒿是治疗黄疸的专药，可用于多种原因所致的黄疸，用量一般为 30 ～ 50 g。此外，青叶胆、金钱草、虎杖、郁金、败酱草、车前草等均有退黄之效，临床可酌情选用。

大黄治疗黄疸，古方常用。清代温病学家吴鞠通认为"退黄以大黄为专攻"，主张较大剂量应用大黄。实践证明，在治疗阳黄时，大黄确有很好的疗效，大便干结时，可加玄明粉；大便溏时，可用制大黄。

黄疸多由湿热邪毒所致，今人有"治黄需解毒，毒去黄易除"之说。除了茵陈、山栀子、大黄、虎杖以外，蒲公英、连翘、板蓝根、大青叶、白花蛇舌草等清热解毒药或金钱草、车前草等利湿解毒药，临床也很常用。

黄疸多湿热瘀滞，《金匮要略》认为"瘀热以行，脾色必黄"，所以黄疸治疗当重视活血化瘀或凉血散血。丹参、茜草、牡丹皮、赤白芍等，临床常用。所谓"治黄需活血，血行黄易灭"，就是在强调黄疸活血化瘀治法的重要。

黄疸病位在脾、胃、肝、胆，久病黄疸表现为肝郁脾虚者也不少见。所以治疗黄疸应该重视疏肝柔肝，调理气血，健脾护胃。同时应该注意扶正益气、化瘀散结、祛邪解毒，方剂可用当归补血汤、当归芍药散、鳖甲煎丸、三甲散等，以防治病情进展到积聚以致引发鼓胀。

表3-3　黄疸分证论治简表

	证候	治法	推荐方	常用加减
阳黄	湿热兼表	清热化湿，佐以解表	麻黄连轺赤小豆汤合甘露消毒丹	热重者，加金银花、栀子
	热重于湿	清热利湿，佐以泻下	茵陈蒿汤	恶心呕吐，加陈皮、竹茹
	湿重于热	利湿化浊，佐以清热	茵陈五苓散	头身困重，加藿香、白芷；脘腹痞闷，加半夏、木香、枳壳、厚朴；呕恶便溏，加陈皮、半夏、苍术；食欲不振，加炒麦芽、鸡内金
	胆腑郁热	泄热化湿，利胆退黄	大柴胡汤	砂石阻塞，加虎杖、金钱草、鸡内金、郁金；蛔虫阻滞胆道，选乌梅丸加茵陈、栀子；内有癥积，可加鳖甲、牡蛎、三七等，或配合鳖甲煎丸、三甲散
阴黄	寒湿证	健脾和胃，温化寒湿	茵陈术附汤	脾虚甚，加黄芪、苍术、薏苡仁；便溏，加苍术、车前子、茯苓；胁痛，加延胡索、香附、郁金、赤芍
	脾虚证	补养气血，健脾退黄	黄芪建中汤	精不化血，加鹿角胶、阿胶、女贞子、旱莲草；纳呆、腹胀便溏，加苍术、白术、山药；胁肋疼痛，加香附、延胡索、郁金；面色无华，爪甲色淡，尿赤者，加党参、阿胶、血余炭，或合用归脾汤
	急黄	清热解毒，凉血开窍	犀角散	神昏谵语、手足抽搐，加安宫牛黄丸或至宝丹；吐血、衄血、便血、瘀斑，加地榆炭、茜草、侧柏叶、白茅根、紫草；大便不通，加大黄、枳实、槟榔；小便不利、腹水，加大腹皮、茯苓、泽泻、葫芦皮

虚黄为黄疸的特殊类型，可见于进食蚕豆，或药毒所伤引发，常见面色无华，乏力体倦，小便赤褐色，多虚，当用小建中汤等调补。

（四）常见变证的治疗

1. 鼓胀

气、血、水瘀积于腹内，常表现为腹大如鼓、皮色苍黄、腹壁青筋暴露，常伴有胁下或腹部痞块、四肢枯瘦等症，舌暗有瘀斑，舌苔腻或舌淡胖，苔白，脉弦滑或细弱，初期以理气和血、利水行湿为法，可以木香顺气散为主方；中期以益气活血、行气利水为法，可用四君子汤合调营饮为主方；晚期当重视并发症，出血者，可用泻心汤或大黄、白及、三七粉凉开水调为糊状，慢慢吐服；神昏者，可用至宝丹或苏合香丸以醒神开窍。

2. 积聚

胁下可有癥积，固定不移，胸胁刺痛，拒按，舌暗或淡暗，有瘀斑，脉涩，可用鳖甲煎丸以活血散瘀，软坚散结，如有气血亏虚可合用当归补血汤，或人参养荣汤。

（五）其他疗法

1. 中成药治疗

（1）茵栀黄口服液：清热解毒，利湿退黄。适用于由湿热毒邪内蕴所致急性、迁延性、慢性肝炎和重症肝炎（Ⅰ型），也可用于其他型重症肝炎的综合治疗。

（2）清肝利胆胶囊：清利肝胆湿热。适用于由肝郁气滞、肝胆湿热未清等症。

（3）茵陈五苓丸：清湿热，利小便。适用于肝胆湿热，脾肺郁结引起的湿热黄疸，胆腹胀满，小便不利。

（4）乙肝解毒胶囊：清热解毒，疏肝利胆。适用于乙型肝炎，辨证属于肝胆湿热内蕴者。

2. 针灸治疗

针刺以足三里、阳陵泉、行间、胆囊穴、至阳等为主，发热者可加曲池；湿浊重者可加阴陵泉、地机；胁痛者可加日月、期门；恶心呕吐者可加内关、中脘。多用泻法，留针30分钟，每日1次，14日为1个疗程。

五、典型案例

孔某，男，44岁，因"身目黄染半个月"于2020年6月26日就诊。

临床表现：患者半月前与久未谋面的友人聚会，对方惊讶于其全身橘皮样发黄故于提醒，遂患者重视就诊，西医诊断为"急性肝炎"，病情控制后黄色未退，今来求治，刻下身目俱黄，色泽鲜明，微热口渴，心烦，胁痛，口苦口干，恶心呕吐，大便秘结。舌红苔黄腻，脉弦数。

中医诊断：黄疸。

辨证：热重于湿证。

治法：清热通腹，利湿退黄。

方剂：茵陈蒿汤加减。

处方：绵茵陈，栀子，大黄，黄柏，蒲公英，茯苓，滑石，柴胡，黄芩。

第二节　胁　痛

胁痛是指以一侧或两侧胁肋部疼痛为主要临床表现的一种病证。胁，指侧胸部，为腋以下至第十二肋骨部位的统称。现代医学的急慢性肝炎、肝硬化、肝寄生虫病、肝癌、急慢性胆囊炎、胆石症、胆管蛔虫、慢性胰腺炎、胁肋外伤及肋间神经痛等疾病，出现胁痛的临床表现时，可参考本病进行辨证论治。

一、病因病机

胁痛的病因责之于情志不遂、跌仆损伤、饮食所伤、劳欲久病等多种因素。这些因素或致肝气郁结，气机失于调达；或致湿热内蕴，肝失疏泄；或致瘀血内停，痹阻胁络；或致肝阴不足、络脉失养等，最终导致胁痛发生。

（一）情志不遂

肝乃将军之官，喜条达，主调畅气机。若因情志所伤，或暴怒伤肝，或抑郁忧思，皆使肝失条达，疏泄不利，气机阻滞，络脉痹阻，发为肝郁胁痛。正如《金匮翼·胁痛统论·肝郁胁痛》云："肝郁胁痛者，悲哀恼怒，郁伤肝气。"若气郁日久，血行不畅，瘀血渐生，阻于胁络，不通则痛，亦致瘀血胁痛。如《临证指南医案·胁痛》云："久病在络，气血皆窒"。

（二）跌仆损伤

气为血之帅，气行则血行。或因跌仆外伤，或因强力负重，致使胁络受损，瘀血停留，阻滞胁络，亦发为胁痛。《金匮翼·胁痛统论·瘀血胁痛》谓："瘀血胁痛者，凡跌仆损伤，瘀血必归胁下故也。"

（三）饮食所伤

饮食不节，过食肥甘厚味，损伤脾胃，湿热内生，郁于肝胆，肝胆失于疏泄，发为胁痛。《景岳全书·胁痛》指出："以饮食劳倦而致胁痛者，此脾胃之所传也"。

（四）外感湿热

湿热外袭，郁结少阳，枢机不利，肝胆经气失于疏泄，可以导致胁痛。《素问·缪刺论》中言："邪客于足少阳之络，令人胁痛"。

（五）劳欲久病

久病耗伤，劳欲过度，使精血亏虚，肝阴不足，血不养肝，脉络失养，拘急而痛。《景岳全书·胁痛》指出："凡房劳过度，肾虚羸弱之人，多有胸胁间隐隐作痛，此肝肾精虚。"

胁痛之病位主要在肝胆，又与脾胃和肾有关。因肝居胁下，经脉布于两胁，胆附于肝，其脉亦循于胁，故胁痛之病，主要责之肝胆。脾胃主受纳腐熟水谷，运化水湿，若因饮食不节，致脾失健运，湿热郁遏肝胆，气机疏泄不畅，亦可发为胁痛。肝肾同源，精血互生，若因肝肾阴虚，精亏血少，肝脉失于濡养，则胁肋隐隐作痛。

胁痛的基本病机为肝气失疏、胁络失和，可归结为"不通则痛"与"不荣则痛"两类。

胁痛之病性有虚实之分，湿热蕴结、气滞血瘀所导致的胁痛多属实证，是为"不通则痛"，临床较为多见；阴血虚少，肝络失养所致的胁痛则为虚证，是为"不荣则痛"。胁痛初病在气，由肝郁气滞、气机不畅而致胁痛；若气滞日久，血行不畅，其病变由气滞转为血瘀，或气滞血瘀并见。气滞日久，易于化火伤阴；由饮食所伤，肝胆湿热所致之胁痛，日久亦可耗伤阴津，皆可致肝阴耗伤，脉络失养，而转为虚证或虚实夹杂证。

二、临床诊断

（1）以胁肋部一侧或两侧疼痛为主要表现。

（2）疼痛性质可表现为胀痛、刺痛、窜痛、隐痛，多为拒按，间有喜按者。

（3）可伴有胸闷、腹胀、口苦纳呆、嗳气及恶心等症状。

（4）反复发作的病史。

可进行血常规、肝功能、腹部 B 超、腹部 CT 等检查有助于疾病的诊断。

三、鉴别诊断

胁痛可与胸痛、胃痛相鉴别，见表 3-4。

表3-4　胸痛、胃痛与胁痛的鉴别要点

鉴别项目	胸痛	胃痛	胁痛
部位	整个胸部	上腹中部胃脘部	胁肋部
主证	胸部疼痛	胃脘部疼痛	胁肋疼痛
兼证	心悸短气，咳嗽喘息，痰多等心肺病证候	恶心嗳气，吞酸；嘈杂等胃失和降的症状	恶心，口苦等肝胆病症状
实验室检查	心电图、胸片	电子胃镜	腹部B超

四、辨证论治

（一）治则治法

胁痛病机主要分为"不通则痛"与"不荣则痛"二者。前者为实证，治则主要是以疏肝通络止痛为主，采用理气、活血、清利湿热之法，遵循"通则不痛"的机制；后者为虚证，治则主要是以补益肝阴、滋养肝络为主，采用滋阴养血柔肝之法，遵循"荣则不痛"的机制。

（二）分证论治

胁痛主要分为实证和虚证，其中实证主要是由肝气郁结、瘀血阻滞胁络、湿热壅滞、肝胆疏泄不利导致气机阻滞发为胁痛，因此实证主要分为肝郁气滞证、瘀血阻络证及肝胆湿热证。虚证主要是以阴血亏虚、肝络失养发为胁痛，主要有肝络失养证。

胁痛的分证论治详见表 3-5。

（三）临证备要

治疗胁痛宜采用柔肝疏肝之品，切忌辛燥伤肝之类：肝脏为刚脏，体阴而用阳，治疗时宜柔肝不宜伐肝，多采用轻灵平和之品，如苏梗、香附、香橼、佛手、砂仁等，切忌伤肝的中药，如姜半夏、蒲黄、桑寄生、山慈菇等，可出现肝区不适、疼痛、肝功异常；超量服用川楝子、黄药子、蓖麻子、雷公藤等，可致药物性肝损害等。

表3-5　胁痛分证论治简表

证候	治法	推荐方	常用加减
肝郁气滞	疏肝理气	柴胡疏肝散	痛甚，加青皮、延胡索；化火，去川芎，加牡丹皮、夏枯草
瘀血阻络	祛瘀通络	血府逐瘀汤	瘀肿重，加穿山甲；胁下有癥块，加三棱、莪术
肝胆湿热	清热利湿	龙胆泻肝汤	便秘，加大黄、芒硝；发黄，加茵陈、黄柏、金钱草等
肝络失养	养阴柔肝	一贯煎	两目干涩，加决明子、女贞子，头晕，加钩藤、天麻、菊花

龙胆泻肝汤中关于"关木通"的应用：马兜铃科的关木通具有肾毒性，现在改用无毒或小毒的毛茛科的川木通或通草代替关木通。川木通一般用量为3～6 g。

（四）其他疗法

1. 中成药治疗

（1）当飞利肝宁片：清热利湿，益肝退黄。适用于由湿热郁蒸而致的黄疸，急性黄疸型肝炎，传染性肝炎，慢性肝炎而见湿热证候者。

（2）茵栀黄口服液：清热解毒，利湿退黄。适用于由湿热毒邪内蕴所致急性、迁延性、慢性肝炎和重症肝炎（Ⅰ型）。也可用于其他型重症肝炎的综合治疗。

2. 针灸治疗

胁部为足少阳胆经、足厥阴肝经、足太阴脾经所过之处。辨证取穴，主要分为治疗来源于肝脏的胁痛，应疏肝理气、通络止痛；治疗来源于胆腑的胁痛，应疏肝利胆、行气止痛。

五、典型案例

陈某，女，35岁，因"胁肋刺痛1个月余"于2021年2月10日就诊。

临床表现：患者1个月来频发两胁肋痛，如有针扎，痛处固定，入夜加重。舌质紫黯，脉沉涩。

中医诊断：胁痛。

辨证：瘀血阻络证。

治法：祛瘀通络。

方剂：血府逐瘀汤加减。

处方：川芎，当归，桃仁，红花，柴胡，枳壳，香附，郁金，五灵脂，瓜蒌，赤芍。

第三节　积　　聚

积聚是指以腹内结块，或胀或痛为主要临床表现的一种病证。现代医学的肝脾大、腹腔肿瘤及增生性肠结核等疾病，多属"积"之范畴；而胃肠功能紊乱、不完全性肠梗阻等疾病所致的包块多属"聚"之范畴，可参考本病进行辨证论治。

一、病因病机

积聚的发生，多因情志失调，或饮食所伤，或寒湿外袭，以及病后体虚，或黄疸、疟疾等经久不愈，致肝脾受损，脏腑失和，气机阻滞，瘀血内停或痰湿凝滞而成。

（一）情志失调

情志不舒，肝气郁结，气机阻滞，血行不畅，气滞血瘀，日积月累，结积成块发为积聚，《金匮翼·积聚统论》说："凡忧思郁怒，久不得解者，多成此疾。"

（二）饮食所伤

酒食不节，饥饱失宜，损伤脾胃，脾失健运，精微不布，湿浊凝聚成痰，痰阻气机，血行不畅，脉络壅塞，痰浊和气血搏结，而成本病。另外，若纳食时遇怒，食气交阻，气机不畅，也可形成聚证。

（三）寒湿外袭

寒湿侵袭，伤及中阳，脾不健运，湿痰内聚，阻滞气机，气血瘀滞渐成积块。《灵枢·百病始生篇》说："积之始生，得寒乃生。"亦有风寒侵袭，复因饮食所伤，脾失健运，湿浊不化，凝聚成痰，风、寒、痰、食诸邪与气血搏结，壅塞脉络；或外感寒邪，复因情志内伤，气因寒遏，脉络不畅，阴血凝聚亦可形成积聚。

（四）久病邪恋

黄疸、胁痛病后，湿浊流连，气血蕴结；或久疟不愈，痰血凝结，脉络痹阻；或感染虫毒，致肝脾不和，气血凝滞；或久泻、久痢之后，脾气虚弱，营血运行不畅，均可导致积聚。积聚之病位主要在肝、脾。若肝气不畅，脾运失职，肝脾失调，可致气血凝滞，壅塞不通，形成腹中结块。

积聚之病机主要是气滞所导致的瘀血内结，至于湿热、风寒、痰浊均是促成气滞血瘀的间接因素。

同时，本病的形成、病机演变与正气强弱密切相关，正如《素问·经脉别论》说："勇者气行则已，怯者则著而为病也。"一般初病多实，久则多虚实夹杂，后期则正虚邪实。少数聚证日久不愈，可以由气入血，转化为积证。癥积日久，瘀阻气滞，脾运失健，生化乏源，可导致气虚、血亏，甚则气阴并亏。若正气越亏，气虚血涩，则癥积越加不易消散，甚则逐渐增大。如病势进一步发展，还可以出现一些严重变证，如肝脾统藏失职，或瘀热灼伤血络，可致出血；若湿热蕴结中焦，可出现黄疸；如水湿泛滥，可出现腹满肢肿等症。

二、临床诊断

（一）疾病诊断

（1）腹腔内有可扪及的包块。

（2）常有腹部胀闷或疼痛不适等症状。

（3）常有情志失调、饮食不节、感受寒邪或黄疸、虫毒等病史。

腹部 X 线检查、B 超检查、CT 检查、MRI 检查、病理组织活检及有关血液检查有助于明确相关疾病的诊断。

（二）病类诊断

1. 积证

积属有形，结块固定不移，痛有定处，病在血分，是为脏病。

2. 聚证

聚属无形，包块聚散无常，痛有定处，病在气分，是为腑病。

（三）病期诊断

1. 初期

正气未至大虚，邪气虽实而不甚。表现为积块较小，质地较软，虽有胀痛不适，而一般情况尚较好。

2. 中期

正气渐衰而邪气渐甚，表现为积块增大，质地较硬，持续疼痛，舌质紫暗或有瘀点、瘀斑，并有饮食日少，倦怠乏力，面色渐暗，形体逐渐消瘦等。

3. 末期

正气大虚，而邪气实甚，表现为积块较大，质地坚硬，疼痛剧烈，舌质青紫或淡紫，有瘀点、瘀斑，并有饮食大减，神疲乏力，面色萎黄或黧黑，明显消瘦等衰弱表现。

三、鉴别诊断

（一）积聚需与痞满相鉴别

见表3-6。

表3-6　积聚与痞满的鉴别要点

鉴别项目	积聚	痞满
起病特点	病位在肝脾	病位在胃
体征	有气聚胀急之形，有结块可扪及	无气聚胀急之形，无块状物可扪及

（二）积聚需与鼓胀相鉴别

见表3-7。

表3-7　积聚与鼓胀的鉴别要点

鉴别项目	积聚	鼓胀
起病特点	腹内有积块	腹内有积块，更有水液停聚，肚腹胀大
主症	腹内结块，或痛或胀，有自觉症状	肚腹胀大，按之如鼓

四、辨证论治

（一）治则治法

1. 区分不同阶段，掌握攻补分寸

积证可根据病程、临床表现，分为初期、中期、末期3个阶段。初期

属邪实，积块不大，软而不坚，正气尚未大虚，应予消散，治宜行气活血、软坚消积为主；中期邪实正虚，积块渐大，质渐坚硬，正气渐伤，邪盛正虚，治宜消补兼施；后期以正虚为主，积块坚硬，形瘦神疲，正气伤残，应予养正除积，治宜扶正培本为主，酌加理气、化瘀、消积之品，切勿攻伐太过。

2. 聚证重调气，积证重活血

聚证病在气分，以疏肝理气、行气消聚为基本治则，重在调气；积证病在血分，以活血化瘀、软坚散结为基本治则，重在活血。

（二）分证论治

积聚的辨证必须根据病史长短、邪正盛衰及伴随症状，辨其虚实之主次。聚证多实证。积证初期，正气未虚，以邪实为主；中期，积块较硬，正气渐伤，邪实正虚；后期日久，瘀结不去，则以正虚为主。

积聚的分证论治详见表3-8。

表3-8　积聚分证论治简表

证候	治法	推荐方	常用加减
肝气郁结	疏肝解郁，行气散结	逍遥散合木香顺气散	瘀象，加延胡索、莪术；寒湿中阻，加苍术、厚朴、砂仁、桂心
食滞痰阻	理气化痰，导滞散结	六磨汤	蛔虫结聚，加鹤虱、雷丸、使君子；痰湿食滞，加苍术、厚朴、陈皮、甘草、山楂、六神曲
气滞血阻	理气消积，活血散瘀	柴胡疏肝散合金铃子散	燥热口干，加牡丹皮、栀子、赤芍、黄芩；腹冷畏寒，加肉桂、吴茱萸、当归
瘀血内结	祛瘀软坚，健脾益气	膈下逐瘀汤、鳖甲煎丸合六君子汤	积块疼痛明显，加五灵脂、延胡索、佛手；痰瘀互结，加白芥子、半夏、苍术
正虚瘀结	补益气血，活血化瘀	八珍汤合化积丸	阴伤较甚，加生地黄、北沙参、枸杞子、石斛；牙龈出血、鼻衄，加栀子、牡丹皮、白茅根、茜草、三七；畏寒肢肿，加黄芪、附子、肉桂、泽泻

（三）临证备要

临床上治疗癥积，应重视其邪正兼夹的特点，癥积按初、中、末3个阶段，可分为气滞血阻、瘀血内结、正虚瘀结3个证候，但在临床中，往往可兼有寒、湿、热、痰等病理表现。其中，兼郁热、湿热者较为多见。正气亏虚亦有偏于阴虚、血虚、气虚、阳虚的不同。临证应根据邪气兼夹与阴阳气血亏虚的差异，相应调整治法方药。

积聚治疗上始终要注意顾护正气，攻伐药物不可过用《素问·六元正纪大论》说："大积大聚，其可犯也，衰其大半而止。"聚证以实证居多，但如反复发作，脾气易损，应适当予以培脾运中。积证是日积月累而成，其消亦缓，切不可急功近利。如过用、久用攻伐之品，易于损正伤胃；过用香燥理气之品，则易耗气伤阴蕴热，加重病情。《医宗必读·积聚》提出"屡攻屡补，以平为期"的原则，颇有深意。

（四）其他疗法

1. 单方、验方

（1）肿节风15 g，水煎服。可用于脘腹部、右上腹及下腹部的多种肿瘤。

（2）藤梨根、生薏苡仁、连苗荸荠各30 g，每日1剂，水煎服；或龙葵、黄毛耳草各15 g，白花蛇舌草、蜀羊泉各30 g，每日1剂，水煎分3次服；或浙江三根汤：藤梨根、水杨梅根、虎杖根各30 g，水煎服。用于脘腹积块（胃癌）。

（3）三棱、莪术各15 g，水煎服；或三白草、大蓟、地骨皮各30 g，水煎服；或双半煎：半边莲、半枝莲、薏苡仁、天胡荽各20 g，水煎服。可用于右上腹积块（肝癌）。

（4）苦参、生熟薏苡仁、煅牡蛎、土茯苓、紫参、生地黄、地榆各30 g，水煎服；或白花蛇舌草、菝葜、垂盆草、土茯苓各30 g，水煎服；或蒲公英、半枝莲各24 g，白花蛇舌草、金银花藤、野葡萄根各30 g，露蜂房9 g，蜈蚣2条，水煎服。另用牛黄醒消丸，每次服1.5 g，每日2次。可用于下腹之积块（肠癌）。

2. 中成药治疗

（1）鳖甲煎丸：消痞化积、活血化瘀、疏肝解郁。适用于积聚之血瘀肝郁证。

（2）大黄䗪虫丸：活血破瘀、通经消癥。适用于瘀血内停所致的癥瘕。

（3）养正消积胶囊：健脾益肾、化瘀解毒。适用于脾肾两虚瘀毒内阻型原发性肝癌。

五、典型案例

孙某，女，38岁，因"腹中胀痛如有包块3个月"于2020年6月8日就诊。

临床表现：患者3个月前因受刺激突发腹部胀痛，不时自愈，后发作愈加频繁，自觉腹中如有结块，但触之柔软，可缓解。舌淡红苔薄白，脉弦。

中医诊断：积聚。

辨证：肝气郁结证。

治法：疏肝解郁，行气散结。

方剂：逍遥散合木香顺气散加减。

处方：当归，白芍，柴胡，生姜，薄荷，炙甘草，香附，青皮，枳壳，木香，郁金。

第四节　鼓　　胀

鼓胀是以腹部胀大、皮色苍黄甚则腹皮脉络暴露为特征的一种病证，因腹部胀满如鼓而命名。鼓胀又有"水蛊""蛊胀""蜘蛛蛊"等名称。

其主要为肝、脾、肾功能失调，气结、血瘀、水裹于腹中所致。西医学的肝硬化、肝癌、结核性腹膜炎等疾病的过程中出现腹部胀满如鼓，可参考本病辨证治疗。

一、病因病机

（一）酒食不节

嗜酒过度，饮食不节，或嗜肥甘厚腻之品，损伤脾胃运化功能，致酒湿浊气蕴聚中焦，阻滞气机，脾胃气壅，肝失条达，气血郁滞，并逐渐由脾波及于肾，进而开阖不利，水湿逐渐增多，而成鼓胀。

（二）情志内伤

情志抑郁，气机不畅，肝气横逆乘脾，脾失运化，水湿内停；肝气郁结，久则气滞血瘀；终致水裹、气结、血瘀于腹中，侵及于肾，肾开阖不利，水湿内停，而成鼓胀。

（三）血吸虫感染

血吸虫感染后，未及时治疗，内伤肝脾，脉络瘀阻，气机升降失常，水湿内停，气、血、水停于腹中，而成鼓胀。

（四）脉络阻塞

黄疸、积聚等迁延日久，久则肝脾俱伤，肝失疏泄，脾失健运，气血凝滞，水湿内停，脉络瘀阻，或气郁与痰瘀凝结，终至肝、脾、肾三脏俱病，气、血、水停于腹中，而成鼓胀。

鼓胀的病机首先在于肝脾的功能失调，肝气郁结，木郁克土，导致脾失健运，湿浊内生，阻滞气机，出现气滞湿阻的病证，在此基础上既可热化而出现湿热蕴结的病证，又可寒化出现寒湿困脾的病证。肝气郁结，气血凝聚，隧道壅塞，可出现肝脾血瘀证。肝脾日虚，水谷之精微不能输布以奉养他脏，进而累及肾脏，出现脾肾阳虚证或肝肾阴虚证。

二、临床诊断

（1）主要临床表现为初起脘腹作胀，食后尤甚。继而腹部胀满如鼓，重者腹壁青筋显露，脐孔突起。

（2）伴随症状为常伴乏力、纳差、尿少及齿衄、鼻衄、皮肤紫斑等出血现象，可见面色萎黄、黄疸、手掌殷红、面颈胸部红丝赤缕、血痣及蟹爪纹。

（3）本病常有酒食不节、情志内伤、血吸虫感染或黄疸、胁痛、癥积等病史。

腹腔穿刺液检查、血清病毒学相关指标检查及肝功能、B超、CT、MRI、腹腔镜、肝脏穿刺等检查有助于腹水原因的鉴别。

三、鉴别诊断

（一）鼓胀需与水肿相鉴别

见表3-9。

表3-9　鼓胀与水肿的鉴别要点

鉴别项目	鼓胀	水肿
病变脏腑	肝、脾、肾	肺、脾、肾
基本病机	气、血、水互结于腹	水液潴留，泛溢肌肤
主症	腹部胀大	眼睑、头面、肢体水肿
兼症	可见面色青晦，面颈部有血痣赤缕，胁下癥积坚硬，腹皮青筋显露	可见面色㿠白，腰酸倦怠等

（二）气鼓、水鼓、血鼓相鉴别

见表3-10。

表3-10　气鼓与水鼓、血鼓的鉴别要点

鉴别项目	气鼓	水鼓	血鼓
病机	肝郁气滞	阳气不振，水湿内停	肝脾血瘀
腹部望诊	腹部膨隆	腹部胀满膨大，或状如蛙腹	腹部坚满，青筋暴露
腹部切诊	叩之如鼓	叩之如囊裹水	腹内有积块
其他兼症	嗳气或矢气则舒	可伴下肢水肿	可见面部赤丝血缕，腹内积块痛如针刺

四、辨证论治

（一）治则治法

根据标本虚实的主次确定相应治法。标实为主者，按气、血、水的偏盛，分别采用行气、活血、祛湿利水，并可暂用攻逐之法，同时配以疏肝健脾；本虚为主者，根据阴阳的不同，分别采取温补脾肾或滋养肝肾法，同时配合行气活血利水。由于本病总属本虚标实错杂，故治当攻补兼施，补虚不忘泻实，泻实不忘补虚。

（二）分证论治

鼓胀的分证论治详见表 3-11。

（三）临证备要

1. 关于逐水法的应用

鼓胀患者病程较短，正气尚未过度消耗，而腹胀殊甚。腹水不退，尿少便秘，脉实有力者，可酌情使用逐水之法，以缓其苦急，主要适用于水热蕴结和水湿困脾证。常用逐水方药如牵牛子粉、舟车丸、控涎丹、十枣汤等。攻逐药物，一般以 2～3 日为 1 个疗程，必要时停 3～5 日后再用。临床应注意以下问题。中病即止：在使用过程中，药物剂量不可过大，攻逐时间不可过久，遵循"衰其大半而止"的原则，以免损伤脾胃，引起昏迷、出血之变。严密观察：服药时必须严密观察病情，注意药后反应，加强调护。一旦发现有严重呕吐、腹痛、腹泻者，即应停药，并做相应处理。明确禁忌证：鼓胀日久，正虚体弱；或发热，黄疸日渐加深；或有消化道溃疡，曾并发消化道出血，或见出血倾向者，均不宜使用。

表3-11　鼓胀分证论治简表

证候	治法	推荐方	常用加减
气滞湿阻	疏肝理气，运脾利湿	柴胡疏肝散合胃苓汤	气滞偏甚，胸脘痞闷，腹胀，嗳气为快，加佛手、沉香、木香；尿少，腹胀，加砂仁、大腹皮、泽泻、车前子；神倦，便溏，酌加党参、附片、干姜、川椒；胁下刺痛，加延胡索、莪术、丹参
水湿困脾	温中健脾，行气利水	实脾饮	水肿较甚，小便短少，加肉桂、猪苓、车前子；胸闷咳喘加葶苈子、紫苏子、半夏；脘闷纳呆，神疲，便溏，下肢水肿，可加党参、黄芪、山药
水热蕴结	清热利湿，攻下逐水	中满分消丸合茵陈蒿汤	小便赤涩不利，加陈葫芦、蟋蟀粉（另吞服）
瘀结水留	活血化瘀，行气利水	调营饮	中气下陷，少气懒言，可用补中益气汤；脾虚血亏，心悸气短可用十全大补汤；肾阳虚明显，加鹿角胶、肉苁蓉
阳虚水盛	温补脾肾，化气利水	附子理苓汤或济生肾气丸	偏于脾阳虚弱，神疲乏力，少气懒言、纳少，便溏，加黄芪、山药、薏苡仁、扁豆；偏于肾阳虚衰，面色苍白，怯寒肢冷，腰膝酸冷疼痛，加肉桂、仙茅、淫羊藿
阴虚水停	滋肾柔肝，养阴利水	六味地黄丸合一贯煎	青筋显露，唇舌紫暗，小便短少，加丹参、益母草、泽兰、马鞭草；兼有潮热，烦躁，酌加地骨皮、白薇、栀子；齿鼻衄血，加鲜茅根、藕节、仙鹤草之类；如阴虚阳浮，症见耳鸣、面赤、颧红，宜加龟甲、鳖甲、牡蛎

2. 要注意祛邪与扶正的配合

本病患者腹胀腹大，气、血、水壅塞，治疗每用祛邪消胀诸法。若邪实而正虚，在使用行气、活血、利水、攻逐等法时，又常需配合扶正药物。临证还可根据病情采用先攻后补，或先补后攻，或攻补兼施等方法，扶助正气，调理脾胃，减少不良反应，增强疗效。

3. 鼓胀"阳虚易治，阴虚难调"

水为阴邪，得阳则化，故阳虚患者使用温阳利水药物，腹水较易消退。若是阴虚型鼓胀，利水易伤阴，滋阴又助湿，治疗颇为棘手。临证可选用甘寒淡渗之品，以达到滋阴生津而不黏腻助湿的效果。亦可在滋阴药中少佐温化之品，既有助于通阳化气，又可防止滋腻太过。

4. 腹水消退后仍须调治

经过治疗，腹水可能消退，但肝脾肾正气未复，气滞血络不畅，腹水仍然可能再起，此时必须抓紧时机，疏肝健脾，活血利水，培补正气，进行善后调理，以巩固疗效。

5. 鼓胀危重证宜中西医结合

及时处理肝硬化后期腹水明显，伴有上消化道大出血，重度黄疸或感染，甚则肝昏迷者，病势重笃，应审察病情，配合有关西医抢救方法及时处理。

（四）常见变证的治疗

鼓胀后期，肝、脾、肾受损，水湿瘀热互结，正虚邪盛。若药食不当，或复感外邪，病情可迅速恶化，导致大出血、昏迷、虚脱多种危重证候。

由于本病虚实错综，先后演变发展阶段不同，故临床表现的证型不一，一般说来，气滞湿阻证多为腹水形成早期；水热蕴结证为水湿与邪热互结，湿热壅塞，且往往有合并感染存在，常易发生变证；水湿困脾与阳虚水盛，多为由标实转为本虚的两个相关证型；瘀结水留和阴虚水停两证最重，前者经脉瘀阻较著，应防并发大出血，后者为鼓胀之特殊证候，较其他证型更易诱发肝昏迷。

1. 大出血

如见骤然大量呕血，血色鲜红，大便下血，暗红或油黑，多属瘀热互结，热迫血溢，治宜清热凉血，活血止血，方用犀角地黄汤加参三七、仙鹤草、地榆炭、血余炭、大黄炭；若大出血之后，气随血脱，阳气衰微，汗出如油，四肢厥冷，呼吸低弱，脉细微欲绝，治宜扶正固脱，益气摄血，方用大剂独参汤加山茱萸或参附汤加味。

2. 昏迷

如痰热内扰，蒙蔽心窍，症见神志昏迷，烦躁不安，四肢抽搐颤动，口臭、便秘，舌红苔黄，脉弦滑数，治当清热豁痰，开窍息风，方用安宫牛黄丸合龙胆泻肝汤加减，亦可用醒脑静注射液静脉滴注。若为痰浊壅盛，蒙蔽心窍，症见静卧嗜睡，语无伦次，神情淡漠，舌苔厚腻，治当化痰泄浊开窍，方用苏合香丸合菖蒲郁金汤加减。如病情继续恶化，昏迷加深，汗出肤冷，气促撮空，两手抖动，脉细微弱者，为气阴耗竭，正气衰败，急予生脉散、参附龙牡汤以敛阴回阳固脱。

（五）其他疗法

1. 中成药治疗

（1）中满分消丸：健脾行气，利湿清热。适用于脾虚气滞，湿热郁结引起宿食蓄水，脘腹胀痛。

（2）济生肾气丸：温补肾阳，化气行水。适用于肾虚水肿，腰膝酸软，小便不利，畏寒肢冷。

（3）六味地黄丸：滋阴补肾。适用于肾阴亏损，头晕耳鸣，腰膝酸软，骨蒸潮热，盗汗遗精。

2. 中药敷脐疗法

脐对应中医的神阙穴位，中药敷脐可促进肠道蠕动与气体排出，缓解胃肠静脉血瘀，改善内毒素血症，提高利尿效果。

3. 中药煎出液灌肠

可采用温补肾阳、益气活血、健脾利水、清热通腑之法。可选用基本方：补骨脂、桂枝、茯苓、赤芍、大腹皮、生大黄、生山楂等，伴肝性脑病者加栀子、石菖蒲。每剂中药浓煎至 150～200 mL，每日1剂，分2次给药。

4. 穴位注射

委中穴常规消毒，用注射针快速刺入，上下提插，得气后注入呋塞米 10～40 mg，出针后按压针孔，勿令出血。每日1次，左右2次委中穴交替注射。

还可在中药、西药内服的基础上，并以黄芪注射液、丹参注射液等量混合进行穴位注射，每穴 1 mL，以双肝俞、脾俞、足三里与双胃俞、胆俞、足三里相交替，每周3次。

中药在腧穴的贴敷、中药在腧穴进行离子导入、中药注射液在穴位注射等疗法，对于肝硬化腹水这一疑难杂症的治疗无疑增加了治疗方法的选择。

第四章 肾 病

第一节 水 肿

　　体内水液潴留，泛滥肌肤，引起头面、目窠、四肢、腹部甚至全身水肿者，称为水肿。本病在《黄帝内经》称为"水"，《金匮要略》称为"水气"。究其致病之因，由于外感风邪水湿，或因内伤饮食、劳倦，以致水液的正常运行发生障碍，遂泛滥而为肿。按人体内水液的运行，依靠肺气之通调，脾气之转输，肾气之开阖，而三焦司决渎之权，能使膀胱气化畅行，小便因而通利。故肺、脾、肾三脏功能的障碍，对于水肿的形成，实有重大的关系。

一、病因病机

　　（1）风邪外袭，肺气不宣。肺主一身之表，外合皮毛，如肺为风邪所袭，则肺气不能通调水道，下输膀胱，以致风遏水阻，风水相搏，流溢于肌肤，发为水肿。

　　（2）居处潮湿，或涉水冒雨，水湿之气内侵，或平素饮食不节，湿蕴于中，脾失健运，不能升清降浊，致水湿不得下行，泛于肌肤，而成水肿。如湿郁化热，湿热交蒸，而小便不利，亦可形成水肿。

（3）劳倦伤脾，兼之饥饱不调，致脾气日渐亏损。脾主运化，为胃行其津液，散精于肺，以输布全身；今脾虚则水液不能蒸化，停聚不行，一旦土不制水，泛滥横溢，遂成水肿。

（4）房事不节，或精神过用，肾气内伤；肾虚则开阖不利，膀胱气化失常，水液停积，以至泛滥横溢，形成水肿。

二、临床诊断

（1）具备水肿典型临床表现：轻症可以表现为眼睑或足踝部水肿，以致颜面、胸背、肢体与全身水肿。严重者可表现为胸腔积液、腹水。

（2）发病特点：可以急性发病，也可呈慢性病程。常继发于乳蛾红肿、疮毒、紫斑等病证，或因久病体虚，继发于消渴久治不愈者，或久病心痹、咳喘肺胀、胸痹心痛、心悸怔忡等。

（3）相关理化检查有利于水肿的诊断与鉴别诊断。如尿液检查表现为蛋白尿、血尿，肾功能检查显示血清肌酐升高、肾小球滤过率降低，则提示为肾脏病水肿；心电图和超声心动检查显示心脏肥大、心功能不全等，则提示为心衰水肿；排除肾脏病水肿与心衰，结合内分泌相关检查，则有利于明确妇女特发性水肿。

三、鉴别诊断

（一）水肿需与鼓胀相鉴别

见表 4-1。

表4-1　水肿与鼓胀的鉴别要点

鉴别项目	水肿	鼓胀
主症特点	水肿多周身皆肿，先从眼睑或下肢开始，继则延及四肢、全身，严重者可表现为腹水。表现为腹胀大，皮色多苍白或晦暗，腹壁无青筋暴露	单腹胀大如鼓，四肢多不肿，反见瘦削，仅后期部分患者伴见轻度肢体水肿。鼓胀腹胀大，表现为皮色苍黄，腹壁青筋显露
发病与病机特点	水肿可急性起病，也可表现为慢性病程，继发于乳蛾、疮毒、斑毒，或久病消渴、心痹，肺胀，胸痹心痛、心悸怔忡等，乃肺、脾、肾三脏相干为病，三焦气化不利，而导致水液内停，泛滥肌肤	鼓胀继发于黄疸、积聚等病证，是肝、脾、肾功能失调，导致气滞、血瘀、水聚腹中

（二）水肿需与饮证相鉴别

见表 4-2。

表4-2　水肿与饮证的鉴别要点

鉴别项目	水肿	饮证
主症特点	水肿可仅见于眼睑与足踝，常可累及全身，其中风水典型表现为眼睑以致颜面水肿，继而出现胸背、肢体以致全身水肿、尿多浊沫、尿量减少、血尿等，也可伴有恶寒、发热、咳嗽、咽痛等外感表现	饮证为饮停人体某一局部，其中溢饮典型表现为肢体局部水肿、沉重、酸痛，尿量未必减少，可伴有恶寒、发热、头身疼痛、汗出异常等表证
病机特点	水肿是肺、脾、肾三脏功能失调，三焦气化不利，水液内停，外溢肌肤所致	饮证是肺、脾、肾三脏功能失调，津液不归正化而为饮，停于人体某一局部

（三）水肿需分辨阳水、阴水

见表 4-3。

表4-3 阳水与阴水的鉴别要点

鉴别项目	阳水	阴水
发病与主症特点	一般病程较短，发病多比较急，每成于数日之间，水肿多由上而下，继及全身，皮肤绷紧光亮，兼见烦热、口渴，小便赤涩、大便秘结等表证、热证、实证。风水、皮水等多属此类	病程较长，多慢性起病，或由阳水转化而来，肿多由下而上，继及全身，肿处皮肤松弛，按之凹陷不易恢复，甚则按之如泥，常见神疲乏力，一般无口渴，小便少但不赤涩，大便稀薄等里证、虚证、寒证。如正水、石水等多属此类
病因病机	多因风邪外袭，疮毒内陷，水湿浸渍，或湿热蕴结所致。久延不愈，正气渐伤，可转为阴水	多久病体虚，脾肾亏虚，阳虚水停所致。但若复感外邪，水肿急性加重，当先按阳水治疗

（四）水肿需分辨肾风、肾水、心水

见表 4-4。

四、辨证论治

（一）治则治法

水肿治法，《黄帝内经》就有"开鬼门，洁净府，去苑陈莝"三法，《金匮要略》更提出发汗、利小便"上下分治"的思路，后世医家如张介宾等，则提出了温补脾肾法，或重视行气利水。当代医家普遍重视活血化瘀。针对肾风水肿更提出了"从风论治"的思想，常用祛风除湿、清热解毒等法，重视益气扶正，固肾培元。具体临床应该结合脏腑定位，明辨标本虚实。稳定期标本同治，邪正两顾，急变期治标为主，兼以治本，或先治标后治本。

表4-4　肾风与肾水、心水的鉴别要点

鉴别项目	肾风	肾水	心水
病位与病机特点	中心病位为肾，可继发于外感，或在病程中常因外感风邪等反复诱发水肿加重	中心病位在肾，常见脾虚水停，或脾肾同病，水湿不化	多心肾同病，临床常表现为阳虚水停，上凌心肺，可继发于心痹、心痛、咳喘肺胀等病
临床特点	猝病肾风临床可表现为风水证，外感病后出现眼睑、颜面以致肢体、腹背、全身水肿，尿多浊沫，或有尿少、血尿，常伴有恶风发热、咽痛等，发病急，病程短，相对易治，常可治愈。痼疾肾风，也可以表现为水肿，或在病程中反复因劳累或外感诱发加重，发病隐匿，病程长，相对难治，日久可成肾元虚衰之关格危候	临床表现为颜面、四肢、腹背周身水肿，按之陷下不起，或伴有胸闷、脘腹胀满，尿多浊沫，或尿少，一般无血尿，多隐匿起病，积极治疗，部分可以缓解	临床常表现为可见下肢以致全身水肿，伴见胸闷心痛、气短心悸，或有咳喘，咳逆倚息不能平卧，病程长，病情可急可缓，及早治疗，比较容易取效，但若遇外感、劳倦等，可诱发加重，甚至可致心悸、喘脱之变

（二）分证论治

水肿的治疗，一般主张在分辨阳水、阴水的基础上，进一步分证论治。具体临床应该注意明确是肾风、肾水、心水，辨病与辨证相结合。同时注意明辨标本虚实，尤其要注意是否存在相关诸邪，如风寒、风热、风湿及湿热、热毒等，在明确水湿内停的同时，是否存在气滞、血瘀，或兼有湿浊内停。

水肿的分证论治详见表4-5。

表4-5　水肿分证论治简表

证候		治法	推荐方	常用加减
阳水	风水泛滥	疏风散邪，宣肺行水	越婢加术汤	咽喉肿痛，加金银花、连翘、蒲公英、马勃，或改用银翘散；血尿，加白茅根、小蓟；喘咳加桑白皮、葶苈子
	湿毒浸淫	宣肺解毒，利湿消肿	麻黄连翘赤小豆汤合五味消毒饮	皮肤瘙痒、糜烂流水，加地肤子、苦参、白鲜皮、土茯苓、萆薢
	水湿浸渍	健脾化湿，通阳利水	五皮饮合五苓散	肿甚，咳喘，加麻黄、杏仁、葶苈子、紫苏叶；乏力体倦，加黄芪、党参，或配合防己黄芪汤；气虚，自汗易感，可用玉屏风散
	湿热壅盛	分利湿热	疏凿饮子	腹满，加紫苏叶、大腹皮、木香、槟榔；尿血加小蓟、白茅根；阴虚水肿，可用猪苓汤；气阴两虚，乏力咽干，心烦，可用清心莲子饮
阴水	脾阳虚弱	温运脾阳，利水渗湿	实脾饮	气短乏力，加黄芪；肌肤甲错，舌暗，加丹参、川芎、红花
	肾阳衰微	温肾助阳，化气行水	济生肾气丸合真武汤	夜尿频多，加菟丝子、山药、乌药、鸡内金；日久夹瘀加当归、川芎、丹参、红花

（三）临证备要

水肿的辨证：除了应该明辨阳水、阴水以外，还应重视分别病因、病机、病位、病势，明确是肾风水肿，还是肾水、心水，明辨标本、虚实、缓急。

水肿的治疗：根据其脏腑定位，有治肺、调脾、补肾之分。治肺治法，重在宣降肺气，或清热宣肺利水，或散寒宣肺利水，或泻肺降逆利水。健脾治法包括益气健脾利水、温中健脾利水、健脾行气利水等。补肾治法，当分肾阴、肾阳，或滋肾阴，或补肾阳，或气阴两补，或阴阳两益。临床上，有时还要配合补心气、温心阳、疏利三焦气机等治法。

水肿的证候特点：多虚实夹杂。本虚证包括气虚、阴虚、气阴两虚，甚至阴阳俱虚。标实证包括水停、血瘀、气滞，或夹有外感风热、热毒、风湿、风寒，或有湿热邪毒留恋不去。治疗取效的关键，在于处理好治本与治标的关系。一般来说，病情稳定期，应该治本为主，兼以治标，标本同治，标本兼顾；病情急变期，应该治标为主，兼以治本，或先治标，后治本。临床上，可结合脏腑定位，或补气健脾，或补气健脾益肺，或补气健脾益肾，或补气养阴益肾，或补气温阳益肾，或补气滋阴温阳益肾。常用药如黄芪有补气行水作用，常用量 30～60 g，有时可用至 120 g。此即所谓"治水需补气，气足水自去"之意。

水肿常有瘀血表现，活血利水法最为常用。方如桃红四物汤、益肾汤等，药如当归、川芎、丹参、桃仁、红花、姜黄、蒲黄、三七等，为当今临床习用。此即所谓"治水先治血，血行水易解"。更有主张用水蛭、炮山甲、僵蚕、鬼箭羽、海藻、牡蛎等软坚散结药治疗，也是对活血化瘀治法的继承与发展。至于阳气虚衰心水证，则当配合益气或温阳治法。另外，水肿还常存在气机阻滞而表现为胸闷脘痞、腹部胀满、大便不畅等，治当重视行气利水治法。方用五皮饮、导水茯苓汤、实脾饮等，可明显提高消肿除满的疗效，即所谓"治水需行气，气顺水不聚"之意。

外感风热、热毒、风湿、风寒等，常是影响肾风水肿病情进展的重要因素。湿热邪毒瘀滞，或风湿之邪内伏，邪伤肾络，更是肾风久治不愈的病理基础。痼疾肾风，水肿久病，肾元虚衰，更可致湿浊邪毒内生。所以，祛风与解毒治法应该贯穿于肾风痼疾病程始终。具体说，祛风治法，当包括疏风清热、疏风散寒、祛风除湿、搜风通络等。解毒治法，当包括疏风清热解毒、清热解毒、利湿解毒、利湿清热解毒、泄浊解毒等。

所谓"治水需祛风，风去水自轻""治水需解毒，毒去水自除"，即是此意。所谓"从风论治"，或应用雷公藤多苷以及大黄等治疗肾风水肿，就体现了这种思想。

攻逐水饮之法，代表性药物如甘遂、芫花、大戟、牵牛子等，多药性峻烈，容易伤正，应当慎用。一般来说，年轻体壮者，病程较短，肿势较甚，正气尚旺，辨证属于实证者，可抓紧时机，暂行攻下逐水治法，使水邪从大小便而去。具体用法：一般晨起服药，从小剂量用起，并应注意中病即止。水肿消退，即议调补，以善其后。或边攻边补，攻补结合。水肿久病，病程长者，脾肾多虚，此时水肿突出，若强攻之，即使可退水肿于一时，也难求根治。正气受伤，一旦水邪复来，势必更为凶猛，病情反而更可能加重，甚至导致一发而不可收之困局。所以，应该慎用。

（四）常见变证的治疗

1. 关格

肾风水肿久病，邪毒瘀滞伤肾，虚、损、劳、衰不断加重，终可致肾元虚衰，气化不行，湿浊邪毒内生，耗伤气血，阻滞气机升降出入，则可表现为乏力体倦，面色无华，恶心呕吐，或口中尿臭，皮肤瘙痒，二便不利，舌苔浊腻等，在辨证论治的基础上，治当重视和胃泄浊解毒治法，常用方如温胆汤、升降散，或香砂六君子汤、大黄附子汤等。也可配合大黄、地榆炭、蒲公英、煅牡蛎等，保留灌肠。

2. 惊厥

肾风痼疾，或风水重症，常见头晕头痛，面红目赤，心烦易怒，甚至可表现为神昏，视物不清，或暴盲，颈项强急，肢体抽动，便干尿赤，舌质红，脉弦等，治当平肝潜阳，兼以活血利水，常用方如羚羊钩藤汤、四苓汤加减，或送服安宫牛黄丸等，息风醒神开窍。也可配合吴茱萸外敷涌泉穴等，但应注意局部刺激。

3. 喘脱

水肿重症，尤其是心水重症，可表现为气喘息促，胸闷气短，不能平卧，伴见冷汗淋漓，唇舌发绀，脉微欲绝等危候，辨证多为心肾阳气心衰，亡阳欲脱，急当给予回阳救逆、益气固脱之法，可用参附龙牡汤加减，气阴两虚者，可用生脉散加味，或用参附注射液、参麦注射液、生脉注射液等。

（五）其他疗法

1. 中成药治疗

（1）五苓胶囊：温阳化气，利湿行水。适用于小便不利，水肿腹胀，呕逆泄泻，渴不思饮等。

（2）阿魏酸哌嗪片：活血化瘀。适用于肾风水肿存在血瘀证者。

（3）雷公藤多苷片：祛风除湿。适用于肾风水肿存在风湿痹阻病机者。

（4）尿毒清颗粒：通腑降浊，健脾利湿，活血化瘀。适用于慢性肾衰竭辨证属脾虚血瘀湿浊证者。

（5）参附强心丸：益气助阳、强心利水。适用于慢性心衰心悸、气短、喘促、颜面肢体水肿等症，辨证属于心肾阳衰者。

2. 食疗药膳

（1）玉米须代茶饮：玉米须 30～60 g，水煎或开水冲泡，当茶频饮。功能：利尿消肿。

（2）山药莲子薏米粥：山药 30 g、白莲子 15 g、薏苡仁 30 g，文火煮粥食用。功能：健脾摄精、利水渗湿。

（3）黄芪鲤鱼汤：鲤鱼 1 条（约 500 g），黄芪 60 g、当归 12 g、紫苏叶 15 g、白芷 6 g、陈皮 12 g、冬瓜皮 30 g，生姜 3 片，米醋 30 mL，不加盐，文火清炖，稍加酱油佐味，吃肉喝汤。功能：益气健脾、理气行水。适用于肾风、肾水，辨证属气虚水停、气滞湿阻，表现为久病水肿，尿多浊沫，乏力，或兼腹满、食少者。

3. 针灸治疗

阳水：取穴以手太阴肺经、足太阴脾经为主。选穴：列缺、合谷、肺俞、偏历、阴陵泉、委阳。针刺用平补平泻法。

阴水：取穴以足太阴脾经、足少阴肾经为主。选穴：脾俞、肾俞、水分、复溜、关元、三阴交、足三里。针刺用补法，或针刺加灸法。

另外，也可采用耳针疗法。取穴：肺、脾、肾、三焦、膀胱、皮质下。方法：每次取 2～3 穴，中等刺激，隔日 1 次。或用耳穴埋豆法。

应该指出的是，古有"水肿禁针"之说，提示针刺疗法应该慎用，尤其当重视对针具进行严格消毒。

五、典型案例

汪某，男，46 岁，因"急性肾衰竭"于 2019 年 1 月 14 日就诊。

临床表现：面色萎黄，乏力，双下肢水肿，怕冷，纳差，睡眠正常，小便少，大便每日 2～3 次。舌淡，苔白，脉细弱。

中医诊断：水肿。

辨证：脾肾阳虚证。

治法：温肾健脾，行气利水。

方剂：实脾饮加缩泉丸。

处方：茯苓，白术，木瓜，甘草，木香，大腹皮，草果，干姜，附子，厚朴，山药，益智仁，乌药。

二诊：症状好转，乏力改善，水肿减轻，继服上方。

服药 3 个月后，病情稳定，临床症状得到控制。

第二节　癃　闭

癃闭主要是由于肾和膀胱气化失司而导致尿量减少，排尿困难，甚则小便闭塞不通为主症的一种疾患。其中又以小便不利、点滴而短少、病势较缓者称为"癃"；以小便闭塞、点滴不通，病势较急者称为"闭"。癃和闭虽有区别，但都是指排尿困难，只有程度上的不同，因此多合称为癃闭。

一、病因病机

本病的发生，除与肾、膀胱密切相关外，还和肺、脾、三焦有关。若肺失肃降，不能通调水道；脾失转输，不能升清降浊；肾失蒸化，关门开合不利；肝郁气滞、瘀血阻塞影响三焦的气化，均可导致癃闭的发生。

（一）湿热蕴结

过食辛辣厚味，酿湿生热，湿热不解，下注膀胱，或湿热素盛，肾热下移膀胱，膀胱湿热阻滞，气化不利，而为癃闭。

（二）肺热气壅

肺为水之上源，热壅于肺，肺气不能肃降，津液输布失常，水道通调不利，不能下输膀胱；又因热气过盛，下移膀胱，以致上下焦均为热气闭阻，而成癃闭。

（三）脾气不升

劳倦伤脾，饮食不节，或久病体弱，导致脾虚而清气不能上升，则浊气难以下降，小便因而不利。

（四）肾元亏虚

年老体弱或久病体虚，肾阳不足，命门火衰，气不化水，是以"无阳则阴无以化"，而致尿不得出；或因下焦积热，日久不愈，耗损津液，以致肾阴亏耗，水府枯竭而无尿。

（五）肝郁气滞

七情所伤，引起肝气郁结，疏泄不及，从而影响三焦水液的运化及气化功能，致使水道通调受阻，形成癃闭。且从经脉的分布来看，肝经绕阴器，抵少腹，这也是肝经有病，导致癃闭的原因

（六）尿路阻塞

瘀血败精，或肿块结石，阻塞尿路，小便难以排出，因而形成癃闭。

二、临床诊断

（一）疾病诊断

（1）起病急骤或逐渐加重，症状表现为小便不利，点滴不畅，甚或小便闭塞不通，点滴全无，尿道无涩痛，小腹胀满。

（2）多见于老年男性，或产后妇女及腹部手术后的患者，或患水肿、淋证、消渴等病日久不愈的患者。

（3）小腹胀满，小便欲解不出，触叩膀胱区明显胀满者，为尿潴留；小便量少或不通，无尿意和小腹胀满，触叩膀胱区无明显充盈征象，多属肾衰竭引起的少尿或无尿。

具备以上临床表现，即可诊断为癃闭，结合发病经过、伴随症状及体检和有关检查，可以确定是由肾、膀胱、尿道，还是由前列腺等疾病引起的癃闭。

癃闭首先应通过体格检查与膀胱B超检查判断有无尿潴留。有尿潴留者，再作尿流动力学检查，以明确有无机械性尿路阻塞。有尿路阻塞者，再通过肛指检查、前列腺B超、尿道及膀胱造影X线、前列腺癌特异性抗原等检查以明确尿路阻塞的病因，如前列腺肥大、前列腺癌、尿道结石、

尿道外伤性狭窄等。无尿路阻塞的尿潴留者考虑脊髓炎、神经性尿闭，可相应作神经系统检查。对无尿潴留的癃闭者应考虑肾衰竭，可进一步查血肌酐，尿素氮，血常规，血钙、磷，B超、X线查双肾大小，帮助鉴别急性或慢性肾衰竭。如属前者，还需查尿比重、尿渗透压、尿钠浓度、尿钠排泄分数、静脉肾盂造影等以鉴别肾前性、肾性或肾后性急性肾衰竭。慢性肾衰竭者还应进一步检查以明确慢性肾衰竭的病因。

（二）病期诊断

1. 癃闭期

小便不利，点滴不畅，甚或小便闭塞不通，点滴全无之时。

2. 缓解期

小便已通，但原发疾病症状尚在。

三、鉴别诊断

（一）癃闭需与淋证、关格相鉴别

见表 4-6。

表4-6　癃闭与淋证、关格的鉴别要点

鉴别项目	癃闭	淋证	关格
主症特点	小便不利，点滴不畅，甚或小便闭塞不通，点滴全无，尿道无涩痛，小腹胀满	小便频数短涩，排尿困难，滴沥刺痛，欲出未尽，尿量正常	小便量少或闭塞不通
伴随症状	可伴水肿、头晕、喘促	可伴尿中带血、小便浑浊、尿中有砂石、发热	呕吐、皮肤瘙痒、口中有尿味、四肢抽搐甚或昏迷
各证关系	感受外邪常可并发淋证	日久不愈，可发展成癃闭	由癃闭、淋证发展而来

（二）尿潴留和无尿的病机及诊查区别

见表 4-7。

表4-7 尿潴留和无尿的病机及诊查区别

区别项目	尿潴留	无尿
基本病机	尿路阻塞或尿闭	肺、脾、肝、肾、三焦、膀胱对水液的通调、转输、气化、开合不利
主症	小腹胀满，小便欲解不出	小便量少或不通，无尿意和小腹胀满
体检	触叩小腹部膀胱区明显胀满	触叩小腹部膀胱区无明显充盈征象
理化检查	尿流动力学检查、肛指检查、前列腺B超、尿道及膀胱造影X线、前列腺癌特异性抗原等检查、神经系统检查	血肌酐、尿素氮、血常规、血钙、磷、B超、X线查双肾大小、尿比重、尿渗透压、尿钠浓度、尿钠排泄分数、静脉肾盂造影等

四、辨证论治

（一）治则治法

癃闭的治疗应根据"腑以通为用"的原则，着眼于通。但通之法，有直接、间接之分，更因证候的虚实而异。实证治宜清湿热、散瘀结、利气机而通水道；虚证治宜补脾肾、助气化、使气化得行，小便自通。同时，还要根据病因，审因论治。根据病变在肺、在脾、在肾的不同，进行辨证施治，不可滥用通利小便之品。此外，根据"上窍开则下窍自通"的理论，尚可应用开提肺气的治法，开上以通下，即所谓"提壶揭盖"之法治疗。若小腹胀急，小便点滴不下，内服药物缓不济急，应配合导尿或针灸、取嚏、探吐等法以急通小便。对于因病致使体位及排尿方式改变和害羞、紧张等心理原因引起的排尿困难及尿液潴留，可用流水诱导法：使患者听到流水的声音，诱发尿意，解出小便。

（二）分证论治

气化不利和尿路阻塞是癃闭的主要病机，引致其发生的病因有虚有实。

实证中，膀胱湿热以小便短赤灼热，小腹胀满为特征；肺热壅盛兼呼吸急促或咳嗽为特征；肝郁气滞以小便不通或通而不爽，胁腹胀满为特征；尿道阻塞以小便点滴而下，或尿如细线，甚则阻塞不通，兼小腹胀满疼痛为特征。虚证中，脾气不升以小腹坠胀兼气短，声低神疲，食欲不振为特征；肾阳衰惫以排出无力，兼畏寒怕冷，腰膝冷而酸软无力为特征。临床上亦可见到虚实夹杂的患者，常表现为实证中兼夹虚证表现，或本为虚证，因虚致实而产生癃闭实证。

癃闭的分证论治详见表4-8。

表4-8 癃闭分证论治简表

证候	治法	推荐方	常用加减
膀胱湿热	清利湿热，通利小便	八正散	兼心烦，口舌生疮糜烂，合导赤散；有阴虚者改用滋肾通关丸加生地黄、车前子、牛膝等；口中尿臭，神昏谵语，加黄连、大黄、丹参、车前子、白茅根等
肺热壅盛	清泄肺热，通利水道	清肺饮	心火旺盛加黄连、竹叶；大便不通加杏仁、大黄；兼表证加薄荷、桔梗
肝郁气滞	疏利气机，通利小便	沉香散	增强理气可合六磨汤加减；气郁化火加龙胆草、山栀、牡丹皮
浊瘀阻塞	行瘀散结，通利水道	代抵当丸	瘀血较重加红花、川牛膝；血虚加黄芪、丹参；尿路结石加金钱草、鸡内金、冬葵子、瞿麦、萹蓄
脾气不升	升清降浊，化气行水	补中益气汤合春泽汤	气阴两虚改用补阴益气煎；见肾虚者加济生肾气丸
肾阳衰惫	温补肾阳，化气利水	济生肾气丸	兼脾虚合补中益气汤或春泽汤；老人精血俱亏治宜香茸丸；有呕吐，烦躁，神昏者治宜温脾汤合吴茱萸汤

（三）临证备要

癃闭的治疗首先要抓住主症，辨证求因；其次要根据证候分清虚实；然后再权衡轻重缓急，急则治标，缓则治本。实证治宜清湿热、散瘀结、利气机而通水道；虚证治宜补脾肾、助气化而达到气化得行，小便自通的目的；对虚实夹杂者，应标本同治。切记不可滥用通利小便之品。

下病上治，欲降先升：当急性尿潴留，小便涓滴不下时，常可在原方基础上稍加开宣肺气、升提中气之桔梗、杏仁、紫菀、升麻、柴胡等，此为下病上治，提壶揭盖，升清降浊之法。

癃闭为临床最为急重的病证之一，小便不通，水毒蓄于内，可致肿胀、喘促、心悸、关格等危重变证，因此必须急则治标，缓则治本。治标之法有二：对水蓄膀胱之证，可选用多种外治法来急通小便。目前临床常用的导尿法合针灸疗法，既简便又有效。还可用消毒棉签，向鼻中取嚏或喉中探吐；也有用皂角粉末 0.3～0.6 g，鼻吸取嚏的取嚏法和探吐法，还有外敷法，即用独头蒜 1 个，栀子 3 枚，盐少许，捣烂，摊纸贴脐部，也较为简单有效；对于心因性原因引起的排尿困难，流水诱导法亦可酌情选用。对膀胱无尿之危证，可用中药灌肠方［生大黄 30 g（后下）、生牡蛎 30 g（先下）、六月雪 30 g、丹参 30 g，浓煎约 120 mL］，高位保留灌肠，约 2 小时后用 300～500 mL 清水清洁灌肠，每日 1 次，10 日为 1 个疗程。

在癃闭治疗过程中，常使用关木通、木防己、马兜铃、益母草等中药，近年来临床报道和药理研究表明，大剂量或长期使用这些药可产生明显肾毒性，导致急慢性肾衰竭、肾小管酸中毒、范可尼综合征等，严重者半年内发展为终末期肾衰竭。实验研究也显示这些中药对肾脏有多方面的损害。因此，应谨慎使用上述药物，可用其他药替代或避免长时间、大剂量使用，并在使用过程中密切监测肾功能。此外，对癃闭血钾高的患者，应慎用含钾高的中药，如牛膝、杏仁、桃仁等。

（四）常见变证的治疗

1. 关格

如疾病迁延日久，脾肾衰惫，气化不利，湿浊毒邪内蕴三焦，出现呕吐、皮肤瘙痒、口中有尿味、四肢抽搐甚或昏迷，则为关格，病性为本虚标实，治疗当攻补兼施，标本兼顾。可选温脾汤合吴茱萸汤加减（脾肾阳虚，湿浊内蕴者）；还可选杞菊地黄丸合羚羊钩藤汤加减（肝肾阴虚，肝风内动者），大便秘结可加生大黄通腑降浊；若现肾气衰微，邪陷心包，则急用参附汤合苏合香丸，继用涤痰汤治之。

2. 喘促、心悸

如水气凌心射肺，证见喘促者，加用己椒苈黄丸合滋肾通关丸；皮肤瘙痒者，加用土茯苓、地肤子、白鲜皮燥湿止痒。

（五）其他疗法

1. 中成药治疗

（1）癃闭通胶囊：活血软坚，温阳利水。适用于由血瘀凝聚、膀胱气化不利所致的癃闭。

（2）前列癃闭通胶囊：益气温阳，活血利水。适用于由肾虚血瘀所致癃闭。

2. 外敷法

可用葱白500 g，捣碎，入麝香少许拌匀，分2包，先置脐上1包，热熨约15分钟，再换1包，以冰水熨15分钟，交替使用，以通为度。

3. 针灸治疗

对肾气不足者以取足少阴肾经穴为主，辅以足太阳膀胱经背俞穴，针用补法或用灸。对温热下注者以取足太阴脾经穴为主，针用泻法、不灸。对有外伤或手术史者，以通调膀胱气机为主。对中风后癃闭患者用培元启闭针灸治疗。也可用隔姜灸，每次15分钟，每日2～3次。

五、典型案例

李某，男，56 岁，因"排尿困难 2 个月"于 2020 年 12 月 15 日就诊。

临床表现：患者近 2 个月时欲小便而不得出，或虽出小便量少，一次排不尽，小腹坠胀，疲乏，食欲不振，睡眠浅。舌淡，苔薄，脉细。

中医诊断：癃闭。

辨证：脾气不升证。

治法：升清降浊，化气行水。

方剂：补中益气汤合春泽汤加减。

处方：党参，人参，黄芪，白术，桂枝，升麻，柴胡，茯苓，泽泻，车前子。

第三节 淋 证

淋证是指小便频数短涩、滴沥刺痛，欲出未尽，小便拘急，或痛引腰腹的病证。淋证的分类在《中藏经》中有记载："有冷、热、气、血、劳、膏、虚、实八种。"《备急千金要方》提出"五淋"之名。《外台秘要》指出五淋是石淋，气淋，膏淋，劳淋，热淋。后代医家沿用五淋之名，现代医家分为气淋、血淋、热淋、膏淋、石淋，劳淋 6 种。淋证多见于现代医学的肾结核，尿路结石，肾盂肾炎，膀胱癌，前列腺炎，老年前列腺肥大，前列腺癌及由各种原因引起的乳糜尿等疾病。

一、病因病机

淋证病位在膀胱和肾，且与肝脾有关。中医认为，肾与膀胱通过静脉互为络属，膀胱的贮尿和排尿功能依赖于肾阳的气化，肾气充足，则固肾有权，膀胱开合有度；反之，肾的气化失常，固摄无权，则出现尿频、尿急、尿痛或是小便不利等症。又肝主疏泄，有调畅气机，促进脾脏运化的功能。脾的运化水液功能减退，必致水液停滞在体内，产生湿浊等病理产物。

淋证的病因是以膀胱湿热为主，亦有因肾虚和气郁而发，其病机主要是湿热蕴结下焦，导致膀胱气化不利。

据临床所见，淋证以实证居多，若病延日久，又可从实转虚，或以虚实并见，多食辛辣肥甘之品，或嗜酒太过酿成湿热，影响膀胱的气化功能。若小便灼热刺痛者为热淋；若湿热蕴积，尿液受其煎熬，日积月累，尿中杂质凝结为砂仁，则为石淋；若湿热蕴结于下，以致气化不利，无以分清泌浊，脂液随小便而去，小便如脂如膏，则为膏淋；若热盛伤络迫血妄行，小便涩痛有血，或肾阴亏虚，虚火灼络，尿中夹血，则为血淋；如久淋不愈，湿热之邪，耗伤正气或年老久病、房劳等可致脾肾亏虚，遇劳即发者，则为劳淋；恼怒伤肝，气郁化火，或气火郁于下焦，或中气不足，气虚下陷者，则为气淋。

二、临床诊断

（一）疾病诊断

（1）临床表现为小便频急，淋漓不尽，尿道涩痛，小腹拘急，或痛引腰腹等。

（2）淋证初起发病较急，多由膀胱湿热、砂石结聚、气滞不利等所致；各类淋证反复发作，迁延不愈可致脾肾亏虚，发展为劳淋。此外，各类淋证之间可以相互转化，也可以同时并存。

（3）发病多由不洁性生活、劳累、情志变化、感受外邪所致。

（4）发病人群多见于成年女性。

具备以上临床表现，结合起病诱因、性别、年龄即可诊断为淋证。结合尿常规、清洁中段尿培养、泌尿系统B超、X线腹部平片等可明确诊断。

尿常规是淋证患者首选的实验室检查方法，必要时须进一步进行清洁中段尿培养、泌尿系统B超检查、泌尿系统CT检查、前列腺液检查等，以明确淋证的病因及诊断。

（二）病类诊断

1. 热淋

起病急，小便灼热刺痛，或伴有发热、腰痛者。

2. 石淋

小便排出砂石，或排尿突然中断，尿道窘迫疼痛，或腰腹绞痛者。

3. 气淋

小腹胀满，小便艰涩疼痛，尿后余沥不尽者。

4. 血淋

尿血而伴疼痛者。

5. 膏淋

淋证伴小便浑浊如米泔水或滑腻如膏脂者。

6. 劳淋

反复发作，尿痛不明显，但淋漓不尽，遇劳则发者。

三、鉴别诊断

淋证需与癃闭、尿血相鉴别

见表4-9。

表4-9　淋证与癃闭、尿血的鉴别要点

鉴别项目	淋证	癃闭	尿血
起病特点	起病较急，好发于成年女性，多因劳累或房事不洁诱发	起病较急，多种原因可诱发，如泌尿系统结石、泌尿系统肿瘤、前列腺炎等	起病较急，多见于血证患者
病机要点	湿热蕴结下焦，膀胱气化不利	肾、膀胱气化不利	热伤血络、虚火灼络、脾不统血、肾气失固
主症	排尿困难，尿频而疼痛，每日尿量正常甚至明显增多	排尿困难，无尿痛，每日尿量明显减少，甚至点滴全无	排出血尿，但不伴尿道疼痛
体征	常见双输尿管压痛点压痛、双肾区叩击痛阳性	急性尿潴留患者可见膀胱区饱满、叩击呈浊音	出血性疾病（如白血病、血友病等）患者可兼见肢体、躯干部位皮肤出血点

四、辨证论治

（一）治则治法

实则清利，虚则补益，是治疗淋证的基本原则。实证治予清热利湿通淋，根据六淋不同，佐以凉血止血、通淋排石、分清泄浊、行气疏导等法。虚证以脾虚为主者，治宜健脾益气；以肾虚为主者，治宜补虚益肾；虚实夹杂者，宜分清标本虚实，先标后本或标本兼顾。

（二）分证论治

首先要准确辨别淋证的类别。由于每种淋证的病机特点和临床表现各异，其演变规律和治法也不尽相同，所以辨别不同淋证是本病辨证的要领。其次要详辨虚实。淋证初起或在急性发作阶段，以膀胱湿热、砂石结聚、气滞不利为主，多属实证；淋证反复发作，日久耗伤脾肾、气阴则多转为虚证，以脾虚、肾虚、气阴两虚为主；若虚证复感外邪呈急性发作，或实证日久湿热未尽，正气已伤，致正虚邪恋，则可表现为虚实夹杂之证。此外，各种淋证之间可以相互转化，也可以同时并存，临证应注意区别标本缓急。如劳淋复感外邪，转为热淋，则劳淋正虚是本，热淋邪实为标；石淋并发热淋时，则新病热淋为标，旧病石淋为本，根据急则治标、缓则治本的原则，当以治热淋为急务，待湿热渐清，转以扶正或治石淋为主。

淋证的分证论治详见表4-10。

（三）临证备要

首先要掌握复杂病证的辨证论治。同一患者常可发生数种淋证并存，甚或兼夹消渴、水肿、癃闭等证。辨证时，要掌握淋证共性及各种淋证的特征，同时通过病史、病因、病机分析，结合实验室检查，正确分辨各种淋证兼夹、转化，明确病位、虚实主次、标本缓急。

治疗用药时当博采古今有效方药。热淋的主要病理因素是湿热，在辨证治疗基础上可加入经现代药理研究证实有抗菌作用的中药，如黄柏、黄芩、蒲公英、金银花、败酱草、苦参、白花蛇舌草、土茯苓等。石淋的治疗，除了使用利水通淋、排石消坚的中药外，还可加入穿山甲、王不留行、石韦、鸡内金、桃仁等具有溶石药理作用的中药。此外，现代药理研究证实，大黄、川芎、川牛膝、金钱草、海金沙等可增强输尿管蠕动，促进结石排出。

遣方用药时还须注意避免使用一些具有肾毒性药物。近年来研究表明，马兜铃、关木通、青木香、广防己、天仙藤、益母草等含有马兜铃酸成分，长期或大剂量使用可导致急慢性肾衰竭，因此临床上应慎用或禁用。

表4-10　淋证分证论治简表

证候	治法	推荐方	常用加减
热淋	清热利湿，通淋	八正散	发热者，加金银花、连翘、蒲公英、苦参、白花蛇舌草；伴血尿者，加生地榆、茜草、白茅根；伴寒热往来，口苦、呕恶者，合小柴胡汤
石淋	清热利湿，排石通淋	石韦散	腰腹绞痛者，加白芍、甘草；伴血尿者，加小蓟、生地黄、藕节；兼有发热者，加蒲公英、黄柏、大黄
气淋（实证）	利气疏导	沉香散	小腹胀满疼痛，气滞较重者，加青皮、乌药、川楝子；气滞血瘀者，加红花、益母草、川牛膝
气淋（虚证）	补中益气	补中益气汤	腰膝酸软，肾气亏虚者，加杜仲、狗脊、菟丝子；小便涩痛，小腹胀满，苔腻者，加车前草、土茯苓、滑石
血淋（实证）	清热通淋，凉血止血	小蓟饮子	发热口苦，舌苔黄腻者，加金银花、金钱草、败酱草、苦参；血多色暗，有瘀血征象者，加三七粉、琥珀粉、川牛膝
血淋（虚证）	滋阴清热，凉血止血	知柏地黄丸	腰膝酸软，口干乏力者，加旱莲草、女贞子、龟甲、白茅根；阴虚湿热未尽，尿痛明显者，加土茯苓、蒲公英、苦参、石韦
膏淋（实证）	清热利湿，分清泄浊	程氏萆薢分清饮	小腹胀痛，尿涩不畅者，加乌药、青皮、川楝子；小便夹血，加小蓟、蒲黄、白茅根
膏淋（虚证）	补肾固摄	膏淋汤	偏于脾虚中气下陷者，配用补中益气汤；偏于肾虚，当分别阴阳，肾阴虚者配用左归丸，肾阳虚者配用右归丸；腰痛、舌紫暗或有瘀斑者，加丹参、穿山甲、王不留行、赤芍
劳淋	补肾固涩	无比山药丸	脾虚气陷，下腹坠胀者，合用补中益气汤；肾阴亏虚者，去巴戟天，合用知柏地黄丸；肾阳虚者，加狗脊、肉桂、鹿角胶

（四）其他疗法

1. 中成药治疗

（1）三金片：清热解毒，利湿通淋，益肾。适用于由下焦湿热所致的热淋、小便短赤，淋漓涩痛、尿急频数等症。

（2）热淋清颗粒：清热解毒，利尿通淋。适用于湿热蕴结，小便黄赤，淋漓涩痛之淋证。

（3）金钱草冲剂：清热祛湿，利尿通淋。适用于热淋，石淋。

2. 针灸治疗

针刺：各种淋证均可以选用膀胱俞、中极、阴陵泉、行间、太溪诸穴。临床应用时，血淋可加血海、三阴交；膏淋加肾俞、关元、照海、梁门；少腹胀满疼痛加曲泉；石淋加委阳、然谷；劳淋去行间，加气海、关元、足三里。

灸法：气淋，脐中着盐，灸二壮。石淋小便不利者，可灸关元、气门、大敦等穴。劳淋可灸百会、气海、中极。

五、典型案例

王某，男，34岁，因"尿频2月余"于2020年6月3日就诊。

临床表现：2个月前出现尿频，尿急，淋漓不尽，早泄，会阴潮湿，手心出汗，口干，舌紫暗，苔厚腻。

中医诊断：淋证。

辨证：劳淋证。

治法：利湿清热，滋补肾阴。

方剂：知柏地黄丸加缩泉丸。

处方：知母，黄柏，熟地黄，山茱萸，山药，牡丹皮，泽泻，茯苓，土鳖虫，虎杖，橘核，肉桂，益智仁，乌药，牡蛎，桑螵蛸。

第四节　关　　格

关格是以小便不通、呕吐不止为主要临床表现的病证。小便不通名曰关，呕吐不止名曰格，两者并见名曰关格。关格一般起病较缓，此前多有水肿、淋证、癃闭、消渴等慢性疾病史，渐进出现倦怠乏力、尿量减少、纳呆呕吐、口中气味臭秽及多种复杂兼症。晚期可见神昏、抽搐、出血、尿闭、厥脱等危候。

一、病因病机

关格是小便不通、呕吐和各种虚衰症状并见的病证，此由多种疾病发展到脾肾衰惫、浊邪壅塞所致。临证表现为本虚标实，寒热错杂，三焦不行，进而累及其他脏腑，终致五脏俱伤，气血阴阳俱虚。

（一）脾肾阳虚

水肿病程迁延，水湿浸渍，或饮食不调，脾失健运，湿浊内困，以致脾阳受损，生化无源；或因劳倦过度，久病伤正，年老体虚，以致肾元亏虚，命门火衰，肾关因阳微而不能开。脾肾俱虚，脏腑失养，故见神疲乏力，面色无华，纳呆泛恶，腰膝酸软，尿少或小便不通。脾肾阳气衰微，气不化水，阳不化浊，则湿浊益甚。末期精气耗竭，阳损及阴，而呈阴阳离决之势。《景岳全书·杂证谟·关格》谓："此则真阳败竭，元海无根，是诚亢龙有悔之征，最危之候也。"

（二）湿浊壅滞

脾肾虚损，饮食不能化为精微，而为湿浊之邪。湿浊壅塞，三焦不利，气机升降失调，故上而吐逆，下而尿闭。若属中阳亏虚，阳不化湿，湿浊困阻脾胃，则肢重乏力，纳呆呕恶，腹胀便溏，舌苔厚腻。若湿浊久聚，从阳热化，湿热蕴结中焦，胃失和降，脾失健运，则脘腹痞满，纳呆呕恶，口中黏腻，或见便秘。浊毒潴留上熏，则口中秽臭，或有尿味。湿浊毒邪外溢肌肤，症见皮肤瘙痒，或有霜样析出。湿浊上渍于肺，肺失宣降，肾不纳气，则咳逆倚息，短气不得卧。

（三）阴精亏耗

禀赋不足，素体阴虚，或劳倦久病，精气耗竭，阳损及阴，以致肾水衰少，水不涵木；水不济火，心肾不交；心脾两虚，水谷精微不化气血，则面色萎黄，唇甲色淡，心悸失眠；肝血肾精耗伤，失于滋养，则头晕耳鸣，腰膝酸软；阴虚火旺，虚火扰动，则五心烦热，咽干口燥。肾病日久累及他脏，乃至关格末期阴精亏耗，浊毒泛溢，五脏同病。肾病及肝，肝肾阴虚，虚风内动，则手足搐搦，甚则抽搐；肾病及心，邪陷心包，心窍阻闭，则胸闷心悸，或心胸疼痛，甚则神志昏迷。

（四）痰瘀蒙窍

脏腑衰惫，久病入络，因虚致瘀，或气机不畅，血涩不行，阻塞经脉，加之湿邪浊毒内蕴，三焦壅塞，气机逆乱，以致痰浊瘀血上蒙，清窍闭阻，神机失用，则神昏谵语，烦躁狂乱或意识蒙眬。

（五）浊毒入血

痰瘀痹阻，脉络失养，络破血溢；或湿浊蕴结，酿生毒热，热入营血，血热妄行，以致吐衄便血。此乃脾败肝竭，关格进入危笃阶段。

（六）毒损肾络

失治误治，未能及时纠偏，酿生浊毒；或久服含毒药物，以致药毒蓄积，侵及下焦，耗损气血，危害肾络，进而波及五脏。

总之，关格多由各种疾病反复发作，或迁延日久所致。脾肾阴阳衰惫为其本，浊邪内聚成毒为其标，在病机上表现为本虚标实，"上吐下闭"。病变发展则正虚不复，由虚至损，多脏同病，最终精气耗竭，内闭外脱，气血离守，脏腑功能全面衰败。

二、临床诊断

（1）临床以小便不通与恶心呕吐并见，或伴有大便不通为典型表现。

（2）关格晚期，肾元虚衰，可表现为多脏同病。肾病及肝，症见手足搐搦，甚则抽搐；肾病及心，症见胸闷气短，心悸怔忡，心胸憋闷，甚至发生喘脱之变。脾胃升降失司，可见厌食、纳呆、恶心、呕吐，大便不通，腹满或腹泻；浊毒外溢肌肤，症见皮肤瘙痒，甚或有霜样析出；浊毒上熏，症见口中秽臭，或有尿味，舌苔厚腻；湿浊毒邪上蒙清窍，症见昏睡或神志不清。

（3）具有水肿、淋证、癃闭等肾系疾病和消渴等慢性疾病病史。

尿常规、血常规、血生化（肌酐、尿素氮、尿酸、电解质、二氧化碳结合力）、肾小球滤过率及内生肌酐清除率的测定、肾脏 B 超、CT 等检查项目有助于本病的诊断和鉴别诊断。

三、鉴别诊断

关格须与癃闭相鉴别，见表 4-11。

四、辨证论治

（一）治则治法

关格的治疗应遵循《证治准绳·关格》提出的"治主当缓，治客当急"的原则。所谓主，是指关格之本，即肾元虚衰，也就是治本应长期调理，缓缓补之。所谓客，是指关格之标，即湿浊邪毒，用药宜急，不可姑息。临床上应根据具体情况，认真处理治本与治标的关系。同时，根据关格的病机演变规律和证候特点，还应强调扶肾培元、和胃调中、益气养血、降浊解毒治法。应根据患者体质状况、虚实寒热证候，具体采取相应的治疗措施：肾阴虚损者，滋肾培元；肾阳虚衰者，温肾培元；阴阳俱虚者，阴阳同补。对于泄浊解毒治法，寒湿者温化寒湿，湿热者清化湿热，寒温错杂者辛开苦降和寒温同用。兼气滞者行气化滞，兼血瘀者活血化瘀，兼痰湿者化痰除湿，兼水湿者利水渗湿。存在动风、动血、停饮、伤神变证者，则应该针对性选用息风止痉、凉血止血、通阳化饮、醒神开窍诸法。

表4-11 关格与癃闭的鉴别要点

鉴别项目	关格	癃闭
病因	水肿、淋证、癃闭、消渴等，迁延日久	年老体弱、久病内伤，或尿路阻塞
中心病位	肾	膀胱
病机要点	肾元虚衰为本，湿浊毒邪内蕴为标	肝、脾、肾功能失调，或尿路阻塞，膀胱气化不利
呕恶与小便不通	小便不通和呕吐恶心并见	小便不通，一般无恶心呕吐
其他症状	面色苍白，或晦滞，倦怠乏力，腰脊酸痛，或伴水肿尿少，食欲不振，恶心	小腹胀满，排尿困难，小便点滴而出，甚则闭塞不通

（二）分证论治

关格的证候特点是本虚标实，肾元虚衰、湿浊邪毒内留是病机关键。临床上本虚证常见气阴虚损证、阳气虚衰证、阴阳俱虚证，标实证常见湿浊证、痰湿证、水湿证、气滞证、血瘀证。关格患者常常表现为一种本虚证兼有一个或数个标实证并见。治疗关键在于处理好本虚证和标实证的关系。一般说来，关格早期，应重视培补肾元，治疗本虚证，兼治标实证；

关格中晚期，应重视泄浊解毒，更重视治疗标实证。

关格的分证论治详见表4-12及表4-13。

表4-12　关格本虚证分证论治简表

证候	治法	推荐方	常用加减
气阴虚损	滋肾培元，益气养阴	六味地黄丸合生脉散	头晕头痛、烦躁易怒，合用镇肝息风汤；肢体麻木或抽筋，合用芍药甘草汤加龙骨、牡蛎、薏苡仁；皮肤瘙痒，合用消风散或加地肤子、苦参
阳气虚衰	温肾培元，益气温阳	真武汤合香砂六君子汤	气短乏力、头晕心悸，加当归补血汤；神疲乏力、食少便溏，改用附子理中汤加味；心悸、胸闷、气短，合用参附龙牡汤加山茱萸、丹参、红花
阴阳俱虚	补肾培元，滋阴温阳	金匮肾气丸或参芪地黄汤	男子阳痿、腰膝酸软加五子衍宗丸、右归丸；女子烘热汗出、下肢冷凉加二仙汤；头晕目眩、气喘欲脱，可用参附龙牡汤合生脉散加山茱萸

（三）临证备要

关格是以小便不通与恶心呕吐并见，或伴有大便不通为典型表现的病证，多见于水肿、淋证、癃闭等肾系病证的晚期。乃由肾元虚衰，湿浊邪毒内蕴所致。临证往往表现为本虚标实，气血阴阳俱受其累，多脏腑受伤，气滞、痰饮、血瘀、水湿并存，晚期还可见动风、动血、停饮、伤神等变证。本虚肾元虚衰，有阳虚、阴虚、阴阳俱虚之别；标实湿浊邪毒内蕴，有湿热和寒湿、寒热错杂之异。

关格的治疗，应当分清标本、缓急、主次、先后，以选方用药。因肾元虚衰是其本，所以当时刻以扶肾培元为要务；因中晚期气血受伤病机普遍存在，所以当重视益气养血治法；因湿浊邪毒内蕴，始终贯穿在整个病程中，而且容易伤脾胃，更损肾元，耗伤气血，损伤五脏，阻滞气机升降，所以当时刻注意和胃降浊、祛邪解毒，即所谓"治客当急"。化浊毒即所以保肾元，护胃气即所以保肾元。

表4-13　关格标实证分证论治简表

证候	治法	推荐方	常用加减
湿浊	化湿泄浊	大黄甘草汤	心胸烦闷、大便闭结，配合升降散；畏寒肢冷、呕吐清涎，配合用吴茱萸汤、大黄附子汤；心下痞满、呕吐、腹满冷痛，可用黄连汤、半夏泻心汤
痰湿	化痰除湿	二陈汤	脘腹痞闷、呕吐痰涎，配合香苏散；心下痞、嗳气不止，配合旋覆代赭汤；头晕心悸、痰黏色黄，配合黄连温胆汤；心胸烦闷或痛，配合小陷胸汤
水湿	利水渗湿	五苓散合五皮饮	水肿、少尿突出，或有胸腔积液、腹水，可用导水茯苓汤
气滞	解郁理气	四逆散合六磨汤	心胸憋闷或痛、睡眠不安，配合半夏厚朴汤；口苦咽干、目眩、心烦喜呕，配合小柴胡汤
血瘀	活血化瘀	下瘀血汤	胸胁胀满疼痛或刺痛，配合血府逐瘀汤；乏力体倦、肢体麻痛，可用补阳还五汤

（四）常见变证的治疗

1. 动风痉厥

临床表现为头晕、头痛、视物模糊、躁扰不宁，甚至神昏谵语，惊厥抽搐者，治当平肝潜阳息风，方可用羚羊钩藤汤加减，必要时甚至可用安宫牛黄丸、紫雪散等，或酌情选用清开灵、醒脑静注射液静脉点滴。

2. 动血血证

临床表现为呕血、便血、鼻衄，或皮肤紫斑者，治当凉血止血解毒，方可用大黄黄连泻心汤、犀角地黄汤（犀角可用水牛角或升麻代替）加三七粉（冲服）、仙鹤草等。

3. 支饮喘脱

临床表现为胸闷喘促，咳逆倚息不得卧，背寒，咳吐清涎，颜面肢体水肿者，治当通阳化饮、泻肺行水，方可用苓桂术甘汤合葶苈大枣泻肺汤加车前子、桑白皮等。

4. 窍闭神昏

湿浊邪毒伤神，蒙蔽清窍，临床表现为神志淡漠，躁扰不宁，或见嗜睡，神昏谵语者，治当化湿泄浊、醒神开窍，方可用菖蒲郁金汤加远志、草果等，或送服至宝丹，或用醒脑静注射液静脉点滴。

（五）其他疗法

1. 中成药治疗

（1）海昆肾喜胶囊：化浊排毒。适用于慢性肾衰竭（代偿期、失代偿期和尿毒症早期）湿浊证。

（2）金水宝胶囊：补益肺肾、秘精益气。适用于关格肺肾两虚，精气不足证。

（3）百令胶囊：补肺肾，益精气。适用于关格肺肾两虚证。

（4）尿毒清颗粒：通腑降浊，健脾利湿，活血化瘀。适用于慢性肾衰竭，氮质血症期和尿毒症期脾虚湿浊证和脾虚血瘀证。

2. 中药灌肠

晚期肾衰竭灌肠方，一般可选用清热泄下、活血解毒、收敛固涩之剂。可用生大黄 15～30 g、丹参 15～30 g、蒲公英 15～30 g、煅牡蛎 30 g 等。腹满畏寒者，可酌加温中散寒之剂，可用大黄附子汤加味，可用上方加炮附子 9～12 g，肉桂 9～12 g。

第五章 杂 病

第一节 腰 痛

腰痛是指以腰脊或腰部一侧或双侧疼痛为主要临床表现的一种病证，又称为腰脊痛。现代医学的腰肌软组织病变、强直性脊柱炎、腰椎骨质增生、腰椎间盘病变等腰部病变及部分内脏疾病出现腰痛的临床表现时，可参考本病进行辨证论治。

一、病因病机

腰痛多因感受风、寒、湿、热之邪，邪入经脉，痹阻不通；或因闪挫跌仆，气滞血瘀，经脉不通而致腰痛；也有因体虚精亏，房劳伤肾，腰府失养所致腰痛。

（一）外邪侵袭

多由坐卧湿地，或淋雨受寒，或汗出当风，衣着单薄，或暑夏贪凉，露宿野外，腰府失护，风寒湿邪，乘虚侵犯经脉，气血运行不畅而致腰痛。寒为阴邪，其性收引，侵袭肌肉经络，郁遏卫阳，凝滞营阴，以致腰府气血不通；湿邪侵袭，其性黏腻重着，留着筋骨肌肉，闭阻气血，可使腰府经气不运；外感热邪，或邪郁化热，或湿蕴生热，湿热留滞腰府，闭阻经脉，气滞血阻而生腰痛。

（二）劳伤闪挫

长期劳作过度，或腰部闪挫撞击，或举重抬物扭挫，损伤腰部筋脉，经络气血瘀阻，脉络不通而发腰痛。正如《景岳全书·杂证谟·腰痛》说："跌仆伤而腰痛者，此伤在筋骨而血脉凝滞也。"

（三）体虚年衰

禀赋不足，或素体虚弱，或年老久病，或房劳过度，致肾精亏虚，肾阳不足，腰府失养，发为腰痛。如肾精亏虚不能濡养腰府而为阴虚腰痛，如肾阳不足不能温煦则为阳虚腰痛。

腰痛之病位在肾及诸经脉。腰为肾之府，有赖肾之精气濡养及肾阳的温煦；督脉循脊上项，足太阳膀胱经夹脊循行，带脉绕腰一周，足少阴肾经贯脊属肾，故腰痛与肾及诸经有关。

腰痛之病性有虚实两端。外感腰痛，乃寒湿或湿热之邪痹阻经脉，气血运行不畅，多为实证；内伤腰痛，多由肾虚而致腰府失其濡养、温煦，病性多虚；内伤肾虚，腰府脉络空虚，又易招外邪侵袭，经脉痹阻，而致虚实夹杂，表里同病。正如《杂病源流犀烛·腰脐病源流》说："腰痛，精气虚而即客病也。"

二、临床诊断

（1）临床主要以腰部疼痛为主要临床表现。

（2）常有居处潮湿、汗出当风、冒雨着凉、跌扑挫闪、腰部用力不当或久病劳损等相关原因。

（3）急性腰痛，病程较短，腰痛明显，轻微活动即可引起一侧或两侧或脊旁疼痛加重，多痛无歇止，并常伴有不同程度的功能障碍。

（4）慢性腰痛，病程较长，反复难愈，以腰部隐痛或酸痛为多见，症状时轻时重。常因体位不当、劳累过度、天气变化等因素加重。

具备以上临床表现，结合起病形式及诱发因素。对于急性起病，疼痛较剧者，多考虑由脊椎病变引起。可通过 X 线，CT 或 MRI 的检查了解病变的性质、病变的部位及病变的程度。对于缓慢起病，表现为酸痛、坠痛者，除考虑由脊椎病变引起外，也应考虑由肾脏疾病引起，应检查尿常规、肾功能、B 超、CT 或肾盂造影等协助诊断，辨明病变缓急轻重。

三、鉴别诊断

（一）腰痛需与腰软相鉴别

见表 5-1。

表5-1　腰痛与腰软的鉴别要点

鉴别项目	腰痛	腰软
主症	一侧或两侧腰痛或脊旁疼痛	腰部软弱无力
发病年龄	成人	婴幼儿
兼症	根据病因不同有不同兼症	多伴发育迟缓
病性	有实有虚	虚证为主

（二）腰痛需与痹证相鉴别

见表 5-2。

表5-2　腰痛与痹证的鉴别要点

鉴别项目	腰痛	痹证
主症特点	一侧或两侧腰痛或脊旁疼痛	筋骨、肌肉、关节疼痛或活动不利
兼症	根据病因不同有不同兼症	可伴有肢体酸痛
病性	有实有虚，以虚证为多	有虚证有实证

四、辨证论治

（一）治则治法

虚者以补肾壮腰为主，兼调养气血；实者以祛邪活络为要，针对病因，施以活血化瘀、散寒除湿、清泻湿热等法。

久痛入络者，佐以通经活络之品，对于顽固性腰痛患者，配合使用虫类通经活络之品常可收到意想不到的疗效。

（二）分证论治

根据其临床特征，当从外感、内伤论治，外感腰痛分为寒湿腰痛、湿热腰痛之证，内伤腰痛分为瘀血腰痛、肾虚腰痛之证。寒湿腰痛腰部冷痛重着，每逢阴雨天或腰部感寒后加剧，得温则舒，兼见足寒肢冷、舌苔薄白、脉弦紧等寒湿证；湿热腰痛腰腿重滞胀痛，兼见口渴不欲饮、小便黄赤、舌红苔黄腻、脉濡数等湿热证；瘀血腰痛如刺，痛有定处，痛处拒按，兼见舌质紫暗、脉弦涩等血证；肾虚腰痛以腰酸疼痛为主，兼见面色㿠白、手足不温、舌淡脉沉细等肾阳虚证或面色潮红、手足心热、舌红少苔、脉弦细数等肾阴虚证。

腰痛的分证论治见表 5-3。

（三）临证备要

化瘀通络是重要治法，不论何种原因的腰痛，病久多虚多瘀，尤其是久痛入络者，临床在辨证论治的基础上，常佐以通经活络之品，如桂枝、牛膝等温经通络，川芎、乳香等活血通络；羌活、独活等祛湿通络；鸡血藤、忍冬藤等藤类通络之品以及全蝎、地鳖虫等虫类通络之品。对于顽固性腰痛患者，配合使用虫类通经活络之品常可收到意想不到的疗效。

腰痛见于久病老弱者，多属阴阳两虚，精血不充，络脉失荣，而致腰痛绵绵，治疗当以温养气血，濡润助通，或在濡养的基础上，佐以温和通络之品，亦即叶桂所谓"柔剂阳药"，如杜仲、补骨脂、胡桃肉、狗脊、肉苁蓉等。慎温补太过，反伤肾阴。

表5-3 腰痛分证论治简表

证候	治法	推荐方	常用加减
寒湿腰痛	散寒行湿，温通经络	甘姜苓术汤	若寒重于湿者，可加用乌头汤；若兼感风寒，可合用人参败毒散；偏于气虚受寒而腰痛者，可合用黄芪建中汤
湿热腰痛	清热利湿，舒筋活络	四妙丸	若兼有风热外邪者，加柴胡、黄芩、防风、独活等；若湿热腰痛留恋不去，兼有肾亏者，可用七味苍柏散
瘀血腰痛	活血化瘀，行气止痛	身痛逐瘀汤	若兼肾虚，可加杜仲、川续断、桑寄生；腰痛引胁可加柴胡、郁金；瘀血明显，夜间腰痛加重者，可加虫类、藤络之品
肾虚腰痛	补肾益精	右归丸、左归丸	若虚火甚者，可酌加大补阴丸；如腰痛日久不愈，无明显的阴阳偏虚者，可服用青娥丸；若虚劳腰痛，阴阳俱损，可选用杜仲丸

腰痛须辨别在气在血。病在气分者，其痛多为胀痛，病势时作时止，痛无定处，聚散无常，走窜作痛，痛处可按，多昼重夜轻；病在血分者，其痛多为刺痛，痛势绵绵不绝，痛处固定，痛不可按，或可扪及条块状物，痛无休止，多昼轻夜重。

腰痛需辨清外感与内伤。外感腰痛是指由感受风、寒、湿、热等外邪所致，一般外感腰痛多实证，表现为起病较急，病程较短，腰痛明显，以刺痛或钝痛为主，且痛无歇止，常伴有不同程度的功能障碍和相应的外感邪袭的症状。外感腰痛还须分清病邪的性质，如腰重痛，卧时不能转侧，行时重痛无力者，湿也；腰冷痛，得热则舒，四肢怠，足寒肢冷者，寒也；腰部热痛，身热汗出，小便热赤，舌苔黄腻者，湿热也。内伤腰痛多虚证或虚实夹杂，一般起病较缓，病程较长，甚则久延不愈，以腰酸痛为多见，或表现为腰部隐痛或沉重不适，症状时重时轻，并多伴有不同程度的脏腑虚损或痰瘀内阻的症状。

重视原发病的针对性治疗。腰痛的病因较多，外感、内伤、跌仆闪挫均常见，且与多种疾病相关，临床既要辨证施治，也要针对原发疾病，如泌尿系统的感染、结石可引起腰痛，肝胆系统疾病、妇科疾病也可累及腰部引起腰痛，治疗应首先考虑原发疾病的治疗，以免贻误病情。

（四）其他疗法

1. 中成药治疗

（1）独活寄生丸：养血舒筋，祛风散寒。适用于风寒湿痹，腰膝冷痛，屈伸不利的寒湿及肾虚腰痛。

（2）四妙丸：清热利湿。适用于湿热下注，筋骨疼痛的湿热腰痛。

（3）伤科七味片：祛瘀消肿，活血止痛。适用于腰痛痛有定处，痛处拒按的瘀血腰痛。

2. 针灸治疗

（1）寒热腰痛主穴：命门、大肠俞、阴陵泉、委中。

（2）湿热腰痛主穴：阴陵泉、三阴交、委中。

（3）瘀血腰痛主穴：命门、委中、膈俞、血海。

（4）肾虚腰痛主穴：肾俞、太溪、腰阳关、委中。肾阳虚：关元、气海；肾阴虚：绝骨、照海。

强直性脊柱炎导致腰痛，因病在脊柱，脊柱两侧为华佗夹脊穴，采用针灸夹脊穴能有效缓解强直性脊柱炎患者疼痛僵硬症状，改善患者的脊柱活动功能，延缓强直的发生。

此外，根据强直性脊柱炎的不同症状也可取大椎、身柱、脊中、命门、肾俞、阳关、环跳、委中、承山等穴。用捻转法进针，风湿寒邪偏盛者，用泻法；肝肾亏虚者用补法。每次选 4～5 个穴位，每日 1 次。

3. 温熨疗法

将肉桂、吴茱萸、花椒等捣匀，或单用食盐，将其炒热，以绢帕裹包熨痛处，用于寒湿及肾虚腰痛。

五、典型案例

向某，女，46 岁，因"腰部疼痛 5 个月"于 2021 年 3 月 12 日就诊。

临床表现：患者 5 个月来腰部隐隐作痛，酸软无力，心烦不寐，面色潮红，手足心热。舌红少苔，脉细数。

中医诊断：腰痛。

辨证：肾阴虚证。

治法：滋补肾阴，濡养筋脉。

方剂：左归丸加减。

处方：熟地黄，枸杞子，山茱萸，山药，龟甲，菟丝子，鹿角胶，怀牛膝。

第二节 痉 证

痉证是指以项背强直，四肢抽搐，甚至口噤不开、角弓反张为主要临床表现的一种病证。现代医学的各种原因引起的高热惊风，以及某些中枢神经系统病变，如流行性脑脊髓膜炎、流行性乙型脑炎、中毒性脑病、高血压脑病、颅内占位性病变、颅脑外伤等疾病，出现痉证的临床表现时，可参考本病进行辨证论治。

一、病因病机

风、寒、湿、热之邪外袭，壅阻经络，气血不畅；或热盛动风；或肝肾阴虚，肝阳化风；或阴虚血少，虚风内动，俱可发为痉证。

（一）邪壅经络

风寒湿邪外袭，阻遏经络，导致气血运行不利，阴血不能濡养筋脉，筋脉拘急而成痉。

（二）热盛动风

热病邪入营血，引动肝风；或热盛于里，消灼津液，阴血亏乏，筋脉失于濡养，发为痉证。

（三）阴血亏损

素体阴虚血虚，或因亡血，或因汗、下太过，或误治失治，或久病伤阴，致使阴亏血少，无以濡养筋脉，因而成痉。

痉证病位在筋脉，与肝的关系极为密切。肝主筋，倘肝血不能濡养筋脉，则筋脉拘急，发为痉证。

证之病性，有虚实两端。虚为脏腑虚损，阴阳、气血、津液亏乏；实为外邪气盛。痉证之发病，不外外感和内伤两个方面。外感多由风寒湿邪客于经脉所致，病性以实为主；内伤多见于热盛津伤或阴虚血少而致痉，病性以虚为多。又邪气往往伤正，而呈正虚邪实，虚实夹杂之证。痉证总属阴虚血少，筋脉失养。正如《医学原理·痉门》所说："虽有数因不同，其于津亏血少，无以滋荣经脉则一。"

二、临床诊断

（1）临床主要以项背强直，四肢抽搐，甚至角弓反张为临床特征。亦可先表现为牙关紧闭，口噤不开，继而发痉。

（2）可伴有高热、头痛、头目昏眩，瞳神改变，恶心，呕吐痰涎，吐纳不匀，腹满便结，四肢麻木，神疲乏力等临床表现，部分危重患者可有神昏谵语等意识障碍。

（3）多突然发病，变化迅速，病情危重。

（4）发病前多有外感或内伤病史。外感致痉，起病较急，病程较短，多有恶寒、发热、脉浮等表证；内伤发痉起病较缓，病程较长，则多无恶寒发热之征。

具备以上临床表现，结合起病形式、伴随症状及诱因可诊断为痉证。临床应根据不同疾病进行相关的检查，如感染性疾病可进行血常规、细菌学检查，以明确感染性质。颅脑 CT、MRI 等影像学检查及肝肾功能等检查，有助于神经系统疾病和一般内科疾病的鉴别诊断。颅脑影像学检查和脑脊液检查，有助于明确神经系统疾病的病变部位与病变性质。

三、鉴别诊断

（一）痉证需与痫证、中风相鉴别

见表 5-4。

表5-4　痉证与痫证、中风的鉴别要点

鉴别项目	痉证	痫病	中风
起病特点	多突然起病	多突然起病	多突然起病
病因病机	感受外邪，邪壅经络，气血不运，或热盛动风；脏腑受损，阴亏血少，筋脉失养	多由先天遗传、七情失调、外感六淫、跌仆损伤引发，多由痰、火、瘀为内风触动，致气血逆乱，蒙蔽清窍而发病	由正气亏虚，饮食、情志、劳倦内伤等引起气血逆乱，产生风、火、痰、瘀，导致脑脉痹阻或血溢脑脉之外
主症	四肢抽搐，项背强直，角弓反张	发作性神志异常，常突然发病，仆地时常口中做猪羊叫声，四肢抽搐，口吐涎沫，牙关紧闭	突然昏仆，不省人事，口舌歪斜，言謇，偏身麻木
病程	相对较长	片刻可自行缓解	长，多有后遗症

（二）痉证需辨外感发痉与内伤发痉

见表 5-5。

表5-5 外感发痉与内伤发痉的鉴别要点

鉴别项目	外感发痉	内伤发痉
起病	多突然发病	多起病缓慢
病因	感受外邪	久病过劳
病机	邪壅经络，气血不运，阴血不得濡养筋脉或热盛动风，多属实证	脏腑受损，阴亏血少，筋脉失养，多属虚证
兼证	多有恶寒、发热、无汗或汗出等表证	多有头晕、神疲乏力等内伤之证
舌苔脉象	舌淡红，苔薄白或白腻；脉浮紧或浮数	舌红或红绛，苔黄少津；脉弦细或细数
病程	较短	较长
预后	预后良好	预后不良

四、辨证论治

（一）治则治法

痉证应根据标本虚实治之。外感风、寒、湿、热之邪而致痉者，以祛邪为主，予祛风、散寒、清热、祛湿；阴血亏虚而致痉者，缓则治其本，治以养血滋阴、舒筋止痉。因痉证在临床上阴伤血少者多见，所以治疗上滋养营阴是不可忽视的一环。

（二）分证论治

本证可分为外感发痉和内伤发痉两端。根据其临床特征，可分为邪壅经络、肝经热盛、阳明热盛、心营热盛、痰浊阻滞、阴血亏虚 6 个证型。各型痉证都有项背强直、四肢抽搐甚至口噤不开、角弓反张的症状，只是轻重有所不同。邪壅经络型多有外感表证之征，如头痛、项背强直、恶寒发热、无汗或汗出、肢体酸重、舌苔薄白或白腻、脉浮紧等。肝经热盛型多伴有高热，口噤齘齿，手足躁动等症；阳明热盛型多伴有壮热汗出，腹满便结，口渴喜冷饮等症；心营热盛型多伴有高热烦躁，神昏谵语等症；痰浊阻滞型多伴有头痛昏蒙，神志呆滞，胸脘闷满，呕吐痰涎等症；阴血亏虚型多伴有四肢麻木，头目昏眩，自汗，神疲气短，或低热等症。

痉证的分证论治见表5-6。

表5-6 痉证分证论治简表

证候	治法	推荐方	常用加减
邪壅经络	祛风散寒，燥湿和营	羌活胜湿汤	寒邪较甚，以葛根汤为主（刚痉）；风邪偏甚，以瓜蒌桂枝汤为主（柔痉）；湿热偏盛，以三仁汤为主；伴神昏谵语，躁动不安，可酌情选用安宫牛黄丸、至宝丹或紫雪丹
肝经热盛	清肝潜阳，息风镇痉	羚角钩藤汤	热盛伤阴，时时发痉，可用大定风珠；神昏肢厥，可酌加紫雪丹
阳明热盛	清泄胃热，增液止痉	白虎汤合增液承气汤	热邪伤津而无腑实者，用白虎加人参汤；湿热偏盛，用白虎汤加羚羊角、天麻、瓜蒌；昏迷可鼻饲安宫牛黄丸
心营热盛	清心透营，开窍止痉	清营汤	酌情加用安宫牛黄丸、紫雪丹、至宝丹；热毒深重，可用清瘟败毒饮。还可配用清开灵注射液
痰浊阻滞	豁痰开窍，息风止痉	导痰汤	痰浊上壅，蒙蔽清窍，突然昏厥抽搐，可急用安宫牛黄丸加竹沥、姜汁冲服；痰郁化热加清金化痰汤
阴血亏虚	滋阴养血，息风止痉	四物汤合大定风珠	抽搐不安，心烦失眠，加牡蛎散；阴虚多汗欲脱者，加生脉散；久病阴血不足，气滞血瘀者，加补阳还五汤

（三）临证备要

遣方用药时注意羚羊角用量不宜过大，一般1～5 g，内服煎汤，1～3 g，宜单煎2小时以上；磨汁或研粉服，每次0.3～0.6 g，临床多用羚羊角粉冲服。钩藤煎服，3～12 g，入煎剂宜后下。全蝎、蜈蚣均有毒，用量不宜过大，全蝎煎服3～6 g，研末吞服0.6～1 g，蜈蚣煎服3～5 g，研末吞服0.6～1 g。胆南星用量不宜过大，一般以6 g为宜。运用清泄胃热法时应注意生石膏一般用量15～60 g，宜先煎；大黄、芒硝的用量，以大便通泻为度，不宜过量，防止耗伤正气，生大黄宜后下，一般用量在10～15 g，芒硝冲服或开水溶化后服，用量6～10 g。安宫牛黄丸常用量为每日1丸，温开水调匀后口服或鼻饲；紫雪丹每次1.5～3 g，每日2次，冷开水调下；局方至宝丹化服1丸，每日2次，脉弱体虚者，人参汤化服，痰涎壅盛者可用生姜汁化服。

痉证发病前往往有先兆表现，应密切观察，及时处理，辨明外感与内伤、虚证与实证，切勿滥用潜镇息风之品。痉证多属急症，病床要平整松软，并设床栏，发病时应尽量减少搬动患者，居室要安静，避免刺激，应有专人护理。急性发作时应注意保护患者舌体，保持平卧位，头侧一边，去除义齿，松解衣领，咬口器放置上下齿之间，以防咬伤舌头；并保持呼吸道通畅，防止窒息。对频繁肢体抽动者，要避免强行按压和捆绑，防止骨折。因高热而痉者，要给予降温。痉证常是危重病的一种表现，故应注意观察项背强直、四肢抽搐程度，神志变化，瞳仁大小、血压、心率、呼吸等生命体征的变化以便及时作出正确的判断和相应的处理。

（四）其他疗法

1. 中成药治疗

（1）安宫牛黄丸：清热解毒，镇痉开窍。适用于高热抽搐、神昏谵语者。

（2）清开灵注射液：清热解毒，化痰通络，醒神开窍。适用于手少阴心经热盛，高热神昏谵语者。

（3）生脉注射液：益气养阴，复脉固脱。适用于阴虚亏虚、多汗欲脱者。

2. 针灸治疗

针灸治疗可在痉证的任何证型应用。如热盛者以清热生津、息风止痉为治疗原则，以督脉、足厥阴肝经穴为主穴，针用泻法；热入营血者以清热凉血、镇痉宁神为治疗原则，以手厥阴心包经、足厥阴肝经穴为主穴，针用泻法；阴血亏虚者以益气养血、滋阴止痉为治疗原则，以手足阳明经和足三阴经及相应背俞穴为主穴，以针刺为主，加灸，针用平补平泻法。

3. 康复训练

对于部分有后遗症的痉证患者在积极进行药物治疗的同时，要重视营养支持，精神调摄，保持心情愉悦，并进行功能锻炼和康复训练（包括吞咽、语言、肢体锻炼及智能训练等），使其病情逐渐好转或者完全康复。

五、典型案例

李某，男，52岁，"夜间双腿抽搐伴疼痛2年"。

临床表现：2年前出现夜间双腿抽搐，疼痛难忍，发作时，让妻子坐于腿上压迫，方能改善，腰膝酸软，困倦乏力，大便每日2～3次，舌胖，苔黄厚腻，脉细弱。

中医诊断：痉证。

辨证：寒湿闭阻证。

治法：祛湿散寒，通络解痉。

处方：伸筋草、苍术、白术、党参、黄芪、萹蓄、赤小豆、车前子、佩兰、桂枝、羌活、藁本、独活、青风藤、秦艽、防风、甘草、豨莶草、赤芍、丹参、补骨脂。

二诊：上方服3剂后，夜间双腿抽搐加重，发胀，腰酸稍改善，大便每日2～3次，稀便。服5剂后，双腿抽搐改善。上方去萹蓄、车前子，加杜仲、胡芦巴、桑椹。

三诊：双腿抽搐消失。处方：伸筋草、苍术、白术、党参、黄芪、桂枝、羌活、青风藤、秦艽、防风、甘草、赤芍、丹参、杜仲、胡芦巴、桑椹、独活、补骨脂。

第三节　血　证

血证是因热伤血络、气不摄血或瘀血阻络等致血液不循经脉运行，溢于脉外，以口鼻诸窍、前后二阴出血，或肌肤紫斑为主要临床特征的一类病证。西医学中的呼吸系统疾病如支气管扩张症、肺结核等病引起的咳血；消化系统疾病如胃及十二指肠溃疡、肝硬化门静脉高压症、溃疡性结肠炎等病引起的吐血、便血；泌尿系统疾病如肾小球肾炎、肾结核、肾肿瘤引起的尿血；血液系统疾病如原发性血小板减少性紫癜、过敏性紫癜、白血病及其他出血性疾病引起的皮肤、黏膜和内脏的出血等均可按血证进行辨证论治。

一、病因病机

外感六淫、酒食不节、情志过极、劳倦过度及热病或久病之后等均可引起血液不循经脉运行，溢于脉外而导致血证的发生。

（一）外感六淫

外感风热燥邪，热伤肺络，迫血上溢而致咳血、鼻衄；湿热之邪，侵及肠道，络伤血溢，从下而泻可致便血；热邪留滞下焦，损伤尿道，络脉受损，导致尿血。正如《临证指南医案·吐血》中指出："若夫外因起见，阳邪为多，盖犯是证者，阴分先虚，易受天之风热燥火也"。

（二）酒食不节

饮酒过多或过食辛辣，一则湿热蕴积，损伤胃肠，熏灼血络，化火动血，则衄血、吐血、便血。所以《临证指南医案·吐血》曰："酒热戕胃之类，皆能助火动血"；二则酒食不节，损伤脾胃，脾虚失摄，统血无权，血溢脉外。

（三）情志过极

七情所伤，五志化火，火热内燔，迫血妄行而致出血。如肝气郁滞，日久化火，木火刑金，损伤肺窍及肺之络脉可致鼻衄和咳血。郁怒伤肝，肝火偏亢，横逆犯胃，胃络受伤，以致吐血。

（四）劳倦过度

心主神明，神劳伤心；脾主肌肉，身劳伤脾；肾主藏精，房劳伤肾。劳倦过度，可致心、脾、肾之气阴损伤。气虚失摄，或阴虚火旺，迫血妄行均可致血溢脉外而致衄血、吐血、便血、尿血、紫斑。

（五）久病热病

久病或热病之后，一则可使阴津耗伤，阴虚火旺，火迫血行而致出血；二则由于正气损伤，气虚失摄，血溢脉外而致出血；三则久病入络，瘀血阻滞，血不循经，因而出血。

出血的病因虽然复杂，但其病机变化可以归纳为热伤血络、气不摄血、瘀血阻络3个方面。如《景岳全书·血证》就强调了火热与气虚在本证发病的重要性："血本阴精，不宜动也，而动则为病；血主营气，不宜损也，而损则为病。盖动者多由于火，火盛则逼血妄行；损者多由于气，气伤则血无以存"。火热之邪又有虚实之分，由外感风热燥邪、湿热蕴积和肝郁化火等而成者属实火；而阴虚导致的火旺则为虚火。气虚又有单纯气虚和气虚及阳而阳气虚衰的不同。

瘀血阻络多因久病而致，可因正气虚弱或邪气深入致瘀。在证候上，由火热亢盛、瘀血阻络所致者属实证，而由阴虚火旺及气虚不摄所致者属虚证。在病机变化上，常发生实证向虚证转化。如火热偏亢致出血者，反复发作，阴分必伤，虚火内生；出血既多，气亦不足，气虚阳衰，更难摄血，甚至有气随血脱，亡阳虚脱之虞。因此，在一定情况下，属实的火热之邪引起反复不止的出血，可以导致阴虚和气虚的病机变化；而阴虚和气虚又是导致出血日久不愈和反复发作的病因。如此循环不已，则是造成某些血证缠绵难愈的原因。

二、临床诊断

血证具有突然发生、不可预测、证候多变之特征，即表现血液上从口鼻诸窍、下从二阴排出，或从肌肤而渗溢。出血是一个常见的重要主证（症），辨治的中心，对出血部位、原因及出血量的快速判断是本病诊治过程中重要一环。

（一）出血部位

1. 鼻衄

血自鼻腔外溢，排除外伤、倒经所致者。

2. 齿衄

血自齿龈或齿缝外溢，排除外伤所致者。

3. 咳血

血自肺，或气道而来，经咳嗽而出，血色鲜红，或夹泡沫，或痰血相兼，痰中带血丝，出血前常觉喉痒胸闷，随即一咯而出，多有慢性咳嗽、哮喘、肺痨等病史。

4. 吐血

血自胃或食管而来，血随呕吐而出，常伴有食物残渣等胃内容物，血色多为咖啡色或紫暗色，也可为鲜红色，或伴大便色黑如漆，发病急骤，吐血前多有恶心、胃脘不适、头晕等症。多有胃痛，胁痛、黄疸、积聚等病史。

5. 便血

大便色鲜红、暗红或紫暗，甚至黑如柏油样，次数增多，可发生在便前、便后或血便混杂，多有胃痛、胁痛、黄疸、积聚、泄泻、痢疾等病史。凡先血后便者为近血，病位在肛门及大肠。先便后血者为远血，或大便色黑者，病位在胃及小肠。

6. 尿血

小便中混有血液或夹有血丝，但排尿时无疼痛。

7. 紫斑

肌肤出现青紫斑点，小如针尖，大者融合成片，压之不褪色。紫斑好发于四肢，尤以下肢为甚，常反复发作。重者可伴有鼻衄、齿衄、尿血、便血及崩漏等，小儿及成人皆可患此病。

（二）辅助检查

对每一位血证患者应常规检查红细胞、血红蛋白、白细胞计数、血小板计数，以及凝血常规，并根据血证的不同情况进行相应的检查。

1. 咳血

实验室检查，如血沉、痰培养细菌、痰检查抗酸杆菌及脱落细胞、结核菌素试验等，胸部 X 线检查，支气管镜检或造影、胸部 CT、MRI 等检查，有助于进一步明确咳血的病因。

2. 吐血

纤维胃镜，上消化道钡餐造影、腹部 B 超、胃液分析等检查有助于明确吐血的病因。

3. 便血

大便常规检查，呕吐物及大便潜血试验，直肠乙状结肠镜、全消化道钡餐或胶囊内镜等检查等有助于明确便血的病因。

4. 尿血

小便常规，尿液细菌学检查，泌尿系统超声及 X 线检查，膀胱、输尿管、肾盂内镜检查等助于明确尿血的病因。

5. 紫斑

血、尿常规，大便潜血试验，血小板计数，出凝血时间，血管收缩时间，凝血酶原时间，束臂试验，骨髓细胞学检查有助于明确出血的病因。

三、鉴别诊断

（一）内科鼻衄需与外伤鼻衄、经行衄血（倒经）相鉴别

见表 5-7。

表5-7　内科鼻衄与外伤鼻衄、经行衄血（倒经）的鉴别要点

鉴别项目	内科鼻衄	外伤鼻衄	经行衄血（倒经）
病因	局部炎症、鼻中隔偏曲、高血压、动脉硬化、肝脾疾病、血液疾病、风湿类疾病、维生素类缺乏等	外伤、挖鼻等	见于经行前期或经期出现
特点	局部原因引起者量少或中等，全身疾病量中等或多且不易止血	出血多在损伤侧，量少或中等，局部治疗后快速好转	与月经周期相关，量少或多，全身不适、烦躁、下腹部胀痛

（二）咳血需与吐血、口腔出血相鉴别

见表 5-8。

（三）便血需与痢疾、痔疮出血相鉴别

见表 5-9。

（四）尿血需与血淋、石淋相鉴别

见表 5-10。

表5-8　咳血与吐血、口腔出血的鉴别要点

鉴别项目	咳血	吐血	口腔出血
病因	肺及气道炎症、结核，支气管扩张、肺部寄生虫病、肿瘤等	胃及食管病变，肝胆胰及胆道病变	口腔局部炎症、牙结石、肝脾疾病、血液系统疾病、外伤等
特点	出血量或多或少，常混有痰液，咳血之前多有咳嗽、胸闷、喉痒等症状，大量咳血后，可见痰中带血数日，大便一般不呈黑色	血色紫暗，常夹有食物残渣，吐血之前多有胃脘不适或胃痛、恶心等症状，吐血之后无痰中带血，大便多呈黑色	一般出血量少，多与唾液混杂，或见于刷牙及进食之时

表5-9　便血与痢疾、痔疮出血的鉴别要点

鉴别项目	便血	痢疾	痔疮出血
病因	消化道溃疡、感染、炎症性肠病、血管病变、肿瘤等	细菌及阿米巴原虫感染等	痔疮、肛瘘、肛裂
特点	出血量或多或少，大便色鲜红、暗红或紫暗，甚至黑如柏油样，次数增多，一般无里急后重、无脓血相兼等症	脓血相兼，且有腹痛、里急后重、肛门灼热等症，可有发热、恶寒等全身症状	一般出血量少，便时或便后出血，鲜血为多，常伴有肛门异物感或疼痛

表5-10　尿血与血淋、石淋的鉴别要点

鉴别项目	尿血	血淋	石淋
病因	泌尿系统炎症、感染、结石、运动性、过敏、血液疾病、外伤、药物、肿瘤等	感染、肿瘤等	泌尿系统结石
特点	尿血量或多或少，色鲜红、暗红或洗肉水样，可伴有尿急、尿频等	尿血时滴沥刺痛或伴有尿急、尿频，可伴有发热恶寒、腰痛等	尿中时有砂石夹杂，小便涩滞不畅，时有小便中断，或伴腰腹绞痛等

（五）紫斑需与温病发斑、出疹相鉴别

见表 5-11。

表5-11　紫斑与温病发斑、出疹的鉴别要点

鉴别项目	紫斑	温病发斑	出疹
病因	血液系统疾病、传染性疾病、感染性疾病等	传染性疾病、感染性疾病的某一过程	小儿传染性、病毒性、细菌性、药物性、化学性等出疹性疾病
特点	肌肤出现青紫斑点，小如针尖，大者融合成片，隐于皮内，压之不褪色，触之不碍手，反复发作或突然发生，传变较慢	发病急骤，常伴有高热烦躁、头痛如劈、昏狂谵语、四肢抽搐、鼻衄、齿衄，便血、尿血、舌质红绛等，病情险恶多变	疹子高出于皮肤，压之褪色，摸之碍手，可有发热、恶寒，全身不适等

四、辨证论治

（一）治则治法

治疗血证，应针对各种血证的病因病机及损伤脏腑的不同，结合证候虚实及病情轻重而辨证论治。《景岳全书·血证》云："凡治血证，须知其要，而血动之由，唯火唯气耳。故察火但察其有火无火，察气者，但察其气虚气实，知此四者而得其所以，则治血之法无余义矣。"因此，后世对血证的治疗归纳为治火、治气、治血 3 个原则。治火，实火当清热泻火，虚火当滋阴降火。治气，实证当清气降气，虚证当补气益气。治血，主要是止血，应根据出血的原因及出血的量多少，分别采用凉血止血、收敛止血、祛瘀止血。

（二）分证论治

1. 鼻衄

鼻衄多由火热偏盛，迫血妄行所致，以肺热、胃热、肝火为常见，亦由阴虚火旺所致。也可由正气亏虚，血失统摄引起。鼻衄可由鼻腔局部疾

病及全身疾病而引起。内科范围的鼻衄主要见于炎症、血液病、动脉硬化、高血压、风湿类疾病等引起，鼻衄常见热邪犯肺、胃热炽盛、肝火上炎、气血亏虚之证。

鼻衄的分证论治详见表5-12。

表5-12　鼻衄分证论治简表

证候	治法	推荐方	常用加减
热邪犯肺	清肺泄热，凉血止血	桑菊饮	肺热盛加黄芩、桑白皮；咽喉疼痛加玄参、马勃、僵蚕；阴伤较甚，口、鼻、咽干燥者加天冬、麦冬、生地黄、天花粉
胃热炽盛	清胃泻火，凉血止血	玉女煎	热甚加山栀、牡丹皮、黄连；大便秘结加生大黄；阴伤较甚加天花粉、石斛、玉竹
肝火上炎	清肝泻火，凉血止血	龙胆泻肝汤	阴液亏耗，口鼻干燥加玄参、麦冬、女贞子、旱莲草；阴虚内热，手足心热加玄参、龟甲、地骨皮、知母；大便闭结者加大黄
气血亏虚	补气摄血	归脾汤	气虚甚者加人参，气虚血脱者加附子、麦冬、五味子

2. 齿衄

齿衄又称为牙衄、牙宣。叶天士谓："齿为肾之余，龈为胃之络"，且阳明经脉入于齿龈，肾主骨，齿为骨之余，因而齿衄主要与胃及肾病变有关，以胃肠实热火盛或肾经虚火多见，内科所见齿衄多由局部炎症、牙石、血液病、肝硬化、维生素缺乏等引起，齿衄常见胃火炽盛、阴虚火旺之证。

齿衄的分证论治详见表5-13。

表5-13　齿衄分证论治简表

证候	治法	推荐方	常用加减
胃火炽盛	清胃泻火，凉血止血	加味清胃散	烦热，口渴者加石膏、知母；便秘加大黄
阴虚火旺	滋阴降火，凉血止血	知柏地黄汤合茜根散	出血多者加白茅根、仙鹤草、藕节；虚火较甚加地骨皮、白薇、银柴胡、胡黄连

3. 咳血

咳血主要由燥热犯肺、木火刑金、阴虚肺热等热邪迫血妄行、肺络损伤引起，内科范围咳血常见于肺及气道炎症、结核，支气管扩张、肺部寄生虫病、肿瘤等，咳血常见燥热犯肺、肝火犯肺、阴虚肺热之证。

咳血的分证论治详见表5-14。

表5-14　咳血分证论治简表

证候	治法	推荐方	常用加减
燥热犯肺	清热润肺，宁络止血	桑杏汤	兼见发热、咳嗽、咽痛等症加金银花、连翘、牛蒡子；津伤较甚，加麦冬、玄参、天冬、天花粉等；痰热蕴肺，肺络受损，加桑白皮、黄芩、知母、山栀等
肝火犯肺	清肝泻火，凉血止血	黛蛤散合泻白散	肝火较甚，头晕目赤，心烦易怒者加龙胆草、牡丹皮、栀子；咳血量较多，纯血鲜红加三七粉或白及粉冲服
阴虚肺热	滋阴润肺，宁络止血	百合固金汤	反复及咳血量多者加阿胶、三七；潮热，颧红者加青蒿、鳖甲、地骨皮、白薇等；盗汗加糯稻根、浮小麦、五味子、牡蛎等

4. 吐血

吐血多由实热火邪迫血妄行，或气虚不能固摄所致，引起吐血的原因主要见于消化性溃疡出血及肝硬化所致的食管、胃底静脉曲张破裂，亦可见于食管炎、急慢性胃炎、胃黏膜脱垂症等及全身性疾病（如血液病，尿毒症，应激性溃疡）引起，吐血常见胃热壅盛、肝火犯胃、气虚血溢之证。

吐血的分证论治详见表5-15。

5. 便血

便血多由胃肠湿热，迫血妄行，或脾胃虚寒、气虚不能摄血所致，便血主要见于胃肠道炎症、溃疡、肿瘤、息肉、憩室炎等。便血常见肠道湿热、气虚不摄、脾胃虚寒之证。

便血的分证论治详见表5-16。

表5-15　吐血分证论治简表

证候	治法	推荐方	常用加减
胃热壅盛	清胃泻火，凉血止血	泻心汤合十灰散	胃气上逆而见恶心呕吐者加代赭石、竹茹、旋覆花；热伤胃阴而表现口渴、舌红而干加麦冬、沙参、石斛、天花粉
肝火犯胃	清肝泻火，凉血止血	龙胆泻肝汤	血热妄行，吐血量大加水牛角、大黄粉或三七粉冲服；瘀血阻络，胃脘刺痛加失笑散或十灰散
气虚血溢	益气摄血	归脾汤	若气损及阳，脾胃虚寒，症见肤冷、畏寒、便溏者，治宜温经摄血，可改用柏叶汤

表5-16　便血分证论治简表

证候	治法	推荐方	常用加减
肠道湿热	清化湿热，凉血止血	地榆散合槐角丸	若便血日久，湿热未尽而营阴已亏可酌情选用清脏汤或脏连丸
气虚不摄	益气摄血	归脾汤	中气下陷，神疲气短，肛坠加柴胡、升麻、枳壳、葛根
脾胃虚寒	健脾温中，养血止血	黄土汤	阳虚较甚，畏寒肢冷者加鹿角霜、炮姜、艾叶、红参等

6. 尿血

尿血多由下焦湿热，或阴虚内热迫血妄行，或者脾肾不固，血液下注，中医所谓之尿血多指肉眼血尿，但现在"镜下血尿"尤多，故也包括在尿血之中，尿血常见于泌尿系统炎症、感染、结石及血液疾病、肿瘤等，临证以下焦湿热、阴虚火旺、脾不统血、肾气不固证多见。

尿血的分证论治详见表5-17。

表5-17　尿血分证论治简表

证候	治法	推荐方	常用加减
下焦湿热	清热利湿，凉血止血	小蓟饮子	热盛而心烦口渴者加黄芩、天花粉；尿血较甚者加槐花、白茅根、仙鹤草；尿中夹有血块者加桃仁、红花、牛膝
阴虚火旺	滋阴降火，凉血止血	知柏地黄丸	颧红潮热者加地骨皮、白薇、银柴胡、胡黄连；盗汗者加五味子、煅龙骨、煅牡蛎等
脾不统血	补中健脾，益气摄血	归脾汤	气虚下陷而且少腹坠胀者加升麻、柴胡、葛根
肾气不固	补益肾气，固摄止血	无比山药丸	尿血较重者加牡蛎、金樱子、补骨脂；腰脊酸痛，畏寒神怯者加鹿角片、狗脊

7. 紫斑

紫斑多由火热迫血妄行，或气血不能固摄所致，多种外感及内伤的原因都会引起紫斑，内科常见紫斑多见于原发性血小板减少性紫癜及过敏性紫癜、血液系统疾病、感染性疾病等，紫斑常见血热妄行、阴虚火旺、气不摄血证。

紫斑的分证论治详见表5-18。

表5-18　紫斑分证论治简表

证候	治法	推荐方	常用加减
血热妄行	清热解毒，凉血止血	清营汤加减	热毒炽盛，发热，出血广泛者加生石膏、龙胆草、紫草，冲服紫雪丹；热壅胃肠，气血郁滞，症见腹痛、便血者加白芍、甘草、地榆、槐花；邪热阻滞经络，兼见关节肿痛者加秦艽、木瓜、桑枝等
阴虚火旺	滋阴降火，宁络止血	茜根散加减	阴虚较甚者加玄参、龟甲、女贞子；潮热加地骨皮、白薇、秦艽；肾阴亏虚而火热不甚改用六味地黄丸加茜草根、大蓟、槐花、紫草
气不摄血	补气摄血	归脾汤加减	兼肾气不足而见腰膝酸软者加山茱萸、菟丝子、续断、杜仲

（三）临证备要

血证出血部位、出血量及原因多种，但无论何种出血，中医均可采用单味或复方中药散剂内服及外用，如吐血用生大黄粉或云南白药 3 g 冲服，每日 3 ～ 4 次；咳血用白及粉或云南白药 3 g；鼻出血还可以用云南白药外敷压迫；吐血及便血可以用灶心黄土 30 ～ 60 g 煎水冲服，亦可用十灰散每次 3 ～ 10 g 冲服，亦可以冲服三七粉，每次 2 g，或地榆炭10 g 煎服；对于突发大出血导致的脱证可以采用红参 10 ～ 20 g 煎水急服或参附汤煎水急服以固摄正气，亦可静脉注射生脉注射液或参麦注射液 20 ～ 30 mL 以回阳救逆。

久病之后之血证，或离经之血，常常导致瘀血，此瘀血不去，新血不生，亦常是出血不易停止之因，因此此类兼夹之瘀血，当在应用止血药物的同时注意应用化瘀之品；不论急慢性之出血，常有气血两虚之证，因而血止之后当以补气生血为主。

（四）其他疗法

1. 中成药治疗

（1）归脾丸：益气健脾，养血安神。适用于气虚不摄之咳血、吐血、便血、紫斑。

（2）龙胆泻肝丸：清肝胆，利湿热。适用于肝火旺盛之鼻衄、吐血。

（3）知柏地黄丸：滋阴清热。适用于阴虚火旺之鼻衄、咳血、尿血、紫斑等。

（4）槐角丸：清肠疏风，凉血止血。适用于肠道湿热的便血等。

2. 单方、验方

云南白药、三七粉、青黛粉或塞鼻散（百草霜、龙骨、枯矾各等分）局部外敷，或棉签混药压迫，对鼻衄有止血作用；云南白药、大黄粉、白及粉、花蕊石散、地榆散等口服，用于吐血及便血等。

3. 食疗方

仙鹤草茶、百合粥、藕丝羹、车前茅根汤、三七炖瘦肉等，对于慢性出血偏于虚证者，有一定的辅助治疗作用。

五、典型案例

曹某，女，31岁，因"反复牙龈出血2个周"于2020年6月10日就诊。

临床表现：患者近2个周每于清晨刷牙时见牙龈出血，颜色淡红，齿龈摇动微肿，常因烦劳加重，伴头晕目眩，腰膝酸软，潮热盗汗，舌质红，苔少，脉细数。

中医诊断：血证（齿衄）。

辨证：阴虚火旺证。

治法：滋阴降火，凉血止血。

方剂：知柏地黄丸合茜根散加减。

处方：知母，黄柏，牡丹皮，地骨皮，生地黄，山茱萸，泽泻，墨旱莲，侧柏叶，茜草，白茅根。

第四节　汗　　证

汗证是指人体阴阳失调，营卫不和，腠理不固引起汗液外泄失常的一类病证。根据汗出的临床表现，可分为自汗、盗汗、脱汗、战汗、黄汗5种。西医学多种疾病如甲状腺功能亢进症、自主神经功能紊乱、更年期综合征、风湿热、结核病、低血糖、虚脱、休克及肝病、黄疸等以汗出为主要症状者，均可参考本病进行辨证论治。

一、病因病机

本病大多由营卫不和、肺气亏虚、阳气虚衰、虚火扰津，心血不足、热邪郁蒸等所致。

（一）营卫不和

阴阳偏盛、偏衰之体，或表虚之人，卒感风邪，可使营卫不和，卫强营弱，卫外失司，营阴不能内守而汗出。

（二）肺气亏虚

素体虚弱，病后体虚，或久患咳喘之人，肺气不足，肌表疏松，腠理不固而汗自出。如明代王肯堂《证治准绳·自汗》曰："或肺气微弱，不能宣行荣卫而津脱者。"

（三）阳气虚衰

《素问·生气通天论》云："阳者卫外而为固也。"久病重病，脏气不足，阳气过耗，不能敛阴，卫外不固而汗液外泄，甚则发生大汗亡阳之变。

（四）虚火扰津

烦劳过度，精神过用，伤血失精，致血虚精亏，或邪热伤阴，阴液不足，虚火内生，心液被扰，不能自藏而外泄作汗，如《素问·评热病论》云："阴虚者，阳必凑之，故少气时热而汗出也。"

（五）心血不足

劳心过度，或久病血虚，致心血不足，心失所养，心液不藏而外泄则盗汗。

（六）热邪郁蒸

风寒入里化热或感受风热、暑热之邪，热淫于内，迫津外泄则大汗出，如《素问·举痛论》载："炅则腠理开，荣卫通，汗大泄。"或因饮食不节，湿热蕴结，熏蒸肝胆，见汗出色黄等。

综上所述，汗证的病位在卫表肌腠，其发生与肺、心、肾密切相关。病机性质有虚实两端。由热邪郁蒸，迫津外泄者属实；由肺气亏虚、阳气虚衰、阴虚火旺所致者属虚，因气属阳，血属阴，故此类汗证总由阴阳失衡所导致，或为阴血不足，虚火内生，津液被扰而汗出，或为阳气不足，固摄无权，心液外泄而汗出；至于邪客表虚，营卫不和则为本虚标实之证。古有自汗多阳气虚，盗汗多阴血虚之说，此为常理，但临证每见兼夹错杂，需详加鉴别。

二、临床诊断

（一）疾病诊断

（1）不因外界气候、运动和饮食等生活环境因素的影响，头面、颈胸、四肢或全身出汗超出正常者，是诊断本病的主要依据。

（2）昼日汗出溱溱，动则益甚者为自汗；寐中汗出津津，醒后自止者为盗汗；战汗主要发生在外感病中，具有全身战栗而汗出的特点；脱汗主要见于危重患者，全身大汗淋漓，或汗出如油，并伴亡阴、亡阳等危重证；黄汗为汗出如柏汁，染衣着色。

（3）理化检查有助于原发病的诊断。

（二）病类诊断

不因外界环境影响，在头面、颈胸或四肢、全身出汗者，昼日汗出溱溱，动则益甚为自汗，睡眠中汗出津津，醒后汗止为盗汗，除外其他疾病引起的自汗、盗汗。作为其他疾病过程中出现的自汗、盗汗，因疾病不同，各具有该疾病的症状及体征，且出汗大多不居于突出地位。有病后体虚、表虚受风、思虑烦劳过度、情志不舒、嗜食辛辣等易于引起自汗、盗汗病因存在。

三、鉴别诊断

（一）战汗与脱汗的鉴别诊断

见表 5-19。

表5-19　战汗与脱汗的鉴别要点

鉴别项目	战汗	脱汗
基本病机	邪正交争	气津外脱
主症	恶寒战栗，全身汗出	大汗淋漓，汗出如珠
兼症	发热、口渴、烦躁	声低息微，精神疲惫，四肢厥冷
脉象	汗出脉静	脉微欲绝

（二）自汗与盗汗的鉴别诊断

见表 5-20。

表5-20　自汗与盗汗的鉴别要点

鉴别项目	自汗	盗汗
基本病机	气虚不固，津液外泄	阴虚火旺，灼津外泄
主症	白昼时时汗出，动则益甚	睡梦中汗出，醒后即止
兼症	神疲乏力，面色少华	面色潮红，五心烦热
脉象	弱无力	细数

四、辨证论治

（一）治则治法

治疗原则：虚证当根据证候的不同而治以益气、养阴、补血、调和营卫；实证当清肝泄热，化湿和营；虚实夹杂者，则根据虚实的主次而适当兼顾。此外，由于自汗、盗汗均以腠理不固、津液外泄为共同病变，故可酌加麻黄根、浮小麦、糯稻根、五味子、瘪桃干、牡蛎等固涩敛汗之品，以增强止汗的功能。

（二）分证论治

辨证要点应着重辨明阴阳虚实。一般来说，汗证以属虚者多。自汗多属气虚不固；盗汗多属阴虚内热。但由肝火、湿热等邪热郁蒸所致者，则属实证。病程久者或病变重者会出现阴阳虚实错杂的情况。自汗久则可以伤阴，盗汗久则可以伤阳，出现气阴两虚或阴阳两虚之证。需要结合患者具体的病机特点而行论治，不可见证补虚，以防留寇。

汗证的分证论治见表5-21。

表5-21　汗证分证论治简表

证候	治法	推荐方	常用加减
肺卫不固	益气固表	玉屏风散	汗出多者，加浮小麦、糯稻根、牡蛎；气虚甚者，加党参、黄精；兼有阴盛者，加麦冬、五味子
营卫不和	调和营卫	桂枝汤	汗出多者，加龙骨、牡蛎；兼气虚者，加黄芪；兼阳虚者，加附子
心血不足	补心养血	归脾汤	汗出多者，加五味子、牡蛎、浮小麦；血虚甚者，加制首乌、枸杞子、熟地黄
阴虚火旺	滋阴降火	当归六黄汤	汗出多者，加牡蛎、浮小麦、糯稻根；潮热甚者，加秦艽、银柴胡、白薇
邪热郁蒸	清肝泄热，化湿和营	龙胆泻肝汤	郁热较甚，小便短赤者，加茵陈

（三）临证备要

本病需辨汗液气味，汗量大小，出汗部位。因引起出汗的原因不同，汗液的气味也不同。外感六淫邪气，如风邪袭表，或卫阳不足，肌表不固，汗出多无气味。气分实热壅盛，或久病阴虚火旺之人，汗出量多而有酸腐之气。痹证若风湿之邪久羁肌表化热，也可汗出色黄而带有特殊的臭气。阴水患者若出汗伴有"尿臊气"则是病情转危的险候。头汗多因上焦邪热或中焦湿热上蒸，逼津外泄；或病危虚阳浮越于上所致。半身汗可见于中风先兆、中风证、痿证、截瘫等病。多由患侧经络闭阻，气血运行不调所致。手足汗多由热邪郁于内或阴虚阳亢，逼津外出而达于四肢所致。

本病辨证与病程有关。如患者有汗，病程短，伴有发热恶风等症状，属太阳中风表虚证，由外感风邪所致。患者若冷汗淋漓，或汗出如油，是久病重病正气大伤，阳气外脱，津液大泄。白天经常汗出不止，活动后尤甚，多见于气虚证或阳虚证。睡则汗出，醒则汗止，属阴虚证。先恶寒战栗，表情痛苦，辗转挣扎，继而汗出者，多见于外感热病的过程中，邪正相争剧烈之时，是疾病发展的转折点。

除此之外，应着重辨明阴阳虚实。一般来说，汗证以属虚者多。自汗多属气虚不固；盗汗多属阴虚内热。但由肝火、湿热等邪热郁蒸所致者，则属实证。病程久者或病变重者会出阴阳虚实错杂的情况。自汗久则可以伤阴，盗汗久则可以伤阳，出现气阴两虚或阴阳两虚之证。

汗证的治疗，虚证当根据证候的不同而治以益气、养阴、补血、调和营卫；实证当清肝泄热，化湿和营；虚实夹杂者，则根据虚实的主次而适当兼顾。此外，由于自汗、盗汗均以腠理不固、津液外泄为共同病变，故可酌加麻黄根、浮小麦、糯稻根、五味子、瘪桃干、牡蛎等固涩敛汗之品，以增强止汗的功能。

（四）其他疗法

1. 中成药治疗

（1）玉屏风丸：益气固表。适用于表虚不固之自汗者。

（2）黄芪止汗冲剂：益气敛汗。适用于气虚证之自汗者。

（3）知柏地黄丸：滋阴清热。适用于阴虚证之潮热盗汗的治疗。

（4）虚汗停颗粒：益气养阴，固表敛汗。适用于气阴不足自汗、盗汗及小儿盗汗。

（5）参芪膏：补脾益肺。适用于脾肺气虚之自汗。

（6）大补阴丸：滋阴降火。适用于阴虚火旺之潮热盗汗。

2. 针灸

（1）肺卫不固：汗出恶风，稍劳尤甚，易于感冒，体倦乏力，面色少华，苔薄白，脉细弱。主穴：风池、风门、肺俞、曲池、外关、合谷。

（2）营卫不和：汗出恶风，周身酸楚，时寒时热，或表现半身、局部出汗，苔薄白，脉缓。主穴：风池、风门、肺俞、曲池、外关、合谷、后溪。

（3）阴虚火旺：夜寐盗汗，或有自汗，五心烦热，或兼午后潮热，两颧色红，口渴，舌红少苔，脉细数。主穴：心俞、膈俞、肾俞、命门、气海、关元、足三里、三阴交、阴郄、太冲。

（4）邪热郁蒸：蒸蒸汗出，汗易染衣，面赤烘热，烦躁口苦，小便色黄，苔薄黄，脉弦数。主穴：风池、大椎、曲池、外关、合谷、期门、章门、阳陵泉、足三里、太冲、三阴交。

3. 外治法

五倍子脐疗：将五倍子（或配伍其他药物）研末，每晚睡前取适量加温水调揉成软面状，填平脐孔用胶布固定，次晨拔除，连续敷贴 1 周左右。可以使脐部皮肤上的各种神经末梢进入活动状态，借以促进人体的神经、体液调节作用和免疫功能，改善各组织器官的功能活动，抑制汗腺非正常分泌从而达到敛汗止汗作用。

第五节　郁　　证

郁证由情志不舒、气机郁滞所致，是以心情抑郁、情绪不宁、胸部满闷、胁肋胀痛或易怒喜哭或咽中如有异物阻塞等症为主要表现的一类病证。

根据郁证的临床表现及其以情志内伤为致病原因的特点，主要见于西医学的神经衰弱、癔症及焦虑症等。另外，也见于更年期综合征及反应性精神病。

一、病因病机

郁证的病因主要是情志内伤，病机主要为肝失疏泄、脾失健运、心失所养及脏腑阴阳气血失调。郁证初起病变以气滞为主，常兼血瘀、郁火、痰结、食滞等，多属实证。病久则由实转虚，随其影响的脏腑及损耗气血阴阳的不同，而形成心、脾、肝、肾亏虚的不同病变。

二、临床诊断

（1）以抑郁不畅，精神不宁，胸胁胀满，或易怒善哭，或失眠多梦，或咽中如有异物吞之不下、咯之不出等为主症。

（2）有忧愁、多虑、悲伤、郁怒等情志内伤的病史，且郁证病情的反复常与情志因素密切相关。

（3）多发于青中年女性。

采用汉密顿抑郁量表、汉密顿焦虑量表等有助于郁证的诊断及鉴别诊断；甲状腺功能，脑电图检查以排除甲状腺及癫痫疾病。表现以咽部阻塞感、吞咽异常为主者，需做咽部检查，消化道X线或内镜检查以排除器质性疾病。

三、鉴别诊断

郁证需与虚火喉痹、噎膈相鉴别，见表5-22。

四、辨证论治

（一）治则治法

理气解郁、怡情易性是治疗郁证的基本原则。实证应理气开郁，并根据是否兼有火郁、血瘀、湿滞、食积、痰结等而分别采用或兼用降火、化瘀、化湿、消食、祛痰等法；虚证则根据辨证情况而补之，或养心安神，或补益心脾，或滋补肝肾；虚实夹杂者，则补虚泻实，根据虚实的偏重而虚实兼顾。

表5-22　郁证与虚火喉痹、噎膈的鉴别要点

鉴别项目	郁证	虚火喉痹	噎膈
起病特点	缓慢起病	急性起病	缓慢起病
病因	梅核气属郁证类型之一。常因情志抑郁而起病	感冒、嗜食辛辣食物	外感六淫、内伤七情、饮食失调及久病正虚
病机	肝气郁滞，痰气郁结	虚火上炎，熏灼咽喉	气滞、痰阻、血瘀互结，阻于食管，食管狭窄
主症	自觉咽中异物感，咽之不下，咯之不出，但无咽痛及吞咽困难	咽部有异物感	吞咽困难
兼症	症状轻重与情绪波动有关	咽干、灼热、咽痒，症状与情绪无明显关系，过度辛劳或感受外邪则易加剧	吞咽困难的程度日渐加重，阻塞感觉主要在胸骨后部而不在咽部
咽部红	无	暗红	无
性别	女性居多	男性居多	男性居多
年龄	青中年居多	青中年居多	老年居多

（二）分证论治

郁证如见情绪不宁，善太息，胁肋胀痛，脉弦，为肝气郁结证；见急躁易怒，口苦，目赤，大便秘结，舌质红，苔黄，脉弦数，为气郁化火证；见咽中不适，如有异物梗阻，咽之不下，咯之不出，苔白腻，脉弦滑，为痰气郁结证；见心神不宁，多疑易惊，喜悲善哭，时时欠伸，为心神失养证；

见心悸胆怯，多思善疑，失眠健忘，头晕，纳差神疲，面色无华，少气懒言，舌质淡，舌苔薄白，脉细弱，为心脾两虚证；见虚烦少寐，惊悸多梦，头晕耳鸣，健忘，腰膝酸软，五心烦热，男子遗精，女子月经不调，舌质红，少苔或无苔，脉弦细，为心肾阴虚证。

郁证的分证论治详见表5-23。

表5-23 郁证分证论治简表

证候	治法	推荐方	常用加减
肝气郁结	疏肝解郁，理气畅中	柴胡疏肝散	腹胀腹泻，则加苍术、茯苓、厚朴、乌药；瘀血重加当归、丹参、郁金、桃仁、红花；食滞腹胀者，加神曲、鸡内金、麦芽
气郁化火	疏肝解郁，清肝泻火	丹栀逍遥散	口苦便秘者，加龙胆草、大黄；胁肋疼痛、口苦、嘈杂吞酸、嗳气呕吐者可加黄连、吴茱萸
痰气郁结	行气开郁，化痰散结	半夏厚朴汤	若痰郁化热见苔黄而腻，可去生姜，加浙贝母、黄芩、瓜蒌仁
心神失养	甘润缓急，养心安神	甘麦大枣汤	可加柏子仁、酸枣仁、茯神、合欢花、夜交藤
心脾两虚	健脾养心，补益气血	归脾汤	若心胸郁闷，情志不舒，加郁金、佛手、合欢花
心肾阴虚	滋养心肾	天王补心丹	心肾不交，心烦失眠、多梦遗精加黄连、肉桂

（三）临证备要

郁证是临床常见病之一，症状复杂多样，起病隐匿，临床中对本病的漏诊、误诊率较高，因此要强调辨证与辨病相结合，排除有关器质性疾病后方能确定郁证的诊断。

郁证病程较长，用药不宜峻猛。在实证治疗中，应注意理气而不耗气，活血而不破血，清热而不败胃，祛痰而不伤正，燥湿而不伤阴，消食而不伤脾。虚证治疗，应注意补益心脾而不过燥，滋养肝肾而不过腻。

郁证可由不寐、心悸、眩晕等病日久不愈转化而来。在治疗时，如果单纯依靠药物治疗，往往事倍功半，因此要重视精神治疗的作用，使患者"怡情易性"。要结合患者病史，解除致病因素，采取支持鼓励、耐心疏导的方法，使患者正确认识和对待自己的疾病，增强治愈疾病的信心，保持心情舒畅等精神治疗，则会事半功倍。

（四）其他疗法

1. 中成药治疗

（1）逍遥丸：疏肝健脾，养血调经。适用于郁证肝郁脾虚证。

（2）丹栀逍遥丸：疏肝解郁，清热调经。适用于郁证气郁化火证。

（3）解郁安神颗粒：疏肝解郁，安神定志。适用于郁证肝气郁结证。

（4）疏肝解郁胶囊：疏肝解郁，健脾安神。适用于轻、中度郁证肝郁脾虚证。

2. 针灸推拿

（1）针灸：针灸疗法起到理气解郁、养心安神作用。肝气郁结、气郁化火者，只针不灸，泻法；心肾阴虚者，只针不灸，平补平泻；心脾两虚者，针灸并用，补法。

（2）推拿：郁证主要是由于情志不舒、气机郁滞而引起。推拿疗法可以起到疏通气机的作用。基本治法分为背部操作、胁腹部操作。常用㨰法、一指禅推法、按揉法、摩法等。可以根据不同证候进行辨证取穴。

五、典型案例

李某，女，38岁，因"心情烦躁1周余"于2020年6月10日就诊。

临床表现：1周前出现烦躁，口苦，腹泻，白带稀，腰酸，舌红绛，苔薄白。

中医诊断：郁证。

辨证：肝郁气滞证。

治法：疏肝解郁，清利下焦。

方剂：柴胡疏肝散加四妙丸。

处方：柴胡，陈皮，香附，川芎，白芍，枳壳，甘草，黄柏，苍术，川牛膝，薏苡仁，郁金，玫瑰花，凌霄花，乳香，三棱，路路通，当归，荆芥。

第六节 虚 劳

虚劳是指以五脏虚证为主要临床表现的多种慢性虚弱证候的总称，又称为虚损。虚劳所涉内容很广，是中医内科中范围最广的一种病证。凡先天禀赋不足、后天调护失当、病久体虚、积劳内伤、久虚不复等导致的多种以脏腑气血阴阳亏损为主要表现的病证，均属于本病证的范畴。现代医学中多系统的众多慢性消耗性（器质性）疾病及功能衰退性疾病，出现虚劳的临床表现时，可参考本病进行辨证论治。

一、病因病机

引起虚劳的原因有很多。《理虚元鉴·虚证有六因》全面归纳了虚劳之因，提出"有先天之因，有后天之因，有痘疹及病后之因，有外感之因，有境遇之因，有医药之因"，表明多种病因作用于人体，引起脏腑亏损，气血阴阳亏虚，日久不复，皆可发展为虚劳。概言之，其病因不外先天、后天两大因素。以脏腑亏损、气血阴阳虚衰为主要病机。

（一）禀赋不足

因父母体虚，禀赋薄弱，或孕育不足，胎中失养，或后天喂养不当，水谷精气不充，均可导致先天禀赋不足，体质不强，易于患病，病后久虚不复，脏腑气血阴阳日渐亏虚，发为虚劳。

（二）烦劳过度

烦劳过度，因劳致虚，损伤五脏。如《素问·宣明五气》指出："久视伤血，久卧伤气，久坐伤肉，久立伤骨，久行伤筋。"《医家四要·病机约论》也说："曲运神机则劳心，尽心谋虑则劳肝，意外过思则劳脾，预事而忧则劳肺，色欲过度则劳肾。"在各种劳损中，尤其以劳神过度及恣情纵欲较为常见。

（三）饮食不节

暴饮暴食，饥饱无常，或嗜欲偏食，营养不良，或饮酒过度，均会损伤脾胃，久则气血无以生化，内不能和调于五脏六腑，外不能洒陈于营卫经脉，形成虚劳。

（四）大病久病

邪气强盛，正气短时难复，损伤脏气，耗伤气血阴阳，复以病后失于调养，每易发展为虚劳；或久病迁延失治，邪气留恋，病情传变日深，损耗人体的气血阴阳；或妇人产后调理失当，正虚难复，均可演变为虚劳。

（五）误治失治

因误诊误治，或遣方用药不当，以致精气耗损，既延误治疗，又损及阴精或阳气，从而发为虚劳。

虚劳之病位主要在五脏，尤以脾肾为主。由于五脏相关，气血同源，阴阳互根，所以一脏受病，可以累及他脏，互相影响和转化。虽病因各异，或是因虚致病，因病致劳，或是因病致虚，久虚不复成劳，但究其病理性质，主要为气、血、阴、阳的亏耗。气虚不能生血，血虚无以载气。气虚日久阳亦渐衰，血虚日久阴也不足。阳损日久，累及于阴；阴亏日久，累及于阳。病势日渐发展，而病情趋于复杂。

二、临床诊断

虚劳涉及的内容非常广泛，凡先天禀赋不足，后天失养，或病久体虚，积劳久伤，久虚不复所致的以脏腑气血阴阳虚损为主要表现的病证，均属虚劳范畴，对虚劳的诊断始终要体现"精气夺则虚"，并区分气血阴阳之不同，注意"至虚有盛候"及"大实有羸状"等虚实夹杂之证。

（1）临证多见于形神衰败，身体羸瘦，大肉尽脱，食少厌食，心悸气短，自汗盗汗，面容憔悴等或五心烦热，或畏寒肢冷，脉虚无力等症。

（2）具有引起虚劳的致病因素及较长的病史。

虚劳涉及的病种多，包含多种慢性消耗性（器质性）及功能衰退性疾病，必须结合患者的具体情况，有针对性地检查，以掌握病情。如气虚为主的重点检查血常规，免疫功能，内分泌功能等；血虚为主的重点行血常规，骨髓形态学及细胞学检查；阴虚为主的重点检查结核、风湿系列及免疫学指标；阳虚为主的重点检查肾上腺皮质功能、甲状腺功能、垂体功能等。

三、鉴别诊断

（一）虚劳需与肺痨相鉴别

见表 5-24。

表5-24 虚劳与肺痨的鉴别要点

鉴别项目	虚劳	肺痨
病因病机	虚劳由多种原因所导致，久虚不复，病程较长，无传染性，以五脏气、血、阴、阳亏虚为其基本病机	肺痨是正气不足而被痨虫侵袭所致，主要病位在肺，具有传染性，以阴虚火旺为其病理特点
证候特点	五脏气、血、阴、阳亏损为主，并可表现为气血两亏、阴阳两虚、虚实夹杂等	咳嗽，咯痰，咯血，潮热、盗汗、消瘦

（二）虚劳需与其他病证之虚证相鉴别

见表 5-25。

表5-25　虚劳与其他病证之虚证的鉴别要点

鉴别项目	虚劳	其他病证之虚证
证候特点	虚劳的各种证候，均以出现一系列精气亏虚的症状为特征，涉及多脏甚至整体	其他病证的虚证则各以其病证的主要症状为突出表现
病程及程度	病程长，病势缠绵，虚弱程度较重，常累及多个脏腑	病程可长可短，病变脏腑较为单一，虚弱程度较轻

四、辨证论治

（一）治则治法

虚劳治疗当以补益为基本原则。并根据气血阴阳亏损病理属性的不同分别采取益气、养血、滋阴、温阳等治法，在具体用药时尤其要重视补益脾肾，使先后天之本不败，则各脏虚损容易恢复；对于虚中夹实，或兼感外邪则应补中有泻，扶正祛邪；对于因虚致病或因病致虚则应扶助正气治其本，或先治其因后治其虚。

（二）分证论治

1. 气虚

气虚多由先天禀赋不足，或后天失养，或劳伤过度而耗损，或久病不复，或肺脾肾等脏腑功能减退，气的生化不足等所致，常见神疲乏力、少气懒言、语声低微、头晕耳鸣、动则汗出、面色苍白、舌淡苔白、脉细弱。内科范围所见虚劳之气虚与西医学的慢性疲劳综合征等亚健康状态相类似，气虚常见于肺气虚、心气虚、脾气虚、肾气虚之证。

气虚的分证论治详见表 5-26。

表5-26 气虚分证论治简表

证候	治法	推荐方	常用加减
肺气虚	补益肺气	补肺汤	自汗多者加牡蛎、麻黄根；气阴两虚兼潮热、盗汗者加鳖甲、地骨皮、知母；气血两虚者加当归、阿胶
心气虚	益气养心	七福饮	自汗者加黄芪、五味子、防风；纳呆者加藿香、砂仁、茯苓
脾气虚	健脾益气	加味四君子汤	胃脘胀满，嗳气呕吐者加陈皮、半夏、竹茹、生姜；纳呆者加神曲、麦芽、山楂、鸡内金；兼脾阳虚加肉桂、炮姜、吴茱萸、蜀椒；若中气下陷加柴胡、升麻，葛根
肾气虚	益气补肾	大补元煎	神疲乏力甚者加黄芪、白术；尿频及小便失禁者加菟丝子、金樱子、益智仁；大便溏薄者加肉豆蔻、补骨脂；兼阳虚加附子、肉桂

2. 血虚

血虚多由失血过多，或久病阴血虚耗，或脾胃功能失常，水谷精微不能化生血液，或气虚不能化生血液等所致，血虚常见面色萎黄、眩晕、心悸、气短、乏力、失眠、口唇和指甲色淡无华、脉虚细等，中医临证所见血虚证与西医学的各种贫血有一定的联系，但不完全相等，血虚常见心血虚、肝血虚之证。

血虚的分证论治详见表 5-27。

3. 阴虚

阴虚多由热病耗伤或杂病日久耗伤阴液，或因五志过极、房事不节、过服温燥之品等使阴液暗耗而成，同时由于阴不制阳，阳热之气相对偏旺而生内热，阴虚常见低热、手足心热、午后潮热、盗汗、口燥咽干、心烦失眠、头晕耳鸣、舌红少苔，脉细数等，临证阴虚所见之证往往与西医学的结核病、风湿性疾病、更年期综合征、萎缩性胃炎等相关，阴虚常见肺阴虚、心阴虚、脾胃阴虚、肝阴虚、肾阴虚之证。

表5-27　血虚分证论治简表

证候	治法	推荐方	常用加减
心血虚	养血宁心，安神定志	养心汤	失眠、多梦加合欢花、夜交藤、朱砂；心悸不宁者加龙骨、牡蛎；心脾血虚者用归脾汤
肝血虚	补血养肝	四物汤	血虚甚者加制首乌、枸杞子、鸡血藤；胁痛加丝瓜络、郁金、香附；目失所养，视物模糊加楮实子、枸杞子、决明子

阴虚的分证论治详见表5-28。

4. 阳虚

阳虚常由先天不足，或因为久病导致体虚，或者是寒邪损伤阳气，或气虚阴虚日久转化而来，临证见面色㿠白、手足不温、怕冷、易出汗、大便稀、小便清长、口唇色淡、口淡无味、食欲不振、舌质淡、苔白而润、脉虚弱等，临证阳虚之证与西医学的希恩综合征、肾上腺皮质功能低下、甲状腺功能低下等相关，阳虚常见心阳虚、脾阳虚、肾阳虚之证。

阳虚的分证论治详见表5-29。

（三）临证备要

虚劳是多种慢性虚损性疾病的总称，涉及的西医学疾病范围广泛，既有功能性疾患，亦有器质性疾患，因此详细的检查及诊断对判断疾病的预后，有非常大的帮助，亦能进行针对性的治疗以提高疗效。

表5-28 阴虚分证论治简表

证候	治法	推荐方	常用加减
肺阴虚	养阴润肺	沙参麦冬汤	咳嗽者加杏仁、百部、款冬花；咯血加白及、仙鹤草、小蓟；潮热加地骨皮、银柴胡、鳖甲；盗汗加五味子、乌梅、浮小麦
心阴虚	滋阴清热，养心安神	天王补心丹	口舌生疮加黄连、木通、淡竹叶；潮热加地骨皮、银柴胡；盗汗加牡蛎、浮小麦
脾胃阴虚	养阴和胃	益胃汤	口干唇燥，津亏较甚者加石斛、天花粉；不思饮食甚者加麦芽、扁豆、山药；呃逆加刀豆、柿蒂、竹茹；大便干结加白芍、制首乌、蜂蜜
肝阴虚	滋阴补肝	补肝汤	风阳内盛者加石决明、菊花、钩藤、天麻，目干涩畏光，或视物不明者加枸杞子、女贞子、决明子；肝火亢盛者加龙胆草、牡丹皮、栀子
肾阴虚	滋补肾阴	左归丸	遗精加牡蛎、金樱子、芡实、莲须；阴虚火旺者去鹿角胶、山茱萸，加知母、黄柏、地骨皮；阴虚及阳者加附子、肉桂

表5-29 阳虚分证论治简表

证候	治法	推荐方	常用加减
心阳虚	益气温阳	保元汤	心胸疼痛者加郁金、川芎、丹参、三七；形寒肢冷，为阳虚较甚加附子、巴戟、仙茅、淫羊藿、鹿茸
脾阳虚	温中健脾	附子理中汤	腹中冷痛较甚加高良姜、丁香、吴茱萸、蜀椒；腹胀及呕逆者加砂仁、半夏、陈皮；腹泻较甚加肉豆蔻、补骨脂、炒薏苡仁
肾阳虚	温补肾阳	右归丸	遗精加金樱子、桑螵蛸、莲须；脾虚以致下利清谷者去熟地黄、当归，加党参、白术、薏苡仁；五更泄者合四神丸；阳虚水泛加茯苓、泽泻、车前子，或合五苓散；肾不纳气而见喘促短气，动则更甚者加补骨脂、五味子、蛤蚧

对于虚劳的辨证，总体原则是以气血阴阳为纲，五脏虚候为目，但由于气血互生，阴阳互根，五脏生克制化，因此兼夹证候复杂多变，治疗时必须综合考虑，如补血时必须以补气为先，此即《脾胃论》所言"血不自生，须得生阳气之药，血自旺矣"，如当归补血汤中之黄芪配伍；另外，对于补阴补阳，要善于阴中求阳及阳中求阴，即张景岳所言"善补阳者，必于阴中求阳，则阳得阴助而生化无穷；善补阴者必阳中求阴，则阴得阳升而源泉不竭"，临证所用补阴之左归丸、补阳之右归丸是其思想之代表，但不论何种虚证，何种治法，其治疗皆应以肺脾肾三脏为根本，三脏之中尤其要重视脾肾二脏，使先后天之本得以巩固，气血生化有源，阴阳滋生有根。

对于虚劳，在药物治疗的同时，必须发挥食物的滋养及补益作用，这亦是《黄帝内经》治病思想的体现，即"药以去之，食以随之""谷肉果菜，食养尽之"，但具体选用食物时，必须使食物的偏性与病情相合，如此才能"气味合而服之，以补精益气"。

（四）其他疗法

1. 中成药治疗

（1）气虚：补中益气丸，贞芪扶正颗粒。

（2）气阴两虚：生脉饮，生脉颗粒。

（3）气血两虚：八珍丸。

（4）血虚：归脾丸，维血宁合剂，健脾生血颗粒，阿胶补血膏，当归养血膏。

（5）阳虚：壮腰健肾丸，龟龄集，参茸鞭丸，金匮肾气丸，附子理中丸，右归丸，鹿角胶颗粒。

（6）阴虚：左归丸，六味地黄丸，知柏地黄丸，天王补心丹等。

2. 单方、验方

（1）西洋参粉：冲服，可用于气阴两虚之虚劳。

（2）胎盘粉：冲服，可用于气血双亏及肾虚之虚劳。

（3）阿胶：烊化服用，可用于血虚证虚劳。

（4）鹿茸粉：以温开水或黄酒冲服，治疗阳虚证虚劳。

3. 针灸治疗

针刺或艾灸，能扶助正气，促进气血阴阳恢复，但阴虚证慎用艾灸。

4. 食疗方

黑芝麻糊、百合粥、莲子大枣红豆粥、龙眼大枣粥等，对于虚劳有一定的辅助治疗作用。

五、典型案例

（1）王某，男，"乏力1月余"。

临床表现：头发白，乏力无神，大便不调，会阴潮湿，脉细。

中医诊断：虚劳。

辨证：肝肾亏虚证。

治法：滋补肝肾，益气养血。

方剂：七宝美髯丹加归脾汤。

处方：何首乌，茯苓，怀牛膝，当归，枸杞子，菟丝子，补骨脂，生晒参，白术，黄芪，当归，甘草，茯神，远志，酸枣仁，木香，龙眼肉，生姜，大枣，车前子。

（2）许某，女，40岁，"纳差1月余"。

临床表现：1个月前出现纳差，面色萎黄，大便溏薄，月经量多，经期1周，白带多，会阴发痒，怕冷，4-0-2-2，舌淡，苔白腻，脉细。

中医诊断：虚劳。

辨证：脾肾阳虚证。

治法：健脾补肾。

处方：红参，黄芪，白术，茯苓，附子，干姜，肉桂，淫羊藿，白豆蔻，五味子，诃子肉，熟地黄，白芍，陈皮，厚朴，龙眼肉，酸枣仁，远志，茯神，大枣，炙甘草，浮小麦。

第七节 消　渴

消渴是指因禀赋不足、饮食失节、情志失调及劳欲过度等导致肺、胃（脾）、肾功能失调，出现阴虚燥热，久则气阴、阴阳两虚或兼血瘀所引起的以多饮、多食、多尿、形体消瘦，或尿有甜味为特征的病证。本节之消渴与西医学的糖尿病基本一致，而西医学的尿崩症，亦具有本病的一些特点，可参照本病进行辨证论治。

一、病因病机

饮食不节、情志失调、房劳伤肾、先天禀赋不足或过服温燥药物等，是消渴发生的重要因素。阴津亏损、燥热内生是消渴发生的基本病机。

（一）病因

1. 饮食不节，积热伤津

长期过食肥甘、醇酒厚味、辛燥刺激食物，损伤脾胃，脾胃运化失司，积于胃中酿成内热，消谷耗液，津液不足，脏腑经络皆失濡养发为消渴。如《丹溪心法·消渴》谓："酒面无节，酷嗜炙炒……于是炎火上熏，腑脏生热，燥热炽盛，津液干焦，渴饮水浆，而不能自禁"。说明饮食不节与本病的发生有密切关系。

2. 情志失调，郁火伤阴

长期过度的精神刺激，如郁怒伤肝，肝气郁结，郁久化火，火热炽盛，不仅上灼胃津，下耗肾液，而且肝之疏泄太过，肾之闭藏失司，则火炎于上，津液泄于下，三多之症随之而起，发为消渴。另外，心气郁结，郁而化火，心火亢盛，致心脾精血暗耗，肾阴亏损，水火不济，亦可发为消渴。《医宗己任编·消症》谓："消之为病，一原于心火炽炎……然其病之始，皆由不节嗜欲，不慎喜怒"。《慎斋遗书·渴》有"心思过度……火乘脾，胃燥而肾无救"发为消渴的认识。这些论述，说明情志失调、五志过极是发生消渴的重要因素。正如刘完素《三消论》说："消渴……耗乱精神，过违其度，而燥热郁盛之所成也"。

3. 禀赋不足，五脏虚弱

先天禀赋不足，五脏虚弱，尤其是肾脏素虚，与本病的发生有一定的关系。因五脏主藏精，精为人生之本，肾又受五脏六腑之精而藏之，若五脏虚羸，则精气不足，气血虚弱，肾亦无精可藏，复因调摄失宜，终至精亏液竭而发为消渴。《灵枢·本藏》谓："心脆则善病消瘅热中""肺脆则善病消瘅易伤""肝脆善病消瘅易伤""脾脆则善病消瘅易伤""肾脆善病消瘅易伤"。《医贯·消渴论》谓："人之水火得其平，气血得其养，何消之有？"说明体质强弱与消渴的发病有一定的关系。

4. 房劳过度，肾精亏损

房事不节，劳伤过度，肾精亏损，虚火内生，则"火因水竭而益烈，水因火烈而益干"，终致肾虚肺燥胃热俱现，发为消渴。《备急千金要方·消渴》云：消渴由于"盛壮之时，不自慎惜，快情纵欲，极意房中，稍至年长，肾气虚……皆由房事不节之所致也"。说明房事过度、肾精耗损与本病的发生有一定关系。

5. 过用温燥，耗伤阴津

前人认为嗜服壮阳之石类药物，致燥热伤阴可发生消渴。今服石药之风不复存在，但亦有意欲长寿，或快情纵欲，长期服用温燥壮阳之剂，或久病误服温燥之品，致使燥热内生，阴津亏损，发为消渴。

（二）病机

消渴的病机，主要是阴津亏损、燥热偏胜，以阴虚为本，燥热为标，两者互为因果，阴越虚燥热越盛，燥热越盛阴越虚。消渴的进一步发展，可耗伤脾肾之气，而致气阴两虚，日久亦可损伤脾肾之阳，而见阴阳两虚。在消渴的发生、发展过程中，瘀血亦为常见的病理因素。消渴日久，可累及五脏，变生百病。消渴变的部位虽与五脏均有关，但主要在肺、脾（胃）、肾三脏，尤以肾为重。肺主气，为水之上源，敷布津液，肺受燥热所伤，则不能敷布津液而直趋下行，随小便排出体外，故小便频数量多；肺不布津则口渴多饮。《医学纲目·消瘅门》说："肺主气，肺无病则气能管摄津液之精微，守养筋骨血脉，余者为溲。肺病则津液无气管摄，而精微者亦随溲下，故饮一溲二"。说明肺与消渴的发病有关。

胃为水谷之海，主腐熟水谷，脾为后天之本，主运化，为胃行其津液，脾胃受燥热所伤，胃火炽盛，脾阴不足，则口渴多饮、多食善饥；脾气虚不能转输水谷精微，则水谷精微下流而为小便，故小便味甘；水谷精微不能濡养肌肉，故形体日渐消瘦。《类证治裁·三消论治》云："小水不臭反甜者，此脾气下脱症最重"。说明脾胃与消渴的发病关系密切。

肾为先天之本，主藏精而寓元阴元阳。肾阴亏损则虚火内生，上燔心肺则烦渴多饮，中灼脾胃则胃热消谷，阴虚阳盛，肾之开阖失司、固摄失权，则水谷精微直趋下泄为小便而排出体外，故尿多味甜，或混浊如脂膏。《丹台玉案·三消》说："惟肾水一虚，则无以制余火，火旺不能扑灭，煎熬脏腑，火因水竭而益烈，水因火烈而益干，阳盛阴衰构成此证，而三消之患始剧矣"。若肾阳虚则无以化气上升，津液不布，则口渴多饮，下焦不摄，多尿随之而起。如《景岳全书·三消干渴》说："有阳不化气，则水精不布，水不得火，则有降无升，所以直入膀胱，而饮一溲二，以致泉源不滋，天壤枯涸者，是皆真阳不足，火亏于下之消症也"。说明肾与消渴的发病甚为密切。

消渴虽有在肺、脾（胃）、肾的不同，但常常互相影响，如肺燥津伤，津液失于敷布，则脾胃不得濡养，肾精不得滋助；脾胃燥热偏盛，上可灼伤肺津，下可耗损肾阴；肾阴不足则阴虚火旺，亦可上灼肺胃，终至肺燥、胃热、脾虚、肾亏常可同时存在，而"三多"之症常可相互并见。但肺、脾（胃）、肾三脏中，尤以肾最为重要，即使症状表现在肺或脾（胃），亦与肾密切相关。如《石室秘录·卷六·内伤门》说："消渴之证，虽分上中下，而以肾虚致渴，则无不同也"。由此可见消渴以肾为本。

消渴之病，若迁延日久不愈，常可累及五脏，致精血枯竭，阴阳俱衰，燥热内蕴而并发多种兼症。

二、临床诊断

（一）疾病诊断

（1）口渴多饮、多食易饥、尿频量多、形体消瘦或尿有甜味等具有特征性的临床症状，是诊断消渴的主要依据。

（2）有的患者"三多"症状不显著，但若于中年之后发病，且嗜食膏粱厚味、醇酒炙煿，病久并发眩晕、肺痨、胸痹心痛、中风、雀目、疮痈等病证者，应考虑消渴的可能性。

（3）本病的发生与禀赋不足密切相关，故消渴的家族史可供诊断参考。

根据以上临床症状即可诊断为消渴，结合血液（血糖、口服葡萄糖耐量试验）、尿液等相关理化检查可明确诊断。

静脉血浆血糖是疑似消渴患者的首选检查方法。消渴前期人群，或消渴疑似人群（有家族史者，反复早产、死胎、巨婴、难产、流产的经产妇，或屡发疮疖痈疽者，或皮肤及外阴瘙痒者）及消渴高危人群（肥胖、高血压、冠心病、血脂异常）均需进行口服葡萄糖耐量试验，以明确诊断。糖化血红蛋白（HbA1c）、空腹血浆胰岛素与胰岛素释放试验、C-肽释放试验、尿糖、尿比重等有助于明确辨病诊断。病情较重时，尚需检查血尿素氮、肌酐，以了解肾功能情况；检查血酮，以了解有无酮症酸中毒；检查二氧化碳结合力及血钾、钠、钙、氯化物等，以了解酸碱平衡及电解质情况。

（二）病类诊断

1. 上消

消渴以肺燥为主，多饮症状较突出者。

2. 中消

消渴以胃热为主，多食症状较突出者。

3. 下消

消渴以肾虚为主，多尿症状较突出者。

（三）病期诊断

1. 消渴前期

一般无临床症状，多在健康体检或因其他疾病检查时发现，口服葡萄糖耐量试验确诊为本病前期。不少患者常首先发现或兼有高血压、肥胖、血脂异常等。

2. 消渴期

典型的消渴具有多饮、多食、多尿及体重下降；约50%的患者无症状，80%消渴患者以皮肤或外阴瘙痒、皮肤化脓性感染、视物模糊等为首发症状。

3. 并发症期

急性并发症或慢性并发症引起的脏器功能障碍等可出现相应的表现，如四肢麻木、视力障碍、便秘或大便时干时稀、心悸心慌、眩晕、水肿、男子性欲低下、阳痿等。

三、鉴别诊断

消渴需与瘿病相鉴别，见表 5-30。

表5-30 消渴与瘿病的鉴别要点

鉴别项目	消渴	瘿病
基本病机	阴虚燥热	阴虚火旺
主症特点	多饮、多食、多尿	多食易饥，颈前有瘿肿
兼症	乏力，消瘦，或尿有甜味	消瘦，烦热心悸，急躁易怒，眼突等
治则	清热润燥、养阴生津	滋阴降火

四、辨证论治

（一）治则治法

针对本病的基本病机，在治疗上当以清热润燥、养阴生津为基本治则。《医学心悟·三消》说："治上消者，宜润其肺，兼清其胃""治中消者，宜清其胃，兼滋其肾""治下消者，宜滋其肾，兼润其肺"。

本病常发生血脉瘀滞及阴损及阳的病变，以及易并发劳嗽、眼疾、痈疽等症，治疗应针对具体病情，及时合理地选用活血化瘀、清热解毒、滋补肾阴、温补肾阳等治法。

（二）分证论治

本病以多饮、多食、多尿及消瘦为临床特征，其中"三多"症状是作为上消、中消、下消临床分类的侧重症状，临床上往往同时存在，故治疗上有侧重润肺、养胃（脾）、益肾之别。如上消以口渴多饮为特征，兼有口舌干燥、烦热多汗、舌边尖红、苔薄黄、脉洪数；中消以多食易饥为特征，兼有体瘦、口渴尿多、大便干燥或能食与便溏并见等；下消以尿频量多、混浊如膏为特征，兼有腰膝酸软、乏力等。消渴上消主要为肺热津伤证，中消常分为胃热炽盛和气阴两虚证，下消常分为肾阴亏虚和阴阳两虚证。

消渴的分证论治详见表5-31。

表5-31　消渴分证论治简表

证候	治法	推荐方	常用加减
肺热津伤	清热润肺，生津止渴	消渴方	烦渴不止，尿频数，脉数乏力，选用玉泉丸或二冬汤
胃热炽盛	清胃泻火，养阴增液	玉女煎	大便秘结不行，可用增液承气汤
气阴两虚	益气健脾，生津止渴	七味白术散	口渴明显，加天花粉、生地黄；气短汗多，加五味子、山萸肉；食少腹胀，加砂仁、鸡内金
肾阴亏虚	滋阴固肾	六味地黄丸	五心烦热，盗汗，失眠，加知母、黄柏；尿量多而混浊，加益智仁、桑螵蛸；困倦，气短乏力，舌淡红，加党参、黄芪、黄精
阴阳两虚	滋阴温阳，补肾固涩	金匮肾气丸	阳痿，加巴戟天、淫羊藿、肉苁蓉；阳虚畏寒，加鹿茸

（三）临证备要

消渴是现代社会中发病率甚高的一种疾病，尤其以中老年人较多。早期发现、坚持长期治疗、生活规律、重视饮食控制的患者，其预后较好。儿童患本病者，大多病情严重。并发症是影响病情、损伤患者劳动力和危及患者生命的重要因素，应注意及早防各种并发症。控制食欲，对本病的治疗有极为重要的意义，少数患者经过严格而合理的食欲控制，即能收到良好的效果。瘀血是贯穿消渴发病始终的重要病机，在治疗时当酌加活血化瘀的方药，以期提高疗效。

（四）常见变证的治疗

1. 白内障、雀目、耳聋

视物模糊，腰膝酸软，眩晕耳鸣，五心烦热，低热颧红，口干咽燥，多梦遗精，皮肤干燥，雀目，或蚊蝇飞舞，或失明，皮肤瘙痒，舌红少苔，脉细数，可用杞菊地黄丸或明目地黄丸加减以滋补肝肾，益精补血。

2. 疮毒痈疽

消渴并发疮毒痈疽者，可选用五味消毒饮清热解毒，消散痈肿；在痈疽的恢复阶段，治疗上重视托毒生肌。

（五）其他疗法

1. 中成药治疗

（1）六味地黄丸：滋阴补肾。适用于肾阴亏损证。

（2）麦味地黄丸：滋肾养肺。适用于肺肾阴亏证。

（3）杞菊地黄丸：滋肾养肝。适用于肝肾阴亏证。

（4）金匮肾气丸：滋阴温阳，补肾固涩。适用于阴阳两虚证。

同时，要注意非消渴药物的选用以治疗兼证，如肠热便秘者选复方芦荟胶囊或新清宁，阴虚肠燥者选麻仁润肠丸，失眠者选安神补心丸或天王补心丹，易感冒者选玉屏风颗粒，心烦易怒者选丹栀逍遥丸。另外，中西复方制剂：消渴丸，具有滋肾养阴、益气生津的作用，适用于气阴两虚而血糖升高的消渴患者。

2. 针刺、按摩治疗

消渴患者进行针刺治疗时要严格消毒，一般慎用灸法，以免引起烧灼伤。体针、耳针、耳穴贴压可以在消渴的上、中、下消各个期应用，起到调和气血、通经活络的作用，达到调节血糖的疗效。消渴麻木、血痹、痛症患者亦可选用梅花针，取穴以脊柱两侧为主，病变在上肢加刺臂内、外侧、手掌、手背及指端点刺放血。病变在下肢加刺小腿内外侧、足背，以及足趾端点刺放血。手法：中度或重度刺激。肥胖或超重消渴患者可腹部按摩中脘、水分、气海等穴位。点穴减肥常取合谷、内关、足三里、三阴交。也可推拿面颈部、胸背部、臀部、四肢等部位以摩、揿、揉、按、捏、拿、合、分、轻拍等手法。

3. 药物外洗

（1）消渴麻木、血痹患者，可选用糖痛外洗方。共入搪瓷盆中，加水5 000 mL浸泡100～200分钟，文火煮沸后，再煮30分钟，离火后先熏手足，待药液温度降至38～42 ℃时，再将手足入药液中浸泡30分钟。

（2）消渴并发脱疽、筋疽患者，可随证选用中药浸泡熏洗用清化湿毒法，或清热解毒、活血化瘀法，或温通经脉法，药物煎汤温浸泡患足。

清化湿毒法：适用于脓水多而臭秽重、引流通畅者，药用土茯苓、马齿苋、苦参等煎汤，待温浸泡患足。

温通经脉法：适用于阳虚络阻者，药用桂枝、细辛、红花、苍术等煎汤，待温浸泡患足。

清热解毒、活血化瘀法：适用于局部红、肿、热、痛明显，热毒较甚者，药用大黄、毛冬青、枯矾等煎汤，待温浸泡患足。

中药浸泡熏洗时，应特别注意引流通畅和防止药液烫伤。

五、典型案例

周某，男，52岁，因"多饮多尿伴消瘦3个月"于2021年4月6日就诊。

临床表现：患者3个月前突然口渴喜饮，小便增多，但体重进行性下降，刻下精神倦懒，乏力少言，大便溏薄，食欲下降。舌质淡，苔少而干，脉细弱。

中医诊断：消渴。

辨证：气阴两虚证。

治法：健脾益气，生津益胃。

方剂：瓜参汤加减。

处方：人参，黄芪，车前子，熟地黄，玄参，麦冬，黄连，益母草，川牛膝，瞿麦。

第八节　痰　饮

痰饮是指三焦气化失常，水液在体内运化输布失常，停积于某些部位的一类病证。西医学的慢性支气管炎、支气管哮喘、渗出性胸膜炎、胃肠功能紊乱、不完全性肠梗阻、慢性心功能不全等疾病的某些阶段，可参照本病进行辨证论治。

一、病因病机

痰饮的病因为寒湿浸渍、饮食不节、劳欲所伤，以致肺、脾、肾气化功能失调，三焦水道不利，水液失于正常运化、输布，停积而为痰饮。

（一）寒湿浸渍，积而成饮

寒湿之邪，易伤阳气。凡气候之寒冷潮湿，或冒雨涉水，或经常坐卧湿地等，导致寒湿浸渍，由表及里，中阳受困，运化无力，水湿停聚而为痰饮。正如《素问·至真要大论》曰："太阴之胜……独胜则湿气内郁……次发于中。"

（二）饮食不节，伤及脾阳

恣食生冷，或暴饮暴食，均可阻遏脾阳，使中州失运，水湿聚而为饮。《金匮要略·痰饮咳嗽病脉证并治》云："夫患者饮水多，必暴喘满""食少饮多，水停心下""流饮者，由饮水多，水流走于肠胃之间，漉漉有声……"

（三）劳欲久病，脾肾阳虚

水液属阴，全赖阳气之温煦蒸化转输。若因思虑、劳倦、纵欲太过，伤及脾肾；或年高久病，或素体阳虚，脾肾阳气不足，水液失于气化转输停聚为饮。叶天士提出"外饮治脾，内饮治肾"的大法，指出外饮为劳欲所伤，阳气内虚，水液运化无力而成为饮。

人体在生理状态下，水液的吸收、输布和排泄，主要依赖肺、脾、肾三脏的气化功能。《素问·经脉别论》曰："饮入于胃，游溢精气，上输于脾，脾气散精，上归于肺，通调水道，下输膀胱，水精四布，五经并行。"由此可知，体内水液的代谢包括脾之转输上行，肺之通调下降和肾之蒸化开合等3个不可分割的重要环节。水谷精气是在脾之健运、肺之通调、肾之蒸化开合作用下，化为津液，输布全身，发挥多种生理作用之后，变为汗液、尿液排出体外。如果三脏功能失调，肺之通调涩滞、脾之转输无权、肾之蒸化失职，水谷不得运化输布而成浊液，聚而为水为饮，遇火气则煎熬成痰。三脏之中，脾运失司，首当其要，因脾阳一虚，水谷精气不能正化，则上不能输精以养肺，下不能助肾以制水，必然导致水液停滞中焦，流溢四末，波及五脏。

水液的输布、排泄，还与三焦的作用密切相关。三焦主司一身之气化，为运行水液之道路。若三焦气化失司，水道不通，则水液停积为饮。故《素问·灵兰秘典论》曰："三焦者，决渎之官，水道出焉。"《圣济总录·痰饮统论》曰："三焦者，水谷之道路，气之所终始也。三焦调适，气脉平匀，则能宣通水液，行入于经，化而为血，灌溉周身；若三焦气塞，脉道壅闭，则水饮停积，不得宣行，聚成痰饮。"

总之，痰饮之病机性质总属阳虚阴盛，为本虚标实之证。肺脾肾气化失调，阳气不足实为痰饮发生的病机基础。虽然间有因时邪与内饮相搏，或饮邪久郁化热，表现为饮热错杂之证，虽属少数，但不可忽视。

二、临床诊断

（1）主要应根据四饮不同的临床特征确定诊断。①痰饮：心下满闷，呕吐清水痰涎，胃肠沥沥有声，属饮停胃肠。②悬饮：胸胁饱满，咳唾引痛，喘促不能平卧，或有肺痨病史，属饮流胁下。③溢饮：身体疼痛而沉重，甚则肢体水肿，当汗出而不汗出，或伴咳喘，属饮溢肢体。④支饮：咳逆倚息，短气不得平卧，其形如肿，属饮邪支撑胸肺。

（2）多有感受寒湿或嗜食生冷，或冒雨涉水等经历。

（3）多有反复发作的病史。

此外，进行必要的检查可以明确诊断。痰饮应结合患者的临床表现选择进行如下检查：血、尿常规、胸部或腹部 X 线、痰培养、超声检查、肺功能检查、血气分析、心电图、内镜等，以明确慢性支气管炎、支气管哮喘、渗出性胸膜炎、心力衰竭、慢性胃炎、胃肠功能紊乱及不完全性肠梗阻等疾病诊断。

三、鉴别诊断

（一）痰饮需与痰证相鉴别

见表 5-32。

表5-32　痰饮与痰证的鉴别要点

鉴别项目	痰饮	痰证
病位	胃肠	不局限在肠胃
临床表现	心下满闷，呕吐清水痰涎，胃肠沥沥有声	以相应疾病的特有表现为主，痰证常作为阶段性病情出现

（二）悬饮需与胸痹相鉴别

见表 5-33。

表5-33 悬饮与胸痹的鉴别要点

鉴别项目	悬饮	胸痹
相同点	两者均有胸痛	
疼痛部位	胸胁部	胸膺部或心前区，且可引及左侧肩背或左臂内侧
疼痛性质及时间	胀痛，持续不解，多伴咳唾引痛，转侧、呼吸时引痛或疼痛加重	闷痛，有压榨感，历时较短
诱因	时邪外袭	劳累、饱餐、受寒、情绪激动后突然发作
缓解方式	休息后不缓解	休息或用药后得以缓解
伴随症状	有咳嗽、咯痰等肺系证候	无肺系证候

（三）溢饮需与风水证（表虚证）相鉴别

见表5-34。

表5-34 溢饮与风水证（表虚证）的鉴别要点

鉴别项目	溢饮	风水证（表虚证）
相同点	都有肢体类症状，并可伴有表证	
伴随症状	当汗出而不汗出，肢体痛重	眼睑及肢体水肿，按之不起，尿少

（四）支饮需与肺胀、喘证、哮病相鉴别

见表5-35。

四、辨证论治

（一）治则治法

痰饮的治疗总以温化为原则或以病因治疗为主，同时化痰蠲饮。气滞者，治以理气化痰；血滞血瘀者，当活血化瘀为主，痰瘀同治；

阳气亏虚失于气化者，治以温阳化饮；脾虚失运而水饮内停者，补脾为主，治以燥湿健脾、淡渗利水；水饮壅盛者，应祛饮以治标；阳微气衰者，宜温阳以治本；在表者，当温散发汗；在里者，应温化利水；正虚者补之；邪实者攻之；如属邪实正虚，则当消补兼施；饮热相杂者，又当温清并用。

表5-35 支饮与肺胀、喘证、哮病的鉴别要点

鉴别项目	支饮	肺胀	喘证	哮病
相同点	均有咳逆上气，喘满，咳痰等症状			
区别	痰饮的一个类型，因饮邪支撑胸肺而致	肺系多种慢性疾患日久渐积而成	多种急慢性疾病的重要主症	呈反复发作的一个独立疾病
联系	如肺胀在急性发病阶段，可以表现支饮证候；喘证的肺寒、痰饮两证，又常具有支饮特点；哮病又属于伏饮范围			

（二）分证论治

痰饮的辨证论治应首先根据病位分辨痰饮、悬饮、溢饮、支饮的不同进行辨治，见表5-36；其次要分辨虚实：痰饮为病，虚多实少，本虚标实。本虚为阳气不足，标实为水饮留聚。因痰饮虽为阴邪，易于闭遏阳气，临床表现为阳虚阴盛之证候；而又有偏于阳虚，或偏于阴盛饮聚，或阳虚与阴盛俱显之不同，此与患者平素正气的强弱有关；再次要分辨寒热：痰饮为阴邪，寒证居多，但亦有郁久化热者。初起若有寒热见症，为夹表邪；饮积不化，气机升降受阻，常兼气滞。其分证论治见表5-37。

（三）临证备要

痰饮所涉及临床病证广泛，表现复杂，应注意辨证与辨病相结合。辨证思路参考如下：首先根据饮停部位不同所产生的主症区分痰饮、悬饮、溢饮、支饮，其次辨清虚实主次。痰饮当辨清脾阳虚弱与饮留胃肠；悬饮当辨清邪犯胸肺、饮停胸胁、络气不和、阴虚内热；溢饮根据有无热象分为小青龙汤与大青龙汤证；支饮则分寒饮伏肺与脾肾阳虚证。最后结合必要的临床检查明确西医诊断。

表5-36　痰饮、悬饮、溢饮、支饮的鉴别要点

鉴别项目	痰饮	悬饮	溢饮	支饮
饮停部位	胃肠	胸胁	四肢	肺脏
临床表现	脘痞、肠鸣、吐清涎	胸胁不适，咳时引胸胁疼痛	四肢肿胀重痛	咳逆倚息，短气不得卧

表5-37　痰饮分证论治简表

	证候	治法	推荐方	常用加减
痰饮	脾阳虚弱	温脾化饮	苓桂术甘汤合小半夏加茯苓汤	心下痞，加薤白、瓜蒌；泛吐清水，加吴茱萸；气短重者，加制附子
	饮留胃肠	攻下逐饮	甘遂半夏汤或己椒苈黄丸	心下坚满，加陈皮、厚朴；心下痛，加木香；利下腹满反复者，加干姜、黄芪、白术
	邪犯胸肺	和解宣利	柴枳半夏汤	咳逆气急，加白芥子、桑白皮；咳嗽痰难出，加浙贝母、鲜竹茹；胁痛甚，加郁金、桃仁、延胡索
	饮停胸胁	泻肺祛饮	椒目瓜蒌汤合十枣汤	痰浊偏盛，胸部满闷，加薤白、杏仁；如胸胁支满，体弱，食少，加桂枝、白术、甘草；咳嗽不减，加桔梗、琵琶叶

续表

	证候	治法	推荐方	常用加减
悬饮	络气不和	理气和络	香附旋覆花汤	痰气郁阻，胸闷苔腻，加瓜蒌、枳壳；久痛入络，痛势如刺，加桃仁、红花、乳香、没药；胁痛迁延经久不已，加通草、路路通、冬瓜皮
	阴虚内热	滋阴清热	沙参麦冬汤合泻白散	潮热显著，加鳖甲、功劳叶；咳嗽咳痰，加白部、贝母；胸胁闷痛，加瓜蒌皮、广郁金、丝瓜络
溢饮	表寒里饮	发表化饮	小青龙汤	表寒外束，内有郁热，伴发热，烦躁，加石膏；若表寒之征已不著，改用大青龙汤。水饮内聚见肢体水肿明显，尿少，可配茯苓、猪苓、泽泻
支饮	寒饮伏肺	宣肺化饮	小青龙汤	咳逆喘急，胸痛烦闷，加甘遂、大戟；无寒热、身痛，动则喘甚，易汗，改用苓甘五味姜辛汤。饮多寒少，外无表证，喘咳痰稀，胸满气逆，用葶苈大泻肺汤加白芥子、莱菔子
	脾肾阳虚	温脾补肾，以化水饮	金匮肾气丸合苓桂术甘汤加减	痰涎壅盛，食少痰多，加半夏、陈皮；水湿偏盛，足肿，小便不利，四肢沉疼痛，加薏苡仁、猪苓、泽兰；久病多唇舌发绀，加泽兰、川牛膝、益母草；脐下悸，吐涎沫，头目昏眩，是饮邪上逆，虚中夹实之候，用五苓散化气行水

　　治疗痰饮应掌握两个原则。一是须掌握饮为阴邪，"病痰饮者，当以温药和之"，不仅阳虚而饮邪不甚者应予温化，而且逐饮、利水、发汗之剂中均应佐以温药。二是应分清标本缓急、表里虚实的不同，在表宜

温散发汗，在里宜温化利水，正虚宜补，邪实宜攻，如邪实正虚则攻补兼施，寒热夹杂又须温凉并用。若痰饮壅盛，可以先用攻下逐饮、理气分消等法以祛其邪，如用十枣汤或控涎丹峻下逐饮，剂量应从小量递增，一般连服3～5日，必要时停2～3日再服，注意顾护胃气，中病即止。如药后呕吐、腹痛腹泻过剧，应减量或停服，继以扶脾固肾以治其本。若脾肾阳虚之痰饮，则以扶正为首务，略参化饮之品；痰饮停积，影响气机升降，久郁又可化热，故本病有夹气滞、夹热的不同，应注意辨明有无兼夹方可进行施治。

痰饮的转归，主要表现为脾病及肺、脾病及肾、肺病及肾。若肾虚开阖不利，痰饮也可凌心、射肺、犯脾。痰饮多为慢性病，病程日久，常有寒热虚实之间的相互转化。而且饮积可以生痰，痰瘀互结，证情更加缠绵。故应注意对本病的早期治疗。

（四）常见变证的治疗

1. 饮郁化热证

支饮若出现饮郁化热，证见喘满胸闷，心下痞坚，烦渴，苔黄而腻，脉沉紧，用木防己汤加减以清热化饮

2. 表寒里热证

溢饮若属表寒外束，里饮化热，出现发热、烦躁，苔白兼黄则改用大青龙汤以发表清里；若水饮内聚而见肢体水肿明显、尿少者，加茯苓、猪苓、泽泻利水消饮。

（五）其他疗法

1. 中成药治疗

（1）小青龙颗粒：解表化饮，止咳平喘。适用于溢饮——表寒里饮证或支饮——寒饮伏肺证。

（2）金匮肾气丸：温补肾阳，化气行水。适用于治疗支饮——脾肾阳

虚证。

（3）小柴胡颗粒：解表散热，疏肝和胃。适用于悬饮——饮犯胸肺，邪郁少阳证。

2. 单方、验方

（1）停痰宿饮，风气上攻，胸膈不利用香附、皂荚浸半夏各 30 g，白矾末 15 g，姜汁面糊丸梧子大，每服 30 ～ 40 丸，姜汁随时下。

（2）胸膈痰饮用白芥子 15 g、白术 30 g 为末，和捣为丸梧子大，每日汤服 50 丸。

（3）痰饮上气，不思饮食，小便不利，头目昏眩者，用吴茱萸焙干、白茯苓等分为末，炼蜜丸梧桐子大，每服 30 丸，开水下。

第九节　内　伤　发　热

内伤发热是指凡由脏腑、气血、阴阳虚损或失调而引起的以发热为主要表现的病证。临床上多表现为低热，有时可见高热，或患者自觉发热而体温不高。本证一般起病较缓，病程较长。西医学的功能性低热、结缔组织疾病、慢性感染性疾病等所引起的发热，可参考本病辨证论治。

一、病因病机

（一）阴精亏虚

素体阴虚，或失血伤阴，或温热病经久不愈，或因久泻伤阴，或因用温燥药过多，导致阴液亏损，阴不济阳，阳气偏盛，引起阴虚内热。

（二）中气不足

过度劳累，损伤中气，脾失生化，或饮食失于调理，造成中焦脾胃气虚，致虚阳外越，或阴火上冲，或卫外不固，营卫失和，引起发热。

（三）肝郁化火

情志抑郁，肝气不能条达，气郁于内，郁而化火而致发热。

（四）瘀血内阻

气滞、外伤、出血等原因导致瘀血内结，停积于体内，气血不通，营卫壅遏，引致发热。

（五）内湿停滞

饮食不节，或嗜食肥甘厚味辛辣，或忧思气结等，使脾胃受损，健运失职，津液不运，积聚生湿，郁久而化热。

二、临床诊断

（1）内伤发热起病缓慢，病程较长，多为低热，或自觉发热，而体温并不升高，表现为高热者较少。

（2）临床表现不恶寒，或虽有怯冷，但得衣被则温或兼见头晕、神疲、自汗、盗汗、脉弱等症。

（3）一般有气血、阴阳亏虚或气郁、血瘀、湿阻的病史，或有反复发热史。

具备以上3点即可诊断为内伤发热。结合辅助检查可以明确诊断。

因内伤发热可涉及许多疾病，做必要的实验室检查，可进一步协助诊断。血、尿、粪常规检查，血沉测定，心电图以及胸部X线应作为慢性发热时必须进行的检查。怀疑结缔组织疾病时，做链球菌溶血素"O"效价测定、血中狼疮细胞检查以及有关血清免疫学检查。怀疑肝脏疾病时，做肝功能检查。怀疑甲状腺疾病时，做甲状腺功能及基础代谢检查。有不明原因的严重贫血时，须做骨髓穿刺检查。

三、鉴别诊断

内伤发热与外感发热的鉴别见表5-38。

表5-38 内伤发热与外感发热的鉴别要点

鉴别项目	内伤发热	外感发热
病因	久病体虚、饮食劳倦、情志失调、外伤出血	感受外邪
起病	缓慢	较急
发热特点	低热或自觉发热，不恶寒，或虽有怯冷，但得衣被则温	热度大多较高，伴有恶寒，其恶寒得衣被而不减
伴见症状	头晕、神疲、自汗、盗汗、脉弱等	头身疼痛、鼻塞流涕、咳嗽、脉浮
病机关键	脏腑功能失调，阴阳失衡所导致	感受外邪、正邪相争

四、辨证论治

（一）治则治法

以补虚泻实，调理阴阳为原则。属实者，治宜解郁、活血、除湿为主，适当配伍清热；属虚者，应益气、养血、滋阴、温阳，除阴虚发热可适当配伍清退虚热的药物外，其余应均以补为主；虚实夹杂者，宜兼顾之。

（二）分证论治

内伤发热的辨证论治应分辨虚实，实证应明辨气郁、痰湿、瘀血，辨证要点见表5-39；虚证应分清气、血、阴、阳亏虚，辨证要点见表5-40；内伤发热分证论治见表5-41。

表5-39 实证气郁、痰湿、血瘀发热的辨证要点

辨证项目	气郁	痰湿	血瘀
证机概要	气郁日久，化火生热	痰湿内蕴，壅遏化热	血行瘀滞，瘀热内生
发热特点	发热多为低热，热势常随情绪波动而起伏	低热，午后热甚，心内烦热	午后或夜晚发热，或自觉身体某些部位发热

续表

辨证项目	气郁	痰湿	血瘀
兼见症状	精神抑郁，胁肋胀满，烦躁易怒，口干而苦，纳食减少	胸闷脘痞，不思饮食，渴不欲饮，呕恶，大便稀薄或黏滞不爽	口燥咽干不欲饮，肢体或躯干有固定痛处或肿块，面色萎黄或晦暗
舌脉	舌红，苔黄，脉弦数	舌苔白腻或黄腻，脉濡数	舌质青紫或有瘀点、瘀斑，脉弦或涩

（三）临证备要

临床对内伤发热的辨治应注意：不可一见发热即使用发散解表及苦寒泻火之剂，苦寒药不宜多用，否则不仅伤脾败胃，还可化燥伤阴，同时慢病尤要重视胃气为本，药量也宜轻，宁可再剂，勿用重剂，用之欲速不达，反伤中气。

表5-40　虚证气虚、血虚、阴虚、阳虚发热的辨证要点

辨证项目	气虚	血虚	阴虚	阳虚
证机概要	中气不足，阴火上乘	血虚失养，阴不配阳	阴虚阳盛，虚火内炽	肾阳亏虚，火不归元
发热特点	热势或低或高，常在劳累后发作或加剧	多为低热	午后潮热，或夜间手足心发热	发热而欲近衣，形寒怯冷，四肢不温
兼见症状	倦怠乏力，气短懒言，自汗，易于感冒，食少便溏	头晕，身倦乏力，心悸，面白少华，唇甲色淡	烦躁，少寐多梦，盗汗，口干咽燥	少气懒言，头晕嗜卧，腰膝酸软，纳少便溏
舌脉	舌质淡，苔白薄，脉细弱	舌质淡，脉细弱	舌质红，或有裂纹，苔少甚至无苔，脉细数	舌淡胖，或有齿痕，苔白润，脉沉细无力

表5-41　内伤发热分证论治简表

证候	治法	推荐方	常用加减
气郁发热	疏肝理气，解郁泻热	丹栀逍遥散	气郁较甚，加郁金、香附、青皮；热象较甚，去白术，加龙胆草、黄芩；月经不调，可加泽兰、益母草
血瘀发热	活血化瘀	血府逐瘀汤	发热较甚者，加秦艽、白薇、牡丹皮；肢体肿痛者，加丹参、郁金、延胡索
痰湿郁热	燥湿化痰，清热和中	黄连温胆汤	呕恶加竹茹、藿香、白蔻仁；胸闷、苔腻加郁金、佩兰；湿热阻滞少阳，加青蒿、黄芩
气虚发热	益气健脾，甘温除热	补中益气汤	自汗较多者，加牡蛎、浮小麦、糯稻根；时冷时热，汗出恶风者，加桂枝、芍药；脾虚夹湿，加苍术、厚朴、藿香
血虚发热	益气养血	归脾汤	血虚较甚者，加熟地黄、枸杞子、制首乌；发热较甚者，加银柴胡、白薇；由慢性失血所致的血虚，若仍有少许出血者，可酌加三七粉、仙鹤草、茜草、棕榈炭；脾虚失健，纳差腹胀者，去黄芪、龙眼肉，加陈皮、神曲、谷麦芽
阴虚发热	滋阴清热	清骨散	盗汗较甚者，去青蒿，加牡蛎、浮小麦、糯稻根；阴虚较甚者，加玄参、生地黄、制首乌；失眠者，加酸枣仁、柏子仁、夜交藤；气虚加太子参、麦冬、五味子
阳虚发热	温补阳气，引火归原	金匮肾气丸	短气甚者，加人参补益元气；阳虚较甚者加仙茅、仙灵脾；便溏腹泻者，加白术、炮干姜

久患内伤发热，有气分、血分之分，偏气分者，宜甘温除热，轻用补中益气汤，重用当归补血汤合甘麦大枣汤；有湿热者，宜用升阳益胃汤。湿热发热，常表现为午后身热，加之湿邪郁遏，津气难以上供，可出现口舌干燥，很容易误认为阴虚，如用柔润阴药，则二阴相合，遂有固结不解

之势，应注意分辨；再者湿邪阻滞气机，常有脘闷少气，体沉乏力，易误认为气虚发热，若以甘温益气之品必致气机更加郁滞，湿热越加不能宣化，也应注意详辨。血虚发热，养血同时必须加入益气药，才能使脏腑功能旺盛，血液生化无穷；汗为心之液，治疗血虚发热切忌用发汗药物，以免更伤津血。

急性大出血引发的发热，可致气随血脱、亡阴亡阳危证，可以用生脉注射液 20 mL 加入 50% 葡萄糖中静脉注射或用独参汤（红参或生晒参 10 ～ 30 g）浓煎顿服。青蒿用量根据热势高低决定，成人可用 30 ～ 60 g，后下或另煎，久煎有效成分会消失。

此外，内伤发热临床常以 2 ～ 3 个证候组合为最多见，如气阴两虚证、气血两虚证、阴阳两虚证。虚实夹杂情况亦多常见。如气郁阴虚证、气郁兼血瘀证、阴虚夹湿热证、阴虚夹血瘀证、气虚夹湿热证、气虚夹血瘀证等。对证候兼夹者应分清主次，予以兼顾施治。如气郁兼阴虚证可用丹栀逍遥散合清骨散加减治疗。

（四）其他疗法

1. 中成药治疗

（1）知柏地黄丸：滋阴降火。适用于阴虚发热。

（2）血府逐瘀胶囊：活血祛瘀，行气止痛。适用于瘀血发热或气滞血瘀发热。

（3）补中益气丸：补中益气。适用于气虚发热。

（4）龙胆泻肝胶囊：清肝胆、利湿热。适用于气郁发热、肝胆湿热所致发热。

（5）右归胶囊：温补肾阳。适用于阳虚发热。

2. 针灸治疗

（1）点刺放血法：以大椎穴为中心，上下左右各 0.2 ～ 0.3 寸处三棱针点刺，加拔火罐放血或曲泽、委中穴点刺放血。适用于瘀血发热。

（2）灸气海、关元、百会、神阙、足三里等穴。适用于治疗气虚发热。

（3）刺足厥阴肝经穴（期门、行间、三阴交等）。适用于治疗气郁发热。

五、典型案例

张某，男，42岁，因"肠中痰鸣辘辘4个月余"于2020年12月23日就诊。

临床表现：患者近来腹中肠鸣切切，腹满，便秘，唇口干燥。舌苔腻，微黄，脉沉弦。

中医诊断：痰饮。

辨证：饮留肠胃证。

治法：攻下逐饮。

方剂：己椒苈黄丸加减。

处方：防己，大黄，葶苈子，花椒，陈皮，茯苓，木香。

第六章 男 科 病

第一节 阳 痿

阳痿是指成年男子性交时，由于阴茎萎软不举，或举而不坚，或坚而不久，无法进行正常性生活的病证。西医学中各种心理性及器质性疾病造成的男子阴茎勃起功能障碍等属于本病范畴，可参照本病辨证论治。

《灵枢·邪气脏腑病形》称阳痿为"阴痿"。《素问·痿论》称为"宗筋弛纵"和"筋痿"，认为虚劳和邪热是导致阳痿的主要原因，且与肝关系密切。如《素问·五常政大论》曰："气大衰而不起不用。"《灵枢·经筋》曰："热则筋弛纵不收，阴痿不用。"《素问·痿论》曰："思想无穷，所愿不得，意淫于外，入房太甚，宗筋弛纵，发为筋痿。"

隋唐宋时期，医家多从劳伤、肾虚立论，治疗上多以温肾壮阳为主。如隋代巢元方《诸病源候论·虚劳阴痿候》认为："劳伤于肾，肾虚不能荣于阴器，故痿弱也。"唐代孙思邈《备急千金要方》和唐代王焘《外台秘要》等书中记载了蛇床子、肉苁蓉、巴戟天、菟丝子、续断等常用药物。宋代严用和《重订严氏济生方·虚损论治》曰："五劳七伤，真阳衰惫……事不举。"

明清时期，医家对阳痿的病因病机和辨治方法不断丰富。如明代周之干《慎斋遗书》中首次提出了"阳痿"病名，主张用逍遥散合白蒺藜丸治疗由肝气郁结所致的阳痿。明代王纶《明医杂著》曰："男子阳痿不起，古方多云命门火衰，精气虚冷，固有之矣。然亦有郁火甚而致痿者。""若因肝经湿热而患者，用龙胆泻肝汤以清肝火，导湿热。若因肝经燥热而患者，用六味丸以滋肾水，养肝血而自安。"提出郁火致痿，倡导从肝经湿热和燥热辨治。明代张从正《景岳全书·阳痿》指出："亦有湿热炽盛，以致宗筋弛纵。"清代沈金鳌《杂病源流犀烛·前阴后阴源流》提出了肝郁致阳痿说。清代陈士铎《辨证录》主张从心论治阳痿，创治莲心清火汤、起阴汤、宣志汤、启阳娱心丹、救阳汤等药方，善用莲子、远志、柏子仁、石菖蒲、酸枣仁、茯神等药。清代韩善徵《阳痿论》以虚实论阳痿，反对滥用燥烈温补。

一、病因病机

本病的病因主要有情志失调、劳逸失度、饮食不节、禀赋不足或劳欲过度等；基本病机为脏腑受损，精血不足，或邪气郁滞，宗筋失养而不用。

（一）情志失调

情志不遂，忧思郁怒，致肝失条达，疏泄不利，气机不畅，脉络不张，血液不充，宗筋弛纵，则病阳痿。或猝受惊恐，突遭不测，心肾不交，茎失所主，导致痿软不用。如忧思气结，伤及脾胃，水谷不化，精微不布，无以"散精于肝，淫气于筋"，致宗筋失养而阳痿。

（二）劳逸失度

劳心劳力，操劳太过，致劳伤心脾，伤精耗气，气血不足，宗筋失荣，故阳痿难举。或过度安逸，多食少劳，多坐少动，气血不运；或身体虚胖，痰湿壅盛，肢体柔弱，脏腑不强，阳事不旺。

（三）饮食不节

过食醇酒厚味，损伤脾胃，致脾胃虚弱，气血生化不足，不能输布精微以养宗筋，则宗筋不举而痿软。或脾胃运化失常，聚湿生热，湿热下注肝肾，经络阻滞，气血不荣宗筋，乃成阳痿。

（四）禀赋不足或劳欲过度

禀赋不足，或恣情纵欲，房事过度，或少年手淫，或早婚多育，或久病及肾，以致肾精亏损，命门火衰，宗筋失于温养则痿软不兴。或肾阴损伤太过，相火偏亢，火热内生，灼伤宗筋，也可导致阴茎痿软不用。

此外，久病劳伤，损及脾胃，气血化源不足，致宗筋失养而成阳痿。生活不洁，湿热内侵，蕴结肝经，下注宗筋，气机受阻，也可发为阳痿。

阳痿的基本病机是脏腑受损，精血不足，或邪气郁滞，宗筋失养而不用。病位在宗筋，与肝、肾、心、脾关系密切。病理性质有虚实之分，且多虚实相兼。病理因素为气滞、湿热、寒湿、痰浊、血瘀。宗筋作强有赖于肝、肾、脾精血之濡养，宗筋失养则阳事不举。阳事之举，必赖心火之先动，如心火失养，难行君主之令，阴茎软而不举。肝郁不舒，湿热下注属实，多责之于肝。命门火衰，心脾两虚，惊恐伤肾属虚，多与心、脾、肾有关。若久病不愈，常可因实致虚，如湿热下注，湿阻阳气，可致脾肾阳虚之证；湿热灼伤阴精，或肝郁化火伤及肝肾，而成肝肾阴虚之证。脏腑因功能失调，亦可因虚致实，如脾虚痰湿内生，或久病入络夹瘀，可致脾虚夹湿夹痰、肾虚夹痰夹瘀之证。久病阳痿，所欲不遂，多兼肝郁不舒，病情更加错综复杂。

本病之预后，视不同病机与病情轻重而异，大多预后良好。恣情纵欲或思虑过度而致命门火衰，气血亏损者，予适当治疗与调养，精血自能恢复。对肝郁、惊恐、湿热而致气机逆乱，经络阻遏者，当各种病理因素祛除，症情亦可向愈。但对先天不足，天癸缺失，或久病痰瘀闭阻经络者，则预后大多不良。

二、临床诊断

（1）成年男子性交时，阴茎痿而不举，或举而不坚，或坚而不久，无法进行正常性生活。

（2）常有性欲下降，神疲乏力，腰酸膝软，畏寒肢冷，夜寐不安，精神苦闷，胆怯多疑，或小便不畅，滴沥不尽等症。

（3）常有操劳过度、房事不节、手淫频繁，或有肥胖、消渴、惊悸、郁证等病史。

此外，阳痿的诊断须除外阴茎发育不全引起的性交不能。如过度劳累、情绪反常等因素造成的一过性阴茎勃起障碍，不属于阳痿范围。

阳痿在西医学上有心理性与器质性之别，通过检查尿常规、前列腺液、血脂、血糖、睾酮、促性腺激素、夜间阴茎勃起试验等可以鉴别，多普勒超声、阴茎动脉测压等检查可确定是否有阴茎血流障碍。

三、辨证论治

（一）肝气郁结证

临床表现：临房不举，睡中自举，或起而不坚，情志抑郁，胸胁胀痛，嗳气，胸闷不适，食少便溏；舌质淡，苔薄白，脉弦或弦细。

治法：疏肝解郁，行气起痿。

代表方：柴胡疏肝散加减。

若口干口苦，急躁易怒，目赤尿黄，加牡丹皮、山栀、龙胆草；如有血瘀者，加川芎、丹参、当归、鸡血藤，重者加蜈蚣；腰酸肢软者，加沙苑子、枸杞子、淫羊藿；伴纳呆便溏者，可加炒白术、山药、薏苡仁、木香；如失眠、心理压力较大者，可加酸枣仁、五味子、合欢皮、石菖蒲、郁金。

（二）湿热下注证

临床表现：阳痿不举，阴茎弛长，睾丸坠胀作痛，阴囊瘙痒或潮湿多汗，泛恶口苦，胁胀腹闷，肢体困倦，尿黄赤涩灼痛，大便不爽，口黏口苦；舌质红，苔腻黄，脉滑数。

治法：清利湿热。

代表方：龙胆泻肝汤加减。

如阴部湿痒者，可加地肤子、黄柏、苦参、蛇床子；小腹胀痛者，加延胡索、川楝子；精液带血者，加大蓟、小蓟、茜草、仙鹤草；如热势不甚，湿浊困遏，阳气不振者，可合厚朴、苍术、陈皮、砂仁。

（三）命门火衰证

临床表现：阳痿不举，性欲减退，或举而不坚，精薄清冷，神疲倦息，畏寒肢冷，面色㿠白，头晕耳鸣，腰膝酸软，夜尿清长，五更泄泻，阴器冷缩；舌淡胖，苔薄白，脉沉迟或细。

治法：温肾填精，壮阳起痿。

代表方：菟巴汤加减。

如火衰不甚，精血薄弱，可予左归丸或金匮肾气丸加减；如滑精频繁，精薄精冷，可加覆盆子、金樱子、益智仁补肾固精。

（四）心脾亏虚证

临床表现：阳痿不举，遇劳加重，心悸，失眠多梦，神疲乏力，面色萎黄，食少纳呆，腹胀便溏；舌淡边有齿痕，苔薄白，脉细弱。

治法：健脾养心，益气起痿。

代表方：归脾汤加减。

如肝气郁结者，可合柴胡疏肝散；脾肾阳虚者，加淫羊藿、补骨脂、九香虫、阳起石；形体肥胖者，加泽泻、荷叶、薏苡仁、苍术、陈皮。

（五）惊恐伤肾证

临床表现：临房不举，时有自举，兼见胆怯多疑，言迟声低，心悸惊惕，夜寐多梦；舌质淡，苔白，脉弦细。

治法：益肾宁神壮胆。

代表方：桂枝龙牡汤加减。

如惊惕不安甚者，加龙齿、磁石；失眠多梦者，加五味子、琥珀、合欢皮；心肾不交者，加黄连、肉桂；腰膝酸软者，加杜仲、肉苁蓉、海马、锁阳；脉络瘀阻者，加蜈蚣、露蜂房、丹参、川芎。

四、预防调护

加强性教育，培养正确的性意识，梳理良好的性道德。夫妻关系应融洽，互相理解。节制性欲，避免恣情纵欲、房事过频、手淫过度。清心寡欲，弃除杂念，怡情养心。起居有常，饮食有节，避免过食醇酒肥甘，湿热内生，壅塞经络，造成阳痿。切忌讳疾忌医，隐瞒病情，贻误治疗时机。

患病之后，应正确对待疾病，树立信心，使其消除顾虑、情志调畅、怡悦心情，防止精神紧张。调饮食，节房劳，适劳逸，勤锻炼，增强体质，可以选择在上午的时候，夫妻二人一起做慢跑、骑单车、游泳等有氧运动，一则可以增进二人感情，二则吸收大自然的阳气，不至于耗伤阳气。提高整体功能。在感到情绪不快、身体不适、过度疲劳、性能力下降时，应暂停性生活一段时间，使性中枢和性器官得以调节和休息，利于情志的调节和疾病的恢复。积极治疗易造成阳痿的原发病。避免长期服用某些可影响性功能的药物。

五、小结

阳痿是指成人阴茎痿软，或举而不坚，或坚而不久，不能进行正常性生活。其病因有禀赋不足、劳伤久病，或七情失调、过食肥甘、湿热内侵等。基本病理变化为肝、肾、心、脾受损，经络空虚或经络失畅，导致宗筋失养而成。临床辨证：应辨清病性之虚实，病位之脏腑，虚实之夹杂。实证当疏利，肝郁不疏者，宜疏肝解郁；湿热下注者，宜清利湿热。虚证应补益，命门火衰者，宜温补下元；心脾血虚者，宜补益心脾；惊恐伤肾者，宜益肾宁神。虚实夹杂可先治标后治本，亦可标本同治。总之，当辨明脏腑、虚实、寒热、阴阳，随证施治，切勿一见阳痿便是肾亏阳虚证，不可滥用补肾壮阳药。

六、名医经验

当代著名中医男科专家徐福松教授认为："阳痿者，衰弱不及之病也，亦有因实而病者，如肝郁不舒证、湿热下注证、血脉瘀滞证。临床不可概以虚证立论，须全面辨证。单就虚证而言，当今太平盛世，阴虚者十有八九。切莫见阳痿，便妄投龟龄集、阳春药、男宝、鹿茸等壮阳方药。临床每见越壮阳越阳疲者，犹禾苗缺水（阴虚）则痿软（阳痿），只宜添水（滋阴）不宜烈日曝晒（壮阳）一样。"这些经验，验之临床，确可效法。

七、古籍摘要

《素问·上古天真论》云："七八肝气衰，筋不能动。"

《灵枢·经筋》曰："足厥阴之筋，……阴器不用，伤于内，则不起；伤于寒，则阴缩入；伤于热，则纵挺不收。"

《景岳全书·阳痿》曰："凡肝肾湿热，以致宗筋弛纵者，亦为阳痿，治宜清火以坚肾，然必有火证火脉，内外相符者，方是其证。宜滋阴八味丸，或丹溪大补阴丸、虎潜丸之类主之。火之甚者，如滋肾丸、大补丸之类俱可用。""命门火衰，精气虚寒而阳痿者，宜右归丸、赞育丸、石刻安肾丸之类主之，若火不甚衰，而只因血气薄弱者，宜左归丸、斑龙丸、全鹿丸之类主之。"

《临证指南医案·阳痿》云："男子以八为数，年逾六旬，而阳事痿者，理所当然也。若过此犹能生育者，此先天禀厚，所谓阳常有余也。若夫少壮及中年患此，则有色欲伤及肾肝而致者。先生立法，非峻补真元不可。盖因阳气既伤，真阴必损。若纯乎刚热燥涩之补，必有偏胜之害，每兼血肉温润之品缓调之。亦有因恐惧而得者，盖恐则伤肾，恐则气下，治宜固肾，稍佐升阳。有因思虑烦劳而成者，则心、脾、肾兼治。有郁损生阳者，必从胆治。盖经云：凡十一脏皆取决于胆。又云：少阳为枢。若得胆气展舒，何郁之有？更有湿热为患者，宗筋必弛纵而不坚举，治用苦味坚阴，淡渗去湿，湿去热清，而病退矣。又有阳明虚则宗筋纵，盖胃为水谷之海，纳食不旺，精气必虚，况男子外肾，其名为势，若谷气不充，欲求其势之雄壮坚举，不亦难乎？治惟有通补阳明而已。"

《傅青主男科·肾病门》说："阳痿不举，此症乃平日过于琢削，日泄其肾中之水，而肾中之火亦因而消亡，盖水去而火亦去，必然之理，有如一家人口，厨下无水，何以为炊？必有水而后取柴炭以煮饭，不则空铛也。"

八、典型案例

（1）胡某，男，34岁，因"阳痿1年余"于2020年3月18日就诊。

临床表现：1年前出现阳痿，腰膝酸软，乏力，舌暗苔白腻，尺脉弱。

中医诊断：阳痿。

辨证：命门火衰证。

治法：补肾壮阳。

方剂：三仙汤加减。

处方：降香，丹参，路路通，白豆蔻，生地黄，泽泻，枸杞子，当归，白芍，蜈蚣，仙茅，仙鹤草，淫羊藿，巴戟天。

二诊：于 2020 年 4 月 15 日复诊。处方：知母，黄柏，熟地黄，山茱萸，山药，茯苓，泽泻，牡丹皮，生牡蛎，地骨皮，五味子，路路通，王不留行，当归，淫羊藿。

三诊：于 2020 年 4 月 22 日复诊。处方：仙茅，淫羊藿，仙鹤草，花蕊石，巴戟天，阳起石，熟地黄，枸杞子，白芍，路路通，王不留行，北沙参，柴胡，褚实子，五味子，山药，肉桂，石菖蒲，钟乳石，生晒参。

四诊：于 2020 年 4 月 29 日复诊，症状改善。以上方加生牡蛎。

（2）张某，男，51 岁，因"阳痿 3 月余"于 2020 年 5 月 8 日就诊。

临床表现：3 个月前出现阳痿早泄，腰膝酸软，五心烦热，脾气烦躁，会阴潮湿，舌红胖，苔少，脉细数。

中医诊断：阳痿早泄。

辨证：肾精不足证。

治法：补益肾精。

方剂：沙参地黄汤加减。

处方：北沙参，南沙参，熟地黄，生地黄，黄芪，黄精，白芍，当归，路路通，王不留行，枸杞子，龟甲，水蛭，仙茅，仙鹤草，淫羊藿，菟丝子，石菖蒲，狗脊。

二诊：于 2020 年 6 月 10 日复诊。以上方去熟地黄、南沙参、黄芪、黄精、白芍、路路通、王不留行、龟甲、水蛭、仙茅、仙鹤草、淫羊藿、石菖蒲、狗脊，加麦冬、川楝子、生牡蛎、柴胡、玫瑰花、茯苓、蜈蚣、覆盆子、五味子、女贞子、鹿角胶。

（3）刘某，男，42 岁，因"阳痿半年余"于 2020 年 5 月 13 日就诊。

临床表现：半年前出现阳痿，尿频数，会阴潮湿，口苦，口干，舌紫绛，苔少。

中医诊断：阳痿。

辨证：阴虚内热证。

治法：滋阴清热，补肾涩精。

方剂：沙参地黄汤。

处方：知母，黄柏，熟地黄，生地黄，黄芪，黄精，北沙参，南沙参，路路通，王不留行，水蛭，泽泻，生龙骨，生牡蛎，杜仲，枸杞子，白芍，当归，生晒参，芡实。

二诊：于2020年5月20日复诊，症状稍改善。上方去熟地黄、南沙参、路路通、王不留行、白芍、当归、芡实，加肉桂、石膏、玉竹、仙茅、仙鹤草、淫羊藿。

三诊：于2020年6月3日复诊，阳痿改善，口苦口干、会阴潮湿、尿频等症状消失，舌红，苔少。以上方去知母、石膏，加五味子、金樱子。

四诊：于2020年7月8日复诊。以上方去水蛭、玉竹，加路路通、地骨皮。

（4）刘某，男，52岁，因"阳痿2月余"于2020年6月10日就诊。

临床表现：2个月前出现阳痿，性功能差，腰膝酸软，怕冷，舌红少苔。

中医诊断：阳痿。

辨证：阴虚火旺证。

治法：滋阴降火，濡养宗筋。

方剂：知柏地黄丸。

处方：知母，黄柏，熟地黄，山茱萸，山药，茯苓，泽泻，牡丹皮，大腹皮，黑顺片，川牛膝，五味子，枸杞子，桑椹，牡蛎，菟丝子。

第二节　早　　泄

早泄是指性交时射精过早，甚至未交即泄或乍交即泄，以致不能进行正常性交的一种病证。早泄是男子性功能障碍的一种常见症状，多与遗精、阳痿相伴出现。

一、病因病机

早泄多由情志内伤、湿热侵袭、纵欲过度、久病体虚所致。精关封藏失职为基本病机，责之于心、肝、肾。临床以虚多实少，或本虚标实证候表现为主者多见。对其虚证以补脾肾为主，或滋阴降火，或温肾益气，或补益心脾，佐以固涩，可选加刺猬皮、金樱子、五倍子、芡实、五味子、龙骨、牡蛎、沙苑子等固涩之品。实证以清热利湿为主，慎用补涩，忌苦寒太过，中病即止，以防伤正。阴阳两虚者，应阴阳双补。

二、临床诊断

（一）临床表现

男性的射精潜伏期受年龄、禁欲时间长短、身体状况、情绪心理等因素影响，射精潜伏期时间的长短也有个体差异。一般认为，健康男性在阴茎插入阴道 2～6 分钟发生射精，即为正常。当然，如果患者既往性生活时间比较长，可达到 20～30 分钟，但是发病以来只有 5～10 分钟，患者感到不尽兴，女方也感到不满意，就不能囿于 2～6 分钟发生射精即为正常的标准。

（二）诊断标准

早泄的诊断标准众说纷纭，常见的标准分为以下几种：①以时间为标准。从阴茎插入阴道至射精的时间，一般认为短于 2 分钟即为早泄，但严格地讲应短于 30 秒，才能算早泄。②以抽动次数为标准。阴茎插入阴道中抽动次数少于 10 次为早泄。③以性伴侣的反应为标准。认为在性活动中，如果有50%以上的性交机会中，不能使女方达到性高潮亦可称为早泄。④以控制射精反射的能力为标准。射精可以通过学习训练之后进行控制的。如果长期不能控制射精，就是早泄。

三、辨证论治

（一）肝经湿热证

临床表现：早泄，阴茎易举；伴口苦咽干，胸闷胁痛，阴囊湿痒，小便黄浊；舌红，苔黄腻，脉弦滑而数。

治法：清泄肝经湿热。

代表方：龙胆泻肝汤加减。

如湿热壅盛者，可加苦参、白花蛇舌草、黄柏；阴囊潮湿、瘙痒者，加土茯苓、地肤子、蛇床子。

（二）心脾两虚证

临床表现：早泄，心悸怔忡，健忘多梦，食少，腹胀便溏，神疲乏力；舌淡，脉细弱。

治法：补益心脾。

代表方：归脾汤加减。

如伴有肾虚者，加山萸肉、杜仲、菟丝子、金樱子、芡实；心阴不足者，合用生脉散。

（三）相火妄动证

临床表现：早泄，阳事易举，腰膝酸软，五心烦热，潮热盗汗；舌红少苔，脉细数。

治法：滋阴降火。

代表方：知柏地黄丸加减。

如遗精明显者，加金樱子、沙苑子、女贞子、旱莲草、龟甲；五心烦热明显者，加鳖甲、地骨皮；肾虚腰酸者，加续断、狗脊、杜仲。

（四）肾气不固证

临床表现：早泄遗精，性欲减退，腰膝酸软，小便清长夜尿多，面色晄白；舌淡苔白，脉沉弱。

治法：益肾固精。

代表方：金匮肾气丸加减。

如早泄而精子清冷，改用赞育丹；夜尿频多者，加益智仁、乌药。

四、典型案例

（1）师某，男，29岁，因"早泄2月余"于2020年4月22日就诊。

临床表现：2个月前出现阳痿早泄，五心烦热，手心脚心出汗，夜间梦多，舌红，有齿痕，苔白厚腻，脉细数。

中医诊断：早泄。

辨证：阴虚火旺证。

治法：滋阴降火，补益肝肾。

方剂：知柏地黄丸加减。

处方：知母，黄柏，熟地黄，山药，山茱萸，茯苓，泽泻，牡丹皮，芡实，金樱子，生龙骨，生牡蛎，五味子，地骨皮，柴胡，仙鹤草。

二诊：于2020年5月1日就诊，症状改善。以上方去黄柏、熟地黄、金樱子，加生晒参、黄芪、生地黄、麦冬、枸杞子。

（2）张某，男，33岁，因"早泄2月余"于2020年5月8日就诊。

临床表现：2个月前出现早泄，腰酸痛，五心烦热，会阴潮湿，瘙痒，食欲差，便溏，舌红绛，苔黄腻，脉细数。

中医诊断：早泄。

辨证：阴虚火旺证。

治法：滋阴降火，补益肝肾。

方剂：知柏地黄丸加减。

处方：知母，黄柏，熟地黄，山药，山茱萸，茯苓，泽泻，牡丹皮，佩兰，苍术，白术，白扁豆，莲子，薏苡仁，藿香，党参，荆芥炭。

二诊：于2020年5月15日复诊，症状稍改善，烦热依旧。以上方去佩兰、苍术、荆芥炭，加麦冬、枸杞子、黄精、北沙参、淡豆豉。

三诊：于2002年5月27日复诊，症状改善，大便正常。以上方去白术、白扁豆、薏苡仁、淡豆豉，加独活、杜仲、桑椹。

（3）蒋某，男，40岁，因"早泄1月余"于2020年5月15日就诊。

临床表现：1个月前出现早泄，腰膝酸软，会阴潮湿，小便灼热，气短乏力，出汗，动则汗出，舌紫暗，苔黄腻，脉滑数。

中医诊断：早泄。

辨证：下焦湿热证。

治法：清热利湿，滋阴补肾。

方剂：知柏地黄丸加减。

处方：知母，黄柏，熟地黄，山茱萸，山药，牡丹皮，泽泻，茯苓，黄芪，怀牛膝，桂枝，佩兰，糯稻根，五味子，白术，地骨皮，菟丝子，石菖蒲，北沙参，煅龙骨，煅牡蛎，钟乳石，肉桂。

二诊：于2020年5月27日复诊，症状好转，乏力改善，舌红绛，苔少，脉数。以上方去桂枝，佩兰。

（4）王某，男，27岁，因"早泄2月余"于2020年5月1日就诊。

临床表现：2个月前出现早泄，失眠，尿频，胆小怕事，舌淡胖，苔黄厚腻。

中医诊断：早泄。

辨证：肾精不足证。

治法：补益肾精。

方剂：沙参地黄汤加减。

处方：北沙参，南沙参，熟地黄，生地黄，黄芪，黄精，白芍，当归，路路通，王不留行，水蛭，桂枝，生龙骨，生牡蛎，柴胡，郁金，酸枣仁，木瓜。

（5）卢某，男，34岁，因"早泄3月余"于2020年4月15日就诊。

临床表现：3个月前出现早泄，舌暗，舌根有赘生物。

中医诊断：早泄。

辨证：肝肾亏虚证。

治法：滋补肝肾，补肾涩精。

方剂：菟巴汤加一贯煎。

处方：当归，黄芪，生地黄，白芍，生晒参，茯苓，白术，炙甘草，枸杞子，菟丝子，山茱萸，鹿角霜，桔梗，五味子，百合。

二诊：于2020年5月6日复诊。上方去菟丝子、山茱萸、百合，加桑白皮、女贞子、狗脊、葛根、莲子、芡实。

三诊：于2020年6月5日复诊。处方：人参，黄芪，当归，牛膝，肉苁蓉，泽泻，升麻，枳壳，菟丝子，白术，巴戟天，山药，桑椹，五味子，女贞子，牡蛎，玫瑰花。

四诊：上方去当归、牛膝、肉苁蓉、泽泻、升麻、枳壳、山药、桑椹、五味子、女贞子、玫瑰花，加茯苓、甘草、白芍、补骨脂、黄精、石菖蒲、生地黄。

（6）詹某，男，47岁，因"早泄1月余"于2020年6月10日就诊。

临床表现：1个月前出现早泄，会阴潮湿，五心烦热，腰膝酸软，舌红，苔少。

中医诊断：早泄。

辨证：阴虚火旺证。

治法：滋阴降火，补肾涩精。

方剂：知柏地黄丸加三仙汤。

处方：知母，黄柏，熟地黄，山茱萸，山药，茯苓，泽泻，牡丹皮，仙茅，仙鹤草，淫羊藿，生牡蛎。

（7）董某，男，44岁，因"早泄20年余"于2020年4月15日就诊。

临床表现：自年轻时期就有早泄，一直未愈，现腰膝酸软，乏力，舌淡红，苔薄白，脉细。

中医诊断：早泄。

辨证：肾气不固证。

治法：补肾固精。

处方：怀牛膝，生龙骨，生牡蛎，龟甲，白芍，玄参，天门冬，川楝子，生麦芽，茵陈，甘草，金樱子，泽泻。

二诊：于2020年4月24日复诊，症状稍改善。以上方去怀牛膝、生龙骨、玄参、川楝子、生麦芽、茵陈，加白术、车前草、石菖蒲、淫羊藿、萆薢、制巴戟天、五味子、杜仲、菟丝子、柴胡。

三诊：于2020年5月13日复诊，症状改善。维持上方。

四诊：于2020年5月22日复诊，症状改善。以上方加黄精、西洋参。

第三节 遗 精

遗精是指以不因性活动而精液自行频繁泄出为主要特点的病证，常伴有头昏、精神萎靡、腰腿酸软、失眠等。其中，因梦而遗精的称为梦遗；无梦而遗精，甚至清醒时无性刺激情况之下精液流出的称为滑精。西医学中的神经衰弱、神经官能症、前列腺炎、精囊炎等疾病如以遗精为主症者，属于本病范畴，可参照本病辨证论治。

《黄帝内经》首次记载了本病，称遗精为"精时自下"。如《灵枢·木神》曰："恐惧而不解则伤精，精伤则骨酸痿厥，精时自下。"指出遗精与情志内伤有密切关系。

东汉张仲景《金匮要略·血痹虚劳病脉证并治》称为"失精"，如"夫失精家，少腹弦急，阴头寒，目眩，发落""梦失精，四肢酸痛，手足烦热，咽干口燥"，并创桂枝加龙骨牡蛎汤治疗由阴阳失调所致的遗精。

隋唐时期，多数医家认为遗精多由肾虚而致。如隋代巢元方《诸病源候论·虚劳溢精、见闻精出候》云："肾气虚弱，故精溢也。见闻感触，则动肾气。肾藏精，今虚弱不能制于精，故因见闻而精溢出也。"唐代孙思邈《备急千金要方·肾藏》对"失精羸瘦""梦泄精""虚劳失精"等分列了方药与灸法。

宋代以后，遗精从虚劳肾虚门类分离作为独立的病证，各家对遗精认识日臻全面，进一步完善了遗精的病机证治理论。如宋代许叔微《普济本事方·膀胱疝气小肠精漏》首次提出遗精和梦遗，认为梦遗归属下元虚惫，提出经络壅滞、欲动心邪，分立补肾、清心、利湿诸治法。宋代严用和《济生方·白浊赤浊遗精论治》强调由"心肾不交"所致遗精，认为"心火炎上"。元代朱丹溪《丹溪心法·遗精》提出"精之固约在肾，而精之排出由肝所司"，将遗精分为梦遗与滑精，倡导"相火"致遗精论。明代方隅《医林绳墨·梦遗精滑》谓："梦遗精滑，湿热之乘。"明代王肯堂《证治准绳·遗精》说："盖梦与鬼交为梦遗，不因梦感而自遗者为精滑，然总之为遗精也。""独肾泄者，治其肾；由他脏而致肾之泄者，则两治之；在他脏自泄者，治其本脏。必察四属，以求其治。"清代程国彭《医学心悟·遗精》曰："大抵有梦者，由于相火之强；不梦者，由于心肾之虚。"清代叶天士《临证指南医案·遗精》认为："精之藏制虽在肾，而精之主宰则在心。"

一、病因病机

本病由劳心太过、欲念不遂、恣情纵欲、饮食不节等所致。基本病机为肾气不固，或热扰精室，而致肾失封藏，精关不固。

（一）劳心太过

烦劳伤神，心阴耗损，心阳独亢，肾水亏虚，心肾不交，虚火妄动，扰动精室而遗精。《折肱漫录·遗精》云："梦遗之……大伴起于心肾不交。"或思虑太甚，损伤心脾，导致脾气下陷，心神失养，气不摄精，产生遗精。

（二）欲念不遂

少年气盛，情动于中，意淫于外，或心有恋慕，所欲不遂，或壮夫久旷，思慕色欲，阴精暗耗，皆令心动神摇，君相火旺，扰动精室而遗精。《金匮翼·梦遗滑精》云："动于心者，神摇于上，则精遗于下也。"

（三）恣情纵欲

房事不节，或少年无知，频犯手淫，或醉而入房，纵欲无度，日久肾精虚亏，水不制火，相火扰动精室，肾不固精乃成遗精。如《证治要诀·遗精》言："有色欲太过，而滑泄不禁者。"

（四）饮食不节

嗜食醇酒厚味，损伤脾胃，湿浊内生，蕴而生热，湿热循经下注，或郁于肝胆，迫精下泄，均可致遗精。《张氏医通·遗精》谓："脾胃湿热之人，及饮酒厚味太过，与酒客辈，痰火为映，多致不梦而遗泄。"

遗精的基本病机总属肾气不固，或热扰精室，而致肾失封藏，精关不固。病位在肾，与心、肝、脾三脏密切相关。肾为封藏之本，受五脏六腑之精而藏之。在正常情况下，肾精不会外泄，如肾脏自病，或其他因素影响肾之封藏功能，则精关不固，精液外泄，发生遗精。精之藏制虽在肾，但精之主宰则在心，心为君主之官，主神明，性欲之萌动，精液之蓄泄，无不听命于心，神安才可精固。若劳心太过，心有欲念，以致君火摇于上，心失主宰，则精自遗。肝肾内寄相火，相火因肾精的涵育而守位听命，其系上属于心。若君火妄动，相火随而应之，势必影响肾之封藏。故君相火旺，或心、肝、肾阴虚火旺，皆可扰动精室而成遗泄。脾主运化，为气血生化之源，水谷入胃，脾气散精，下归于肾，则为肾中所藏精髓。若久嗜醇酒厚味，脾胃湿热内生，下扰精室，则迫精外泄；亦或劳倦思虑，脾气下陷，气不摄精而成遗精。

病理性质有虚实之别，且多虚实夹杂；病理因素不外乎湿与火。因君相火旺、湿热下注，扰动精室而遗者多属实；肾脏亏损，封藏失职而泄者多属虚。初起多因于火旺、湿热，以实证为主；久病则相火、湿热灼伤肾阴，而致肾阴亏虚，甚或阴损及阳而成阴阳两虚、肾阳衰惫等证。此外，在病理演变过程中，常出现阴虚火旺、阴虚湿热，或在肾虚的同时兼夹痰湿或病瘀，皆为虚实夹杂证。

遗精初起大多轻浅，若调理得当，多可痊愈。若讳疾忌医，久病不治，或调治不当，久肾精耗伤，阴阳俱虚，或命门火衰，下元衰惫，则会转变成早泄、阳痿、不育或虚劳等病。

二、临床诊断

（1）男子梦中遗精，每周超过 2 次；或清醒时，不因性生活而排泄精液者。

（2）常伴有情绪不稳、精神不振、体倦乏力、腰腿酸软、头晕心悸、失眠多梦、记忆力减湿等症。

（3）常有恣情纵欲、情志内伤、久嗜醇酒厚味等病史。

体格检查有无包茎、包皮过长、包皮垢刺激，并进行直肠指诊、前列腺液常规检查、前列腺检查和精囊 B 超检查等有助于本病诊断。

三、辨证论治

（一）君相火旺证

临床表现：遗精梦泄，性欲亢进，易举易泄，心烦寐差，潮热颧红，腰酸耳鸣，口干多火，溲黄便结；舌红，苔少或薄黄，脉细数。

治法：清心泄肝。

代表方：知柏地黄丸加减。

如肝火偏旺者，加龙胆草；小溲短赤灼热者，加淡竹叶、灯心草；若遗精频作，潮热颧红，可用大补阴丸。

（二）湿热下注证

临床表现：遗精频作，小溲黄赤，热涩不畅，口苦而黏；舌质红，苔黄腻，脉濡数或滑数。

治法：清热利湿。

代表方：程氏萆薢分清饮。

如口苦口黏者，加茵陈、佩兰、草果；小溲短赤灼热者，加淡竹叶、灯心草。

（三）劳伤心脾证

临床表现：遗精时作，劳则加重，失眠健忘；伴心悸气短，四肢倦怠，纳少腹胀，面色萎黄，大便溏薄；舌质淡胖边有齿印，舌苔薄白，脉细弱。

治法：调补心脾，益气摄精。

代表方：归脾汤加减。

如遗精频繁者，加鸡内金、莲子、山药、芡实；中气下陷者，可加升麻、柴胡、糯米根须。

（四）肾气不固证

临床表现：遗精频作，多为无梦而遗，甚而滑精不禁；伴见头昏，腰膝酸软，形寒肢冷，面色㿠白，阳痿早泄，精液清冷，夜尿清长；舌质淡胖而嫩，苔白滑，脉沉细。

治法：补肾益精，固涩止遗。

代表方：金锁固精丸加减。

如滑泄久遗，阳痿早泄，阴部有冷感，以肾阳虚为主者，可加枸杞子、菟丝子、杜仲、鹿角胶、肉桂、锁阳、附子，或合右归丸；若头晕耳鸣，五心烦热，形瘦盗汗，以肾阴虚为主者，加熟地黄、黄柏、金樱子、龟甲、阿胶，或合左归丸。

四、预防调护

注意精神调养，排除杂念，不接触不健康影像信息，不贪恋女色。避免过度脑力劳动，做到劳逸结合，饮食有节，起居有常，不可以酒为浆，少食醇酒厚味及辛辣刺激性食品。切勿恣情纵欲，手淫过度，保持外生殖器清洁。

注意消除恐惧心理，生活起居有度，节制性欲，戒除手淫。夜晚进食不宜过饱，睡前用温水洗脚，被褥不宜过厚、过暖，衬裤不宜过紧，养成侧卧习惯。发生遗精时，不可强忍或挤压阴茎；遗精后不可立即冷水洗浴以免寒邪内侵；包茎、包皮过长或外生殖器有炎症时及早就医。

五、小结

遗精是不因性生活而精液遗泄的病证。多由劳心太过、欲念不遂、饮食不节、恣情纵欲等引起，基本病机为肾失封藏，精关不断，病变脏腑责之于心、肾、肝、脾。临床辨证应分虚实，常用治法是"上则清心安神；中则调其脾胃，升举阳气；下则益肾固精"。始病时以君相火旺、心肾不交为多，病机虚实参见，以清心泻相火和清下焦湿热为主。遗精日久，精滑不固者，须治以补肾固涩；劳伤心脾者，则以补益心肾、益气固摄为法。总之，谨守病机，不可一见遗精即予补涩。

六、名医经验

近现代以来，许多名医认识到《丹溪心法·梦遗》将遗精分为梦遗与滑精，强调重视湿热、相火所致遗精的观点较为局限。遗精日久可引起神经衰弱、性神经官能症、抑郁症、强迫症，甚至精神分裂症，属因遗致病；如前列腺炎、精囊炎、阴茎头包皮炎等致遗精者，属因病致遗，应区别对待。普遍认为，中医辨治遗精的重点在于调整性中枢的生理功能，在对患者心神、情志调养的基础上，强调审因论治。如名老中医徐福松认为遗精的"辨证要点在于分清新久虚实、病之因果，临证分五型论治"，王琦教授分因论治、徐经印从心辨治五法，黄晨昕从肺论治遗精，周仲瑛教授引火归原法治疗遗精。文献尚有马俊从痰瘀论治遗精、刘革命疏肝益肾治疗遗精、周哲采用通因通用治疗遗精等。此外，尚有针灸疗法、局部外用药物和导引体位等方法。这些都大大丰富了遗精的辨证思路与方法，皆可效法。仅从治法而言，遗精最常用的治疗用药思路有补肾益气、涩精止遗，滋阴降火、交通心肾，调补心脾、益气固精，清热利湿、化痰止遗4个方面，可供临床选择。

七、古籍摘要

《格致余论·阳有余阴不足论》谓："主闭藏者，肾也；司疏泄者，肝也。二脏皆有相火，而其系上属于心。心君火也，为物所感则易动，心动则相火亦动，动则精自走，相火翕然而起，虽不交合，亦暗流而疏泄矣。"

《类证治裁·遗泄诊治》云："凡脏腑之精，悉输于肾，而恒扰于火，火动则肾之封藏不固。心为君火，肝肾为相火，君火一动，相火随之，而梦泄焉。"

《折肱漫录·遗精》说："梦遗之……半起于心肾不交。凡人用心太过，则火亢而上，火亢则水不升，而心肾不交矣。"

《景岳全书·遗精》曰："治遗精之法，凡心火盛者，当清心降火；相火盛者，当壮水滋阴；气陷者，当升举；滑泄者，当固涩；湿热相乘者，当分利；虚寒冷利者，当温补；下元元阳不足、精气两虚者，当专培根本。"

《医家四要·七种遗精分虚分实》说："遗精有七，有用心过度，心不摄肾而遗者，有思欲不遂而遗者，有贪色过度而精滑者，有肾虚不固而常渗者，此皆无梦而遗，为虚证也……又有因相火动而梦遗者，为虚中之实也……又有壮年久旷而精溢出者……又有饮酒厚味，痰火湿热扰动而精出者……此二者，皆实证也。以上共为七证，当分虚实而治，庶几不成。"

《傅青主男科·虚劳门》曰："此症人以为肾虚也，不独肾病也，心病也。宜心肾兼治。"

八、典型案例

（1）孙某，男，23岁，因"遗精2月余"于2020年5月6日就诊。

临床表现：2个月前出现遗精，腰膝酸软，会阴潮湿，舌红胖，苔少，脉细数。

中医诊断：遗精。

辨证：阴虚火旺证。

治法：滋阴降火，补益肝肾。

方剂：知柏地黄丸加减。

处方：知母，黄柏，熟地黄，山药，山茱萸，茯苓，泽泻，牡丹皮，生龙骨，生牡蛎，五味子，芡实，地骨皮，糯稻根，锁阳。

二诊：于 2020 年 5 月 30 日就诊。以上方加肉桂、蒺藜、石菖蒲。

（2）李某，男，52 岁，因"遗精 3 月余"于 2020 年 4 月 15 日就诊。

临床表现：3 个月前出现遗精，腰膝酸软，怕冷，颈肩冷痛，乏力，舌红，苔薄白，脉沉细。

中医诊断：遗精。

辨证：肾阳亏虚证。

治法：温补肾阳，填精止遗。

方剂：右归丸加减。

处方：生地黄，肉桂，山药，山茱萸，鹿角胶，枸杞子，当归，杜仲，补骨脂，葛根，佩兰。

二诊：于 2020 年 5 月 6 日复诊，症状稍好转。以上方加附子、干姜、炙黄芪、桔梗、女贞子、芡实、莲子、菟丝子。

（3）马某，男，31 岁，因"梦遗 1 月余"于 2020 年 6 月 5 日就诊。

临床表现：1 年前出现梦遗，治疗后好转。1 个月前复发，阳痿早泄，性功能差，舌淡红，苔白。

中医诊断：梦遗。

辨证：阴虚火旺证。

治法：滋阴降火，补肾涩精。

方剂：沙参地黄汤加交泰丸。

处方：北沙参，南沙参，熟地黄，生地黄，麦冬，天门冬，黄芪，黄精，黄连，肉桂，菟丝子，枸杞子，生牡蛎，五味子，王不留行，路路通，巴戟天，浮小麦，炙甘草。

二诊：于 2020 年 6 月 24 日就诊。上方加石膏、泽泻。

第四节 男性不育症

育龄夫妇婚后同居，未采用任何避孕措施，3年未受孕者称为不育症。男性不育症是指由精子的产生、运输或射精能力缺陷等所引起的不能生育。

精子异常所致的不育症是男性不育的主要原因。临床所见有无精子、精子稀少、精液不液化、精子畸形或死精过多等。在中医古籍中多称为无子、全不产、断续久不产等，中医学对这方面有较好疗效。

一、病因病机

中医学认为：肾藏精，主生长发育与生殖，为先天之本。脾为后天之本，主运化水谷精微和水湿、统血。先天之精（肾）靠后天之精微（脾）不断补充，才能饱满充盈。若先天禀赋不足，后天供养不够，则会精亏血少，不能生精。肝藏血主筋，若肝血虚弱或肝郁化火灼伤精液亦会影响不育。所以不育症以肾虚为主，涉及肝脾，而血瘀、湿热、痰浊又是疾病之标。

（一）肾虚

肾藏精主骨生髓，内有命门，若肾阳亏虚，命门火衰，或房事不节，或手淫无度，或久居湿冷，损伤肾阳，则会形寒肢冷，腰背酸痛，精液不足，精冷等；若先天禀赋不足，后天损精耗液，或五志化火灼损阴精导致肾阴亏损、阴虚火旺，则见五心烦热、精少、精液不化等。

（二）脾虚

脾为后天之本，气血生化之源，如果脾胃虚弱，运化失健，就会营养来源不足，后天无法供养先天，则可见精少、精液清稀，甚则无精。

（三）肝气郁结

肝藏血主疏泄喜条达，若七情内伤，五志化火则会灼伤胃阴，损精耗液而出现精少、精不液化等。

（四）气滞血瘀

气为血帅，血为气母，气行则血畅，若气机不利，推动乏力则会气滞血瘀，阻塞精管而见不育。

（五）湿浊内阻

肾主水，脾主运化，如果肾阳不足，气化无权则可见水湿内停，聚湿成痰成浊；若脾失健运，亦会水湿停聚成浊成痰，影响精囊精管而成不育。

二、临床诊断

（一）详细询问病史

了解患者的职业、既往史、个人生活史、婚姻史、性生活情况，过去精液检查结果及配偶健康状况等。有无与放射线、有毒物品接触史及高温作业史，有无腮腺炎并发睾丸炎病史，有无其他慢性病及长期服药情况，是否经常食用棉籽油，有无酗酒、嗜烟习惯等。

（二）体格检查

检查的重点是全身情况和外生殖器。如体型，发育营养状况，胡须、腋毛、阴毛分布，乳房发育等情况；阴茎的发育，睾丸位置及大小、质地、有无肿物或压痛，附睾、输精管有无结节、压痛或阙如，精索静脉有无曲张等。

（三）实验室检查

检查内容主要包括精液常规分析、精液生化测定、精子穿透宫颈黏液试验、精子凝集试验、睾丸活组织检查、输精管道的 X 线检查、生殖内分泌测定、遗传学检查等。精液常规分析（WHO 规定标准）：2 mL ≤精液量＜ 7 mL，液化时间＜ 60 分钟，黏液丝长度＜ 2 cm，pH 7.2～7.8，

精子密度 ≥ 20×10^6/mL，精子总计数 ≥ 40×10^6，成活率 ≥ 70%，A级精子（快速直线前进）≥ 25%，或A级精子＋B级精子（缓慢直线前进）＞ 50%，正常形态精子 ≥ 30%，白细胞计数 ＜ 1×10^6/mL。

（四）进一步检查方法

输精管造影、间质细胞功能检查、曲细精管功能测定、人精子穿透去透明带田鼠卵试验、免疫学试验、多普勒超声诊断血管病变、阴囊温度测量计诊断精索静脉曲张、CT和MRI诊断生殖器官结构的异常。

三、辨证论治

（一）肾阳虚衰证

临床表现：精冷、精少、无精，形寒肢冷，腰背酸软，性欲低下，小便清长，舌质淡苔薄，脉沉迟。

治法：温补肾阳。

代表方：右归饮。

腰腿疼痛麻木加鸡血藤、桑寄生、苍术以补血祛湿止痛。

（二）肾阴亏虚证

临床表现：精少，精弱，头晕耳鸣，五心烦热，失眠健忘，腰膝酸痛，舌质红苔少，脉细数。

治法：滋肾填精，养阴清热。

代表方：六味地黄丸合二至丸。

足跟疼痛加桑椹以补血滋阴止痛；便秘者加胡麻仁、生首乌以补血润肠通便；头晕甚者加龟甲以滋阴潜阳止晕。

（三）脾虚肝郁证

临床表现：射精无力，精液清稀，性欲冷淡，面色苍白，胸闷气短，食少便溏，舌淡苔白，脉细弦。

治法：补脾疏肝，益精强肾。

代表方：异功散合逍遥散加五子衍宗丸化裁。

肝区疼痛加素馨花或加香附子以疏肝解郁，行气止痛；纳呆加神曲以助消化；嗳气加砂仁以行气健胃，降逆止呕。

（四）气滞血瘀证

临床表现：睾丸刺痛，精液浑浊，血精或死精，龟头青紫，舌质瘀暗或瘀斑，脉弦涩。

治法：活血化瘀，行气止痛。

代表方：桃红四物汤加味。

血精甚加小蓟、石韦以清热止血；精液浑浊加益母草、车前草以清热利尿；睾丸胀痛加郁金、青皮以行气止痛。

（五）湿浊蕴阻证

临床表现：胸闷泛恶，少腹痞胀，腰痛沉重，会阴湿冷，尿黄便腻，精液不化，或多死精，舌红苔腻，脉滑数或濡。

治法：芳香化湿，宣浊通窍。

代表方：三仁汤加减。

气虚神疲加党参、白术以健脾补气；精冷、精滑者加益智仁以温肾涩精；腰痛甚者加杜仲、独活以补肾壮腰，祛湿止痛。

（六）其他疗法

1. 单方、验方

（1）续嗣丹：山萸肉、黄芪、山药各20 g，天冬、麦冬、巴戟、补骨脂、菟丝子、枸杞子各15 g，覆盆子、蛇床子、韭菜子、黄狗肾、紫河车、当归、锁阳、边条参、白术各10 g，熟地黄、龙骨、牡蛎各30 g，陈皮6 g，去杂质洗净，共研末，蜜为丸，每次服3 g，每日服2次。

（2）五子衍宗丸：（市有成药）枸杞子30 g，覆盆子、菟丝子、车前子各 10 g，五味子 6 g，水煎，每日服 2 次，或蜜为丸，每次服 1 丸，每日服 2 次。

（3）蚕蛾粉：蚕蛾 30 g，将蚕蛾文火焙干，研粉，每晚吞服 1 g。1 个月为 1 个疗程。

2. 针灸疗法

取穴神阙、气海、关元、肾俞、命门、百会、太溪、足三里。前 3 穴用灸法，余用针施以补法，使腹部穴热或传至阴部，留针 20 ～ 30 分钟。每日 1 次，5 ～ 10 次为 1 个疗程（用于命门火衰型患者）。

3. 西药治疗

根据病情可选用人绒毛膜促性腺激素、睾酮、氯米芬、精氨酸、左卡尼汀、维生素类、硫酸锌糖浆等。

4. 手术治疗

可用于由精索静脉曲张、输精管梗阻等所致的不育症。

5. 辅助授孕

对保守治疗无效的少精、弱精症，可考虑辅助授孕技术等。

四、典型案例

（1）包某，男，40 岁，因"不育半年余"于 2020 年 4 月 22 日就诊。

临床表现：不育，精液常规显示精子活力低下，腰膝酸软，乏力，性格急躁，舌红，舌根苔厚，脉细数。

中医诊断：不育症。

辨证：肾精亏虚证。

治法：补肾填精，滋阴降火。

方剂：左归丸加减。

处方：熟地黄，山药，枸杞子，山茱萸，川牛膝，菟丝子，鹿角胶，生地黄，北沙参，黄芪，黄精，麦冬，天门冬，肉桂，吴茱萸，女贞子，虎杖。

二诊：于 2020 年 4 月 29 日复诊，症状改善，尺脉稍强。维持上方。

三诊：于 2020 年 5 月 6 日复诊。维持原方。

四诊：于 2020 年 5 月 20 日复诊，症状改善，舌红，苔薄白，脉数。以上方加石膏。

（2）张某，男，28 岁，因"不育半年余"于 2020 年 5 月 13 日就诊。

临床表现：不育，阳痿早泄，盗汗半年，腰膝冷痛，怕冷，乏力，舌淡胖，苔白，脉沉细。

中医诊断：不育症。

辨证：肾阳亏虚证。

治法：温补肾阳。

方剂：菟巴汤。

处方：菟丝子，白术，巴戟天，萆薢，石菖蒲，阳起石，淫羊藿，附子，肉桂，干姜，白芍，龟甲，佩兰，杜仲，车前子。

二诊：于 2020 年 7 月 3 日复诊。以上方去巴戟天、萆薢、淫羊藿、附子、干姜、佩兰，加肉苁蓉、瓜蒌、何首乌、独活、路路通、泽泻、地骨皮、石膏、生晒参、黄芪。

（3）周某，男，40 岁，因"精子不液化 2 周"于 2020 年 7 月 3 日就诊。

临床表现：2 周前出现精子不液化，早泄，会阴潮湿，五心烦热，喜按，肢体乏力，困倦，大便不调，口干，口臭，舌胖大紫暗，苔白厚腻，舌根干起刺，脉弱，濡滑。

中医诊断：不育症。

辨证：心脾两虚证。

治法：补益心脾，清热利湿。

方剂：归脾汤合四妙丸。

处方：生晒参，白术，黄芪，当归，甘草，茯神，远志，酸枣仁，木香，龙眼肉，生姜，大枣，黄柏，苍术，怀牛膝，薏苡仁，生地黄，白豆蔻。

第七章 妇科病

第一节 月经先期

月经周期提前 7 日以上，甚至 10 余日一行，连续 3 个周期以上者，称为月经先期，亦称经期超前、经行先期、经早、经水不及期等。

月经先期属于以周期异常为主的月经病，常与月经过多并见，严重者可发展为崩漏，应及时进行治疗。

《妇人大全良方·调经门》指出本病病机是由于"过于阳则前期而来"，《普济本事方·妇人诸疾》进一步提出："若阳乘阴，则血流散溢……故令乍多而在月前。"后世医家多宗"先期属热"之说，如朱丹溪有"经水不及期而来者，血热也"的见解。《万氏妇人科·调经章》分别将"不及期而经先行""经过期后行""一月而经再行""数月而经一行"等逐一辨证论治，为月经先期作为一个病证开创了先例。《景岳全书·妇人规》对本病的病因、辨证、论治做了较全面的阐述，提出气虚不摄也是导致月经先期的重要发病机制，指出"若脉证无火，而经早不及期者，乃其心脾气虚，不能固摄而然"。《傅青主女科·调经》也提出："先期而来多者，火热而水有余也"并根据经血量的多少以辨血热证之虚实，有临证参考价值。

西医学上的月经频发可参照本病辨证治疗。

一、病因病机

本病的病因病机主要是气虚和血热。气虚则统摄无权，冲任不固；血热则热扰冲任，伤及胞宫，血海不宁，均可使月经先期而至。

（一）气虚

气虚可分为脾气虚和肾气虚。

1. 脾气虚

体质素弱，或饮食失节，或劳倦思虑过度，损伤脾气，脾伤则中气虚弱，冲任不固，经血失统，以致月经先期来潮。脾为心之子，脾气既虚，则赖心气以自救，久则心气亦伤，致使心脾气虚，统摄无权，月经提前。

2. 肾气虚

年少肾气未充，或绝经前肾气渐虚，或多产房劳，或久病伤肾，肾气虚弱，冲任不固，不能约制经血，遂致月经提前而至。

（二）血热

血热常分为阳盛血热、阴虚血热、肝郁血热。

1. 阳盛血热

素体阳盛，或过食辛燥助阳之品，或感受热邪，热扰冲任、胞宫，迫血下行，以致月经提前。

2. 阴虚血热

素体阴虚，或失血伤阴，或久病阴亏，或多产房劳耗伤精血，以致阴液亏损，虚热内生，热伏冲任，血海不宁，则月经先期而下。

3. 肝郁血热

素性抑郁，或情志内伤，肝气郁结，郁久化热，热扰冲任，迫血下行，遂致月经提前。

二、临床诊断

（一）病史

有血热病史或平素嗜食辛辣，或有情志内伤等病史。

（二）症状

月经提前来潮，周期不足 21 日，且连续出现 3 个月经周期及以上，经期基本正常，可伴有月经过多。

（三）检查

1. 妇科检查

一般无明显盆腔器质性病变。

2. 辅助检查

基础体温（BBT）监测呈双相型，但黄体期少于 11 日，或排卵后体温上升缓慢，上升幅度＜0.3 ℃；月经来潮 12 小时内诊断性刮宫，子宫内膜呈分泌反应不良。

三、辨证论治

（一）辨证要点

月经先期的辨证重在观察月经量、色、质的变化，并结合全身证候及舌脉，辨其虚、实、热。一般而言，月经先期，伴见量多、色淡、质稀者属气虚，其中兼有神疲肢倦、气短懒言等为脾气虚，兼有腰膝酸软、头晕耳鸣等为肾气虚；伴见量多或少、色红、质黏稠者属血热，其中兼有面红口干、尿黄便结等为阳盛血热，兼有两颧潮红、手足心热者为阴虚血热，兼有烦躁易怒、口苦咽干等为肝郁血热。

（二）治疗原则

本病的治疗原则重在益气固冲，清热调经。

（三）分型论治

1. 气虚证

（1）脾气虚证。

主要证候：月经周期提前，或经量多，色淡红，质清稀；神疲肢倦，气短懒言，小腹空坠，纳少便溏；舌淡红，苔薄白，脉细弱。

证候分析：脾主中气而统血，脾气虚弱，统血无权，冲任不固，故月经提前而量多；气虚火衰，血失温煦，则经色淡，质清稀；脾虚中气不足，故神疲肢倦，气短懒言，小腹空坠；运化失职，则纳少便清。舌淡红，苔薄白，脉细弱，均为脾虚之征。

治法：补脾益气，摄血调经。

方药：归脾汤。

若经血量多者，经期去当归之辛温行血，酌加煅龙骨、煅牡蛎、棕榈炭以固湿止血。

（2）肾气虚证。

主要证候：周期提前，经量或多或少，色淡暗，质清稀；腰膝酸软，头晕耳鸣，面色晦暗或有暗斑；舌淡暗，苔白润，脉沉细。

证候分析：冲任之本在肾，肾气不足，封藏失司，冲任不固，故月经提前，经量增多；肾虚精血不足，故经量少，头晕耳鸣；肾气不足，肾阳虚弱，血失温煦，则经色淡暗、质清稀，面色晦暗；腰府失荣，筋骨不坚，故腰膝酸软。舌淡暗，脉沉细，均为肾虚之征。

治法：补益肾气，固冲调经。

方药：圣愈汤。

若经血量多者，加仙鹤草、血余炭收涩止血；量多色淡者，加艾叶炭、杜仲温经止血；腰腹冷痛，小便频数者，加益智仁、补骨脂以温肾固涩。

2. 血热证

（1）阳盛血热证。

主要证候：经来先期，量多，色深红或紫红，质黏稠；或伴心烦，面红口干，小便短黄，大便燥结；舌质红，苔黄，脉数或滑数。

证候分析：阳盛则热，热扰冲任、胞宫，冲任不固，经血妄行，故月经提前来潮，经量增多；血为热灼，故经色深红或紫红，质黏稠；热邪扰心，则心烦面红；热甚伤津，则口干，小便短黄，大便燥结。舌红，苔黄，脉数，均为热盛于里之征。

治法：清热凉血调经。

方药：清经散。

若兼见倦怠乏力、气短懒言等症，为失血伤气，血热兼气虚，酌加党参、黄芪以健脾益气；若经行腹痛，经血夹瘀者，酌加益母草、蒲黄、三七以化瘀止血。

（2）阴虚血热证。

主要证候：经来先期，量少或量多，色红，质黏稠；或伴两颧潮红，手足心热，咽干口燥；舌质红，苔少，脉细数。

证候分析：阴虚内热，热扰冲任，冲任不固，经血妄行，故月经提前；阴虚血少，冲任不足，故经血量少；若虚热伤络，血受热迫，经量可增多；血为热灼，故经色红而质黏稠；虚热上浮，则两颧潮红；虚热伤阴，则手足心热，咽干口燥。舌红，苔少，脉细数，均为阴虚内热之征。

治法：养阴清热调经。

方药：瓜石汤。

若正值经期经血量多色红者，加地榆炭、仙鹤草凉血止血；热灼血瘀，经血有块者，加茜草祛瘀止血。

（3）肝郁血热证。

主要证候：月经提前，量或多或少，经色深红或紫红，质黏稠，经行不畅，或有块；或少腹胀痛，或胸闷胁胀，或乳房胀痛，或烦躁易怒，口苦咽干；舌红，苔薄黄，脉弦数。

证候分析：肝郁化热，热扰冲任，经血妄行，故月经提前；肝失疏泄，血海失调，故经量或多或少；热灼于血，故经色深红或紫红，质黏稠；气滞血瘀，则经行不畅，或有血块；肝郁气滞，则烦躁易怒，胸胁、乳房、少腹胀痛；肝郁化火，则口苦咽干。舌红，苔薄黄，脉弦数，均为肝郁化热之征。

治法：疏肝清热，凉血调经。

方药：丹栀逍遥散。

若肝火犯胃，口干舌燥者，加知母、生地黄以养阴生津；若胸胁、乳房胀痛严重者，加郁金、橘核、通草以疏肝通络。

四、典型案例

焦某，女，26岁，因"月经先期量多3个月余"于2021年1月8日就诊。

临床表现：患者14岁月经初潮，平素经期5～7天，周期29天左右，有时不规律，刻下月经每提前10余日，量多色红，夹少许血块。饮食一般，睡眠一般。舌边尖红，脉弦细。

中医诊断：月经先期病。

辨证：阴虚血热证。

治法：养阴清热，固摄冲任。

方剂：瓜石汤加减。

处方：黄芩，地骨皮，熟地黄，麦冬，车前子，川续断，山药，益母草，川牛膝。

第二节　月　经　后　期

月经周期延长7日以上，甚至3～5个月一行，连续出现3个周期以上，称为月经后期，亦称经行后期、月经延后、经迟等。

月经后期如伴经量过少，常可发展为闭经。青春期月经初潮后1年内，或围绝经期，周期时有延后，而无其他证候者，不做病论。

本病首见于《金匮要略·妇人杂病脉证并治》温经汤条下谓"至期不来"。《妇人大全良方·调经门》引王子亨所言："过于阴则后时而至。"认为月经后期由阴盛血寒所致。《丹溪心法·妇人》中提出"血虚""血热""痰多"均可导致月经后期的发生，并指出相应的方药，进一步丰富了月经后期的内容。薛己、万全、张景岳等更提出了"脾经血虚""肝经血少""气血虚弱""气血虚少""气逆血少""脾胃虚损""痰湿壅滞"及"水亏血少，燥涩而然""阳虚内寒，生化失期"等月经后期的发病机制，并提出补脾养血、滋水涵木、气血双补、疏肝理气、导痰行气、清热滋阴、温经活血、温养气血等治法和相应的方药，使本病在病因、病机、治法、方药等方面渐臻完备。

西医学上的月经稀发可参照本病辨证治疗。

一、病因病机

本病主要发病机制是精血不足，或邪气阻滞，致冲任不充，血海不能按时满溢，遂致月经后期。

（一）肾虚

先天肾气不足，或房劳多产，损伤肾气，肾虚精亏血少，冲任不充，血海不能按时满溢，遂致月经后期。

（二）血虚

体质素弱，营血不足，或久病失血，或产育过多，耗伤阴血，或脾气虚弱，化源不足，均可致营血亏虚，冲任不充，血海不能按时满溢，遂使月经周期延后。

（三）血寒

1. 虚寒

素体阳虚，或久病伤阳，阳虚内寒，脏腑失于温养，气血化生不足，血海充盈延迟，遂致经行后期。

2. 实寒

经期产后，外感寒邪，或过食寒凉，寒搏于血，血为寒凝，冲任阻滞，血海不能如期满溢，遂使月经后期。

（四）气滞

素多忧郁，气机不宜，血为气滞，运行不畅，冲任阻滞，血海不能如期满溢，因而月经周期延后。

（五）痰湿

素体肥胖，痰湿内盛，或劳逸过度，饮食不节，损伤脾气，脾失健运，痰湿内生，痰湿下注冲任，壅滞胞脉，气血运行缓慢，血海不能按时满溢，遂致经行错后。

二、临床诊断

（一）病史

禀赋不足，或有感寒饮冷、情志不遂史。

（二）症状

月经周期延后 7 日以上，甚至 3～5 个月一行，可伴有经量及经期的异常，连续出现 3 个周期以上。

（三）检查

1. 妇科检查

子宫大小正常或略小。

2. 辅助检查

（1）尿妊娠试验阴性。

（2）B超检查了解子宫及卵巢的情况。

（3）BBT低温相超过21日。

（4）生殖激素测定提示卵泡发育不良或高泌乳素、高雄激素、FSH/LH比值异常等。

三、辨证论治

（一）辨证要点

月经后期的辨证重在观察月经量、色、质的变化，并结合全身证候及舌脉，辨其虚、实、寒、热。一般而言，月经后期，伴见量少、色暗淡、质清稀，或兼有腰膝酸软、头晕耳鸣等属肾虚；伴见量少、色淡红、质清稀，或兼有头晕眼花、心悸少寐等属血虚；伴见量少、色淡红、质清稀，或兼有小腹隐痛、喜暖喜按等属虚寒；伴见量少、色暗有块，或兼有小腹冷痛拒按、得热痛减等属实寒；伴见量少、色暗红或有血块，或兼有小腹胀痛、精神抑郁等属气滞；伴见量少，经血夹杂黏液，或兼有形体肥胖、腹满便溏等属痰湿。

（二）治疗原则

本病的治疗原则重在调理冲任、疏通胞脉以调经，虚者补之，实者泻之，寒者温之，滞者行之，痰者化之。

（三）分型论治

1. 肾虚证

主要证候：周期延后，量少，色暗淡，质清稀；腰膝酸软，头晕耳鸣，面色晦暗，或面部暗斑；舌淡，苔薄白，脉沉细。

证候分析：肾虚精血亏少，冲任亏虚，血海不能按时满溢，故经行后期，量少；肾气虚，火不足，血失温煦，故色暗淡，质清稀；肾主骨生髓，脑为髓海，腰为肾之外府，肾虚则腰膝酸软，头晕耳鸣；肾主黑，肾虚则肾色上泛，故面色晦暗，面部暗斑。舌淡，苔薄白，脉沉细，均为肾虚之征。

治法：补肾助阳，养血调经。

方药：当归地黄饮。

若肾气不足，日久伤阳，症见腰膝酸冷者，可酌加菟丝子、巴戟天、三仙汤等以温肾阳，强腰膝；带下量多清稀者，酌加鹿角霜、金樱子温肾固涩止带。

2. 血虚证

主要证候：周期延长，量少，色淡红，质清稀，或小腹绵绵作痛；或头晕眼花，心悸少寐，面色苍白或萎黄；舌质淡红，苔薄，脉细弱。

证候分析：营血亏虚，冲任不充，血海不能如期满溢，故月经周期延后；营血不足，血海虽满而所溢不多，故经量少；血虚赤色不足，精微不充，故经色淡红，经质清稀；血虚胞脉失养，故小腹绵绵作痛；血虚不能上荣头面，故头晕眼花，面色苍白或萎黄；血虚不能养心，故心悸少寐。舌淡，苔薄，脉细弱，为血虚之征。

治法：补血填精，益气调经。

方药：四物汤加减。

若伴月经量少，可加丹参、鸡血藤养血活血；若经行小腹隐痛，可加白芍、阿胶养血和血。

3. 血寒证

（1）虚寒证。

主要证候：月经周期延后，量少色淡红，质清稀，小腹隐痛，喜暖喜按；腰酸无力，小便清长，大便稀溏；舌淡，苔白，脉沉迟或细弱。

证候分析：阳气不足，阴寒内盛，不能温养脏腑，气血化生不足，冲任不充，血海满溢延迟，故月经推迟，量少；阳虚血失温煦，故经色淡红，质稀；阳虚不能温煦子宫，故小腹隐痛，喜暖喜按；阳虚肾气不足，外府失养，故腰酸无力；阳虚内寒，膀胱失于温煦，则小便清长，大便稀溏。舌淡，苔白，脉沉迟或细弱，为虚寒之征。

治法：温阳散寒，养血调经。

方药：温经汤。

若经行小腹痛者，可酌加巴戟天、淫羊藿、小茴香温肾散寒。

（2）实寒证。

主要证候：月经周期延后，量少，色暗有块，小腹冷痛拒按，得热痛减；畏寒肢冷，或面色青白；舌质淡暗，苔白，脉沉紧。

证候分析：外感寒邪，或过食寒凉，血为寒凝，冲任滞涩，血海不能按时满溢，故周期延后，量少；寒凝冲任，故经色暗有块；寒邪客于胞中，气血运行不畅，故小腹冷痛；得热后气血稍通，故小腹得热痛减；寒邪阻滞于内，阳不外达，则畏寒肢冷，面色青白。舌淡暗，苔白，脉沉紧，均为实寒之征。

治法：温经散寒，活血调经。

方药：温经汤。

若经行腹痛者，可加小茴香、延胡索、香附散寒行气止痛；月经量少者，酌加丹参、益母草活血调经。

4. 气滞证

主要证候：月经周期延后，量少，色暗红或有血块，小腹胀痛；精神抑郁，经前胸胁、乳房胀痛；舌质正常或红，苔薄白或微黄，脉弦或弦数。

证候分析：情志内伤，气机郁结，血为气滞，冲任不畅，胞宫、血海不能按时满溢，故经行后期，经量减少，或有血块；肝郁气滞，经脉壅阻，故小腹、胸胁、乳房胀痛。脉弦为气滞之征；若肝郁化热，则舌红，苔微黄，脉弦数。

治法：理气行滞，和血调经。

方药：柴胡疏肝散加减。

若经量过少、有块者，加川芎、丹参、桃仁以活血调经；小腹胀痛甚者，加莪术、延胡索以理气行滞止痛；胸胁、乳房胀痛明显者，加柴胡、郁金、川楝子、王不留行以疏肝解郁，理气通络止痛。

5. 痰湿证

主要证候：月经后期，量少，经血夹杂黏液；形体肥胖，脘闷呕恶，腹满便溏带下量多；舌淡胖，苔白腻，脉滑。

证候分析：痰湿内盛，滞于冲任，气血运行不畅，血海不能如期满溢，故经期错后，量少；痰湿下注胞宫，则经血夹杂黏液；痰湿阻于中焦，气机升降失常，则脘闷呕恶；痰湿壅阻，脾失健运，则形体肥胖、腹满便溏；痰湿流注下焦，损伤任、带二脉，带脉失约，故带下量多。舌淡胖，苔白腻，脉滑，均为痰湿之征。

治法：燥湿化痰，理气调经。

方药：参苓白术散加减。

若脾虚食少，神倦乏力者，加人参、白术以益气健脾；脘闷呕恶者，加砂仁、木香以醒脾理气和胃；白带量多者，加虎杖、车前子以除湿止带；月经久不至者，可加当归、川芎、川牛膝、王不留行以活血行经。

四、典型案例

（1）朱某，女，37岁，因"月经推迟2月余"于2020年5月15日就诊。

临床表现：2个月前出现月经推迟，经血有块，白带多，睡眠质量差，难以入睡，易醒，大便干，怕冷，舌淡苔薄白，脉沉迟。

中医诊断：月经后期。

辨证：寒凝经脉证。

治法：温经通络，活血通经。

方剂：五苓散合土茯饮合二至丸。

处方：桂枝，茯苓，猪苓，泽泻，白术，薏苡仁，苍术，黄柏，怀牛膝，土茯苓，生槐花，甘草，女贞子，墨旱莲，白芷，葛根。

二诊：于2020年5月22日复诊，症状稍改善，改方为桃仁红花煎。处方：桃仁，红花，熟地黄，赤芍，当归，川芎，王不留行，路路通，木通，柴胡，郁金，黄芩，香附，刘寄奴，玫瑰花。

（2）李某，女，21岁，因"月经推迟3月余"于2020年4月22日就诊。

临床表现：3个月前出现月经推迟，经血色暗，食欲差，口苦，嗳气，烦躁，时欲叹息，手脚凉，舌微红，胖大有齿痕，苔黄腻，脉滑。

中医诊断：月经后期。

辨证：脾虚湿，肝木乘土证。

治法：舒肝解郁，健脾利湿。

方剂：参苓白术散合柴胡疏肝散加减。

处方：生晒参，茯苓，白术，山药，甘草，砂仁，薏苡仁，桔梗，柴胡，陈皮，川芎，香附，枳壳，白芍。

二诊：于2020年4月29日复诊，月经推迟仍在，小便灼热涩痛，食欲正常，口苦改善，舌微红，厚腻苔稍减，改方为瓜石汤。处方：瓜蒌，石斛，生地黄，玄参，麦冬，瞿麦，车前子，黄连，益母草，川牛膝，茵陈，金钱草，鸡内金，海金沙，肉桂，红参，黄芪。

三诊：于2020年5月6日复诊，症状改善。上方去茵陈、金钱草、鸡内金、海金沙，加细辛、香薷、桂枝。

（3）刘某，女，32岁，因"月经推迟4月余"于2020年5月15日就诊。

临床表现：4个月前出现月经推迟，经血色暗，有血块，嗜生冷油腻，舌暗，苔少，脉涩。

中医诊断：月经后期。

辨证：瘀血阻滞证。

治法：活血祛瘀，补血行血。

方剂：桃红四物汤加减。

处方：桃仁，红花，熟地黄，白芍，当归，川芎，赤芍，牡丹皮，香附，延胡索，生地黄，黄芪，生晒参，瞿麦，川牛膝。

二诊：于2020年5月22日复诊，症状好转。以上方加肉桂，藿香，石膏。

（4）杨某，女，31岁，因"月经推迟半月余"于2018年4月10日就诊。

临床表现：月经推迟半月余，经血有块，月经来前乳房胀痛，小腹坠痛，白带色白清晰如水，无拉丝，已婚，有2个子女，流产3次，5-2-3-2，身体乏力，大便前干后溏。

中医诊断：月经后期。

辨证：气血亏虚证。

治法：补益气血，养血活血。

方剂：参苓白术散加减。

处方：生晒参，茯苓，白术，白扁豆，陈皮，山药，甘草，莲子，砂仁，薏苡仁，桔梗，当归，王不留行，路路通，益母草。

二诊：服药15剂后，乏力改善，继服上方15剂。

三诊：月经经期正常，无血块，乳房胀痛、小腹坠痛消失，原方去王不留行、路路通，继服 15 剂。

（5）孙某，女，38 岁，因"月经推迟 2 月余"于 2020 年 6 月 5 日就诊。

临床表现：2 个月前出现月经推迟，月经量少，有血块，睡眠质量差，难以入睡，怕热，舌红绛，胖大有齿痕，苔白。

中医诊断：月经后期。

辨证：瘀血阻滞证。

治法：活血祛瘀，养血活血。

方剂：桃红四物汤。

处方：当归，熟地黄，川芎，白芍，桃仁，红花，柴胡，郁金，水蛭，杜仲，菟丝子，麦冬，益母草，刘寄奴，玫瑰花，何首乌。

（6）王某，女，44 岁，因"月经推迟 3 月余"于 2020 年 6 月 12 日就诊。

临床表现：3 个月前出现月经推迟，烦躁不安，头痛喜按，舌微红，花剥苔。

中医诊断：月经后期。

辨证：虚阳外越证。

治法：调和阴阳。

方剂：小柴胡汤合桂枝龙牡汤加减。

处方：柴胡，半夏，生晒参，甘草，黄芩，生姜，大枣，松节，桂枝，龙骨，牡蛎，五味子，瓜蒌，麦冬，天门冬，肉桂。

（7）桑某，女，27 岁，因"月经推迟 3 月余"于 2020 年 5 月 22 日就诊。

临床表现：月经后期改善，会阴瘙痒，白带黄，出汗多改善，经期大便不调，睡眠质量差，舌红苔薄白。

中医诊断：月经后期。

辨证：阴虚火旺证。

处方：当归，熟地黄，黄芪，黄芩，黄柏，仙茅，仙鹤草，淫羊藿，柴胡，玫瑰花，合欢花，凌霄花，麦冬。

二诊：于2020年5月29日复诊。上方去三仙汤、柴胡、玫瑰花、合欢花、麦冬，加生地黄、大黄、地骨皮、五味子。

三诊：于2020年6月12日复诊。上方去大黄，加三仙汤、菟丝子、巴戟天、土茯苓、西洋参、柴胡、狗脊。

（8）杨某，女，28岁，因"月经推迟10日余"于2020年7月3日就诊。

临床表现：月经推迟10余日，经血有块，经前乳房胀痛、腰痛，精神压力大，卵巢囊肿，舌红绛，瘦小，苔白而厚，脉沉细。

中医诊断：月经后期。

辨证：肝肾阴亏证。

治法：滋补肝肾，行气解郁。

方剂：四二五合汤。

处方：熟地黄，白芍，当归，川芎，女贞子，墨旱莲，枸杞子，覆盆子，菟丝子，五味子，车前子，柴胡，郁金，玫瑰花，王不留行，炒蒺藜，刘寄奴。

二诊：于2020年7月10日就诊。上方去五子衍宗丸，加桃仁、红花、益母草、瞿麦、合欢花。

第三节　月经过多

月经周期、经期正常，经量明显多于既往者，称为月经过多，亦称经水过多或月水过多。

本病早在《金匮要略》温经汤条下即有"月水来过多"的记载。《圣济总录·妇人血气门》云："治妇人经候不调，或所下过多，腹痛腰重，黄连汤方。"

本病主要表现为经量明显增多，而周期、经期一般正常。但临床上亦可与周期或经期异常并发，此时应以周期、经期的改变确定病名。

西医上由子宫肌瘤、盆腔炎性疾病、子宫腺肌病、子宫内膜异位症等疾病引起的月经过多，以及宫内节育器引起的月经过多等，可参照本病辨证论治。

一、病因病机

本病的主要发病机制是冲任不固，经血失于制约。常由气虚、血热和血瘀所致。

（一）气虚

素体虚弱，或饮食失节，劳倦过度，大病久病，损伤脾气，中气不足，冲任不固，血失统摄，以致经行量多。

（二）血热

素体阳盛，或恣食辛燥，感受热邪，七情过极，郁而化热，热扰冲任，迫血妄行，以致经行量多。

（三）血瘀

素性抑郁，或忿怒过度，气滞而致血瘀，或经期产后余血未尽，感受外邪。或不禁房事，瘀血内停，瘀阻冲任，血不归经，以致经行量多。

二、临床诊断

（一）病史

大病久病，精神刺激，饮食不节，经期、产后感邪或不禁房事史，或宫内节育器避孕史。

（二）症状

月经周期、经期正常，月经量明显多于以往，或伴有痛经、不孕、癥瘕。失血多，病程长者，可有血虚之征。

（三）检查

1. 妇科检查

盆腔器官没有明显器质性病变；子宫肌瘤患者的子宫体增大，质较硬，形态不规则，或可触及肿瘤结节；盆腔炎性疾病患者多有宫体压痛，附件增粗、压痛或有炎性包块存在；子宫腺肌病患者子宫呈均匀性增大，质硬有压痛；盆腔子宫内膜异位症的子宫大小基本正常，多有不同程度的粘连，子宫骶骨韧带、主韧带等处可触到痛性结节，或卵巢囊肿。

2. 实验室检查

卵巢功能测定对异常子宫出血的诊断有参考意义；子宫腺肌病、子宫内膜异位症患者 CA125 水平可能增高；血液分析显示白细胞计数增高，多为盆腔炎性疾病病变；有贫血者，红细胞及血红蛋白下降。

3. 其他检查

（1）盆腔 B 超扫描对盆腔器质性病变如子宫肌瘤、子宫腺肌病、子宫内膜异位症和盆腔炎症包块的诊断有帮助。

（2）子宫内膜病理检查有助于异常子宫出血和子宫内膜炎的诊断。

（3）宫腔镜、子宫碘油造影等检查是诊断由子宫内膜息肉、黏膜下子宫肌瘤等引起月经过多的一种较为可靠的方法。

三、辨证论治

以月经量多而周期、经期正常为诊断要点，结合经色和经质的变化及全身证候分辨虚实、寒热。治疗要注意经期和平时的不同，平时治本以调经，经期固冲止血，标本同治。

（一）气虚证

主要证候：行经量多，色淡红，质清稀，神疲体倦，气短懒言，小腹空坠，面色㿠白，舌淡，苔薄，脉缓弱。

证候分析：气虚则冲任不固，经血失于制约，故经行量多；气虚火衰不能化血为赤，故经色淡红，质清稀；气虚中阳不振，故神疲体倦，气短懒言；气虚失于升提，故小腹空坠；气虚阳气不布，故面色㿠白。舌淡，苔薄，脉缓弱，为气虚之征。

治法：补气升提，固冲止血。

方药：安冲汤酌加升麻。

若经行有瘀块或伴有腹痛者，酌加泽兰、三七、益母草以化瘀止痛；兼腰骶酸痛者，酌加鹿角霜、补骨脂、桑寄生补肾强腰；兼头晕心悸者，生地黄易为熟地黄，酌加制首乌、五味子以养血安神。

（二）血热证

主要证候：经行量多，色鲜红或深红，质黏稠，口渴饮冷，心烦多梦，尿黄便结，舌红，苔黄，脉滑数。

证候分析：阳热内盛，伏于冲任，经行之际，热迫血行，故经行量多；血为热灼，故经色红而质黏稠；热邪伤津，则口渴饮冷，尿黄便结；热扰心神，故心烦多梦。舌红，苔黄，脉滑数，为血热之征。

治法：清热凉血，固冲止血。

方药：保阴煎酌加炒地榆、槐花。

若经血黏稠有腐臭味，或平时黄带淋漓，下腹坠痛者，重用黄芩、黄柏，酌加马齿苋、败酱草、生薏苡仁以清热解毒除湿；热甚伤津，口干而渴者，酌加天花粉、玄参、麦冬以生津止渴。

（三）血瘀证

主要证候：经行量多，色紫暗，质黏稠有血块，经行腹痛，或平时小腹胀痛，舌紫暗或有瘀点，脉涩有力。

证候分析：瘀血阻于冲任，新血难安，故经行量多；瘀血内结，故经色紫暗有块；瘀阻胞脉，"不通则痛"，故经行腹痛，或平时小腹胀痛。舌紫暗，或有瘀点，脉涩有力，为血瘀之征。

治法：活血化瘀，固冲止血。

方药：桃红四物汤酌加三七、茜草、蒲黄。

若经行腹痛甚者，酌加延胡索、香附以理气止痛；血瘀挟热，兼口渴便秘者，酌加大黄、牡丹皮、黄芩、炒地榆，以凉血祛瘀止血。

第四节　月 经 过 少

月经周期正常，经量明显少于平时正常经量的 1/2，或少于 20 mL，或行经时间不足 2 日，甚或点滴即净者，称为月经过少，又称为经水涩少、经水少、经量过少。

王叔和《脉经·平妊娠胎动血分水分吐下腹痛证》中有"经水少"记载，认为其病机为"亡其津液"。《素问病机气宜保命集·妇人胎产论》以"四物四两加熟地黄、当归各一两"，治疗"妇人经水少血色和者"。《万氏妇人科·调经章》根据体质虚实，提出"瘦人经水来少者，责其血虚少也，四物人参汤主之"，以及"肥人经水来少者，责其痰碍经隧也，用二陈加芎归汤主之"。《医学入门·妇人门》认为因寒因热均可导致月经过少，处理也有差别，如"来少色和者，四物汤。点滴欲闭，潮烦脉数者，四物汤去芎、地，加泽兰叶三倍，甘草少许······内寒血涩来少······四物汤加桃仁、红花、牡丹皮、葵花"。《女科证治准绳·调经门》指出："经水涩少，为虚为涩，虚则补之，涩则濡之。"

西医学上的子宫发育不良、卵巢储备功能低下等出现的月经过少可参照本病辨证论治。

一、病因病机

本病发病机制有实有虚，虚者精亏血少，冲任气血不足，经血乏源；实者寒凝痰瘀阻滞，冲任气血不畅。

（一）肾虚

禀赋不足，或房劳过度，或产多乳众，肾气受损，精血不充，冲任血海亏虚，经血化源不足，以致经行量少。

（二）血虚

素体血虚，或久病伤血、营血亏虚，或饮食劳倦、思虑过度伤脾，脾虚化源不足，冲任血海不充，遂致月经量少。

（三）血瘀

感受邪气，邪与血结成瘀；或素多忧郁，气滞血瘀，瘀阻冲任，血行不畅，致经行量少。

（四）痰湿

素多痰湿，或脾虚湿聚成痰，冲任受阻，血不畅行而经行量少。

二、临床诊断

（一）病史

可有失血史、长期口服避孕药史、反复流产史或刮宫史等。

（二）症状

经量明显减少，甚或点滴即净，月经周期可正常，也可伴周期异常，如与月经后期并见。

（三）检查

1. 妇科检查

盆腔器官基本正常或子宫体偏小。

2. 辅助检查

妇科内分泌激素测定对高泌乳素血症、高雄激素血症、卵巢功能衰退等的诊断有参考意义；B 超检查、宫腔镜检查可了解子宫大小、内膜厚度、形态有无异常；宫腔镜检查对子宫内膜结核、子宫内膜炎或宫腔粘连等有诊断意义。

三、辨证论治

（一）辨证要点

月经过少的辨证重在月经色、质的变化，并结合全身证候及舌脉，辨其虚、实、瘀。一般而言，月经过少，伴色暗淡、质稀，或兼有腰膝酸软、头晕耳鸣等属肾虚；伴见色淡、质稀，或兼有头晕眼花、心悸怔忡等属血虚；伴见色紫暗、有血块，或兼有经行腹痛、舌紫暗或有瘀点等属血瘀；伴见色淡红、质黏腻如痰，或兼有形体肥胖、胸闷呕恶等属痰湿。

（二）治疗原则

本病的治疗原则重在补肾养血，活血调经，虚者补之，实者泻之。

（三）分型论治

1. 肾虚证

主要证候：经量素少或渐少，色暗淡，质稀；腰膝酸软，头晕耳鸣，足跟痛，或小腹冷，或夜尿多；舌淡，脉沉弱或沉迟。

证候分析：肾气亏虚，精血不足，冲任血海亏虚以致经量素少或渐少，且经色暗淡，质稀；肾虚腰膝失养，则腰膝酸软，足跟痛；精亏血少，脑髓不充，故头晕耳鸣；胞系于肾，肾阳不足，胞失温煦，故小腹冷；肾虚膀胱之气不固，故夜尿多。舌淡，脉沉弱或沉迟，亦是肾气不足之征。

治法：补肾益精，养血调经。

方药：归肾丸。

如小腹凉，夜尿多，手足不温，加益智仁、巴戟天、淫羊藿温补肾阳；若五心烦热，颧红，加女贞子、白芍、龟甲等滋补阴血。

2. 血虚证

主要证候：经来血量渐少，或点滴即净，色淡，质稀；或伴小腹隐痛，头晕眼花，心悸怔忡，面色萎黄；舌淡红，脉细。

证候分析：气虚血少，冲任血海不盈，故月经量少，甚或点滴即净；血虚赤色不足，精微不充，故色淡，质稀；血虚胞宫失养，则小腹隐痛；血虚不能上荣，则面色萎黄；血虚不能养心，则心悸怔忡。舌淡，脉细，亦属血虚之征。

治法：养血益气调经。

方药：四物汤加减。

若面色苍白，重用黄芪，加鸡血藤以益气生血；经来点滴即止，属经血亏少，乃闭经之先兆，宜加枸杞子、山茱萸、丹参、香附，以滋养肝肾，填精益血，活血调经。

3. 血瘀证

主要证候：经行涩少，色紫暗，有血块；小腹胀痛，血块排出后胀痛减轻；舌紫暗，或有瘀斑、瘀点，脉沉弦或沉涩。

证候分析：瘀血内停，冲任阻滞，故经行涩少，色紫暗，有血块，小腹胀痛；血块排出则瘀滞稍通，故胀痛减轻。舌紫暗，或有瘀斑、瘀点，脉涩，为瘀血内停之征。

治法：活血化瘀调经。

方药：桃红四物汤加减。

若小腹胀痛，加路路通、通草、王不留行活血通络；小腹冷痛，加肉桂、小茴香以温经止痛；神疲乏力，加党参、白术、黄芪健脾益气。

4. 痰湿证

主要证候：经行量少，色淡红，质黏腻如痰；形体肥胖；胸闷呕恶，或带多黏腻；舌淡，苔白腻，脉滑。

证候分析：痰湿内停，阻滞经络，气血运行不畅，故经量渐少，色淡质黏腻；痰湿内阻，中阳不振，则形体肥胖，胸闷呕恶；痰湿下注，伤及任、带二脉，故带下量多而黏腻。舌淡，苔腻，脉滑，为痰湿内停之征。

治法：化痰燥湿调经。

方药：参苓白术散加减。

若带下量多，加车前子、虎杖利湿止带；痰多黏腻，加半夏、竹茹清热化痰；腰膝酸软者，加桑寄生、续断补肾调经。

四、典型案例

（1）王某，女，46岁，因"月经量少2月余"于2020年4月29日就诊。

临床表现：2个月前出现月经量少，面部出现黄斑，便秘，烦躁，舌红，苔黄厚，脉数。

中医诊断：月经过少。

辨证：郁热内结证。

治法：内泻热结，清热通络。

方剂：大柴胡汤合三仙汤合五白饮加减。

处方：柴胡，黄芩，大黄，枳实，半夏，白芍，大枣，生姜，仙茅，仙鹤草，淫羊藿，白芷，白蒺藜，香薷，白术。

二诊：于2020年5月22日复诊，症状改善，维持原方。

三诊：于2020年6月12日复诊，症状好转。上方去三仙汤，加白鲜皮、地骨皮、麦冬、生龙骨、生牡蛎。

（2）丁某，女，34岁，因"月经量少2月"于2018年4月5日就诊。

临床表现：2个月前出现月经量少，色暗，有血块，心情烦闷。

中医诊断：月经过少。

辨证：肝肾亏虚证。

治法：滋补肝肾，养血活血。

方剂：圣愈汤合济川煎加减。

处方：人参，黄芪，熟地黄，生地黄，川芎，当归，怀牛膝，肉苁蓉，泽泻，升麻，枳壳，王不留行，路路通，水蛭，益母草，炮山甲。

二诊：服用15剂后，月经血块下后，经量增加，大便量多，烦闷改善，浑身轻松，继服上方15剂。

（3）闫某，女，36岁，因"月经量少3月余"于2020年6月3日就诊。

临床表现：3个月前月经量少，经血有块，黄带，量多而稀，双腿乏力，怕冷，便秘，口臭，舌淡胖，苔白腻。

中医诊断：月经过少。

辨证：湿毒浸淫证。

治法：祛湿解毒，清利下焦。

方剂：附子薏苡败酱汤合土茯饮合四物汤加减。

处方：附子，薏苡仁，败酱草，土茯苓，生槐花，甘草，熟地黄，白芍，当归，川芎，柴胡。

（4）苏某，女，38岁，因"月经量少2月余"于2020年6月12日就诊。

临床表现：2个月前出现月经过少，腰痛，小腹痛，白带少，经血色暗，口干苦，汗少，子宫畸形，无子女，舌微红，胖大，苔薄白，脉细弱。

中医诊断：月经过少。

辨证：肝肾亏虚证。

治法：滋补肝肾。

方剂：四二五合汤加减。

处方：熟地黄，白芍，当归，川芎，女贞子，墨旱莲，枸杞子，覆盆子，菟丝子，五味子，车前子，黑顺片，高良姜，肉桂，杜仲，续断，独活，山茱萸，炙黄芪。

（5）梁某，女，28岁，因"月经量少3月余"于2020年6月24日就诊。

临床表现：3个月前出现月经量少，经血有块，白带多，乏力，怕冷，心下烧灼感，面部长斑，心情郁闷，舌淡，瘦小，苔薄白。

中医诊断：月经过少。

辨证：肝肾阴亏证。

治法：滋补肝肾，养血调经。

方剂：瓜石汤加减。

处方：瓜蒌，石斛，生地黄，麦冬，天门冬，肉桂，瞿麦，黄连，益母草，川牛膝，车前子，玄参，黄芪，柴胡，合欢花，玫瑰花，人参。

（6）刘某，女，49岁，因"月经量少2月余"于2020年7月3日就诊。

临床表现：2个月前出现月经量少，经血色暗，怕冷，烦躁，心胸烦闷，舌红绛，苔白，脉沉细。

中医诊断：月经过少。

辨证：肝肾亏虚，阴血不足证。

治法：滋补肝肾，濡养气血。

方剂：归芍地黄汤加减。

处方：当归，白芍，熟地黄，山茱萸，山药，牡丹皮，茯苓，泽泻，柴胡，郁金，玫瑰花，栀子，大血藤，大黄，细辛，瞿麦，木通，王不留行。

二诊：于2020年7月10日复诊。上方去栀子，加生晒参。

（7）年某，女，31岁，因"月经量少3月余"于2020年7月3日就诊。

临床表现：3个月前出现月经量少，白带稀薄而多，经前乳房胀痛，心情烦躁，食欲差，舌尖红，舌瘦小，苔黄干而厚，脉细数。

中医诊断：月经过少。

辨证：脾虚证。

治法：补脾健运，补益气血。

方剂：归脾汤加减。

处方：生晒参，白术，黄芪，当归，甘草，茯神，远志，酸枣仁，木香，龙眼肉，生姜，大枣，鸡内金，神曲，麦芽，莱菔子，陈皮，枳壳，白芷，川芎，丹参。

第五节　痛　　经

痛经是指妇女正值经期或经行前后，出现周期性小腹疼痛，或伴腰骶酸痛，甚至剧痛晕厥，影响正常工作及生活的疾病。痛经是临床常见病，亦称经行腹痛。

有关痛经的记载，最早见于《金匮要略·妇人杂病脉证并治》记载："带下，经水不利，少腹满痛，经一月再见者，土瓜根散主之。"指出瘀血内阻而致经行不畅，少腹胀痛，1个月后周期性再出现的痛经特点，并用活血化瘀的土瓜根散治疗。《诸病源候论·妇人杂病诸候》首立"月水来腹痛候"，认为"妇人月水来腹痛者，由劳伤气血，以致体虚，受风冷之气，客于胞络，损冲任之脉……其经血虚，受风冷，故月水将来之际，血气动于风冷，风冷与血气相击，故令痛也"，为研究本病的病因病机奠定了理论基础。《妇人大全良方》认为痛经有因于寒者，有气郁者，有血结者，病因不同，治法各异，所创良方温经汤治疗实寒有瘀之痛经至今常用。《景岳全书·妇人规》有云："经行腹痛，证有虚实。实者或因寒滞，或因血滞，或因气滞，或因热滞；虚者有因血虚，有因气虚。然实痛者，多痛于未行之前，经通而痛自减；虚痛者，于既行之后，血去而痛未止，或血去而痛益甚。大都可按可揉者为虚，拒按拒揉者为实。"详细归纳了本病的常见病因，且提出了根据疼痛的时间、性质、程度辨虚实的见解，对后世临证颇有启迪。其后《傅青主女科》《医宗金鉴·妇科心法要诀》进一步补充了肝郁化火、寒湿、肝肾亏损为患的病因病机，以及宣郁通经汤、温脐化湿汤、调肝汤、当归建中汤等治疗方药。

本病的临床特征是伴随月经周期而发作，表现为小腹疼痛，或伴腰骶酸痛。故本节所述痛经应具备此特征。至于异位妊娠破裂、先兆流产，或卵巢囊肿蒂扭转等病证导致的下腹痛，均不属于本病范畴，在诊断痛经时应进行鉴别。

西医学上由原发性痛经、子宫内膜异位症、子宫腺肌病、盆腔炎性疾病或宫颈狭窄等引起的继发性痛经可参照本病辨证论治。

一、病因病机

痛经病因有生活所伤、情志不和、六淫为害，痛经的病位在冲任与胞宫，其发生与冲任、胞宫的周期性生理变化密切相关。病因病机可概括为"不荣则痛"或"不通则痛"，其证重在明辨虚实寒热。若素体肝肾亏损，气血虚弱，经期前后，血海满而溢泄，气血骤虚，冲任、胞宫失养，故"不荣则痛"；若由肝郁气滞、寒邪凝滞、湿热郁结等因素导致的瘀血阻络，客于胞宫，损伤冲任，气血运行不畅，故"不通而痛"。

（一）寒凝血瘀

经期产后，感受寒邪，或过食生冷，或迁居寒冷之地，寒邪客于胞宫，血得寒则凝，以致瘀阻冲任，血行失畅。经前、经期气血下注冲任，加重胞脉气血壅滞，"不通则痛"，发为痛经。

（二）气滞血瘀

素性抑郁，忧思郁怒，肝郁气滞，气滞血瘀，滞于冲任、胞宫而作痛；若血不循经，滞于胞宫，日久成瘀，阻碍气机流畅。气滞与血瘀相互为病，最终导致"经水不利"而腹痛发作。《张氏医通·妇人门》云："经行……若郁怒则气逆，气逆则血滞于腰腿心腹背胁之间，遇经行时，则痛而重。"

（三）湿热蕴结

素体湿热内蕴，或经期、产后调养不慎，感受湿热邪气，与血相搏，流注下焦，蕴结胞中，气血凝滞，"不通则痛"，发为痛经。

（四）气血虚弱

脾胃素虚，化源匮乏，或大病久病或失血过多，气血不足，胞脉空虚，经期或行经后气血亏虚益甚，故冲任、胞宫失于濡养而发病；兼气虚推动无力，血行迟缓，冲任经脉不利，亦可发病。正如《景岳全书·妇人规》云："凡人之气血犹源泉也，盛则流畅，少则壅滞，故气血不虚则不滞。"

（五）肝肾亏损

素禀虚弱，或房劳多产，或久病耗损，导致肝肾亏虚，精亏血少，水不涵木；经后血海空虚，冲任、胞宫失去濡养，"不荣则痛"发为痛经。如《傅青主女科》中所述："妇人有少腹疼于行经之后者，人以为气血之虚也，谁知是肾气之涸乎。"

痛经发病因素较为复杂，而且相互交错或重复出现，常非单一因素所致。如肾气亏虚，精血亏少，血为气之母，精血不足，则气血虚弱；又如素禀虚弱，肝肾阴虚，水不涵木，肝气郁滞，气血不行而发病。

二、临床诊断

（一）病史

既往有经行腹痛史；精神过度紧张，经期产后冒雨涉水、过食寒凉，或有不洁房事等情况；子宫内膜异位症、子宫腺肌病、盆腔炎性疾病、宫颈狭窄等病史或妇科手术史。

（二）症状

腹痛多发生在经行前1～2日，行经第1日达高峰，疼痛多呈阵发性、痉挛性，或呈胀痛或伴下坠感。疼痛常可放射至腰骶部、肛门、阴道及大腿内侧。痛甚者可伴面色苍白，出冷汗，手足发凉，恶心呕吐，甚至昏厥等。也有少数于经血将净或经净后1～2日始觉腹痛或腰腹痛者。

（三）检查

1. 妇科检查

功能性痛经者，检查多无明显异常。部分患者可见子宫体极度屈曲，或宫颈口狭窄。子宫内膜异位症者多有痛性结节，或伴有卵巢囊肿；子宫腺肌病者子宫多呈均匀性增大，或伴有压痛；盆腔炎性疾病可有子宫或附件压痛等征象；有妇科手术史者，多有子宫粘连、活动受限等。

2. 辅助检查

（1）盆腔B超检查有助于诊断子宫内膜异位症、子宫腺肌病、盆腔炎性疾病，排除妊娠、生殖器肿瘤等。

（2）血液检查，如血常规白细胞计数是否增高，有助于诊断盆腔炎性疾病。另外，盆腔MRI、腹腔镜、子宫输卵管碘油造影、宫腔镜等检查有助于明确痛经的病因。

三、辨证论治

（一）辨证要点

痛经辨证首先要根据疼痛发生的时间、部位、性质及疼痛程度，明察病位，分清寒热、虚实，在气、在血。一般而言，痛在小腹正中，多为胞宫瘀滞；痛在少腹一侧或两侧，病多在肝；痛连腰骶，病多在肾。经前或经行之初疼痛者多属实，月经将净或经后疼痛者多属虚。详查疼痛的性质、程度是本病辨证的重要内容，掣痛、绞痛、灼痛、刺痛，疼痛拒按多属实；隐痛、空痛、按之痛减多属虚；坠痛虚实兼有纹痛、冷痛，得热痛减多属寒；灼痛，得热痛剧多属热。胀甚于痛，时痛时止多属气滞；痛甚于胀，持续作痛多属血瘀。

一般而言，本病实证居多，虚证较少，亦有证情复杂，实中有虚，虚中有实，虚实夹杂者，需知常达变。临证需结合月经期、量、色、质，伴随症状，舌、脉等综合分析。

（二）治疗原则

痛经的治疗，应根据证候在气、在血，寒热、虚实的不同，以止痛为核心，以调理胞宫、冲任气血为主，或补气，或活血，或散寒，或清热，或补虚，或泻实。具体治法分两步：经期重在调血止痛以治标，及时缓解，控制疼痛；平素辨证求因以治本。标本缓急，主次有序，分阶段治疗。

痛经在辨证治疗中，应适当选加相应的止痛药以加强止痛之功。如寒者选加艾叶、小茴香、肉桂、吴茱萸、桂枝；气滞者选加香附、枳壳、川楝子；血瘀者选加三七粉、血竭、莪术、失笑散；热者选加牡丹皮、黄芩等。

（三）分型论治

1．寒凝血瘀证

主要证候：经前或经期，小腹冷痛拒按，得热痛减，或周期后延，经血量少，色暗有块；畏寒肢冷，面色青白；舌暗，苔白，脉沉紧。

证候分析：寒客胞宫，血为寒凝，瘀滞冲任，血行不畅，故经前或经期小腹冷痛；寒得热化，瘀滞暂通，故得热痛减；寒凝血瘀，冲任失畅，可见周期后延，经色暗而有块；寒邪内盛，阻遏阳气，故畏寒肢冷，面色青白。舌暗，苔白，脉沉紧，均为寒凝血瘀之征。

治法：温经散寒，化瘀止痛。

方药：少腹逐瘀汤。

若小腹冷痛较甚，加艾叶、吴茱萸散寒止痛；若寒凝气闭，痛甚而厥，四肢冰凉，冷汗淋漓，加附子、细辛、巴戟天回阳散寒；若伴肢体酸重不适，苔白腻，或有冒雨、涉水、久居阴湿之地史，乃寒湿为患，应酌加苍术、茯苓、薏苡仁、羌活以健脾除湿。

2．气滞血瘀证

主要证候：经前或经期，小腹胀痛拒按，月经量少，经行不畅，色紫暗有块，块下痛减，胸胁、乳房胀痛；舌紫暗，或有瘀点，脉弦涩。

证候分析：肝失条达，冲任气血郁滞，经血不利，"不通则痛"，故经前或经期小腹胀痛拒按；冲任气滞血瘀，故经量少，经行不畅，色暗有块；块下气血暂通，则疼痛减轻；肝郁气滞，经血不利，故胸胁、乳房胀痛。舌紫暗，或有瘀点，脉弦湿，均是气滞血瘀之征。

治法：行气活血，化瘀止痛。

方药：柴胡疏肝散加减。

若肝气夹冲气犯胃，痛而恶心呕吐者，加吴茱萸、法半夏、陈皮和胃降逆；小腹坠胀不适或前后阴坠胀不适，加柴胡、升麻行气升阳；郁而化热，心烦口苦，舌红苔黄，脉数者，加栀子、郁金清热泻火。

3. 湿热蕴结证

主要证候：经前或经期，小腹疼痛或胀痛不适，有灼热感，或痛连腰骶，或平时小腹痛，经前加剧，月经量多或经期长，色暗红，质黏稠或有血块；平素带下量多，色黄稠臭秽，或伴低热，小便黄赤；舌红，苔黄腻，脉滑数或濡数。

证候分析：湿热蕴结冲任，阻滞气血运行，经前或经期气血下注冲任，加重气血壅滞，故见小腹疼痛或胀痛，有灼热感，痛连腰骶，或平时小腹痛，经前加剧；湿热损伤冲任，迫血妄行，故见经量多，或经期长；血为热灼，故色暗红，质黏稠或有血块；湿热下注，伤于带脉，带脉失约，故带下量多，黄稠臭秽；湿热熏蒸，故低热，小便黄赤。舌红，苔黄腻，脉滑数或濡数，均为湿热蕴结之征。

治法：清热除湿，化瘀止痛。

方药：四妙丸合参苓白术散加减。

若月经过多或经期延长者，酌加槐花、地榆、马齿苋以清热止血；带下量多者，酌加黄柏、樗白皮以清热除湿。

4. 气血虚弱证

主要证候：经期或经后，小腹隐痛喜按，月经量少，色淡质稀；神疲乏力，头晕心悸，面色苍白，失眠多梦；舌质淡，苔薄，脉细弱。

证候分析：气血不足，冲任亦虚，经行之后，血海更虚，胞宫、冲任失于濡养，故经期或经后小腹隐隐作痛，喜按；气血两虚，血海未满而溢，故经量少，色淡质稀；气虚中阳不振，故神疲乏力；血虚则无以养心神，荣头面，故见头晕心悸，失眠多梦，面色苍白。舌淡，苔薄，脉细弱，均是气血两虚之征。

治法：益气养血，调经止痛。

方药：八珍汤加减。

若月经夹有血块者，酌加蒲黄、五灵脂以活血止痛；若伴有经行便溏，腹痛严重者，可去当归，加茯苓、炒白术以健脾止泻；失眠多梦，心脾虚者，酌加远志、合欢皮、夜交藤以养心安神；若伴畏寒肢冷，腰腹冷痛，可加肉桂、小茴香、艾叶散寒止痛。

5. 肝肾亏损证

主要证候：经期或经后，小腹绵绵作痛，喜按，伴腰骶酸痛，月经量少，色淡暗，质稀；头晕耳鸣，面色晦暗，失眠健忘，或伴潮热；舌质淡红，苔薄白，脉沉细。

证候分析：肾气虚损，精血本已不足，经期或经后，血海更虚，胞宫、冲任失养，故小腹隐隐作痛，喜按，腰骶酸痛；肾虚冲任不足，血海满溢不多，故月经量少，色淡质稀；肾精亏虚，不能上荣头窍，故头晕耳鸣，面色晦暗，失眠健忘；肾水亏于下，肝木失养，则肝阳亢于上，故可伴潮热。舌淡红，脉薄白，脉沉细，均为肝肾亏损之征。

治法：补养肝肾，调经止痛。

方药：圣愈汤加减。

四、典型案例

（1）胡某，女，39岁，因"经期乳房胀痛3月余"于2020年5月1日就诊。

临床表现：3个月前出现经期乳房胀痛，经血有块，怕冷，脾气暴躁，舌暗，苔白厚，脉沉细。

中医诊断：经期乳房胀痛。

辨证：寒瘀经络证。

治法：散寒通络，行气止痛。

方剂：少腹逐瘀汤加减。

处方：干姜，延胡索，没药，当归，川芎，桂枝，赤芍，蒲黄，刘寄奴，香附，熟地黄，白芍，瞿麦，川牛膝，炮姜，柴胡。

二诊：于2020年5月15日复诊，症状改善，改处方为四物汤。处方：熟地黄，当归，川芎，白芍，生晒参，黄芪，生地黄，柴胡，黄芩，木通，半夏，丹参，细辛。

（2）张某，女，22岁，因"痛经2月余"于2020年4月24日就诊。

临床表现：2个月前出现痛经，经血有块，手脚心热，大便黏腻，心情烦躁，舌红少苔，舌下静脉迂曲，脉细。

中医诊断：痛经。

辨证：瘀阻经脉证。

治法：活血，利湿，通络。

方剂：四妙丸加参苓白术散。

处方：苍术，怀牛膝，黄柏，栀子，党参，白术，茯苓，白扁豆，陈皮，山药，甘草，莲子，白豆蔻，薏苡仁，桔梗，淡豆豉，佩兰，黄芪，槐花炭，茜草。

二诊：于2020年5月1日复诊，症状好转，舌红苔薄白。以上方去黄柏、白术、茯苓、白扁豆、薏苡仁、槐花炭，加虎杖、知母、生地黄、麦冬。

第六节　崩　　漏

经血非时而下，或阴道突然大量出血，或淋漓下血不断者，称为崩漏。前者称为崩中，后者称为漏下。若经期延长达2周以上者，应属崩漏范畴，称为经崩或经漏。

崩，始见于《黄帝内经》。《素问·阴阳别论篇》云："阴虚阳搏谓之崩。"漏，始见于《金匮要略》。该书"卷下"云："妇人有漏下者，有半产后因续下血都不绝者，有妊娠下血者。"一般突然出血，来势急，血量多的叫崩；淋漓下血，来势缓，血量少的叫漏。崩与漏的出血情况虽不相同，但其发病机制是一致的，而且在疾病发展过程中常相互转化，如血崩日久，气血耗伤，可变成漏；久漏不止，病势日进，也能成崩。所以临床上常常将崩漏并称。正如《济生方·卷六》说："崩漏之病，本乎一证。轻者谓之漏下，甚者谓之崩中。"本病属常见病，常因崩与漏交替，因果相干，致使病变缠绵难愈，成为妇科的疑难重症。

西医学上由无排卵性异常子宫出血、生殖器炎症和某些生殖器良性肿瘤（如子宫肌瘤）引起的非经期不规则阴道出血可参照本病辨证论治。

一、病因病机

主要病机是冲任损伤，不能制约经血。常由肾虚、脾虚、血热和血瘀所致。

（一）肾虚

先天肾气不足，少女肾气稚弱，围绝经期肾气渐衰，或早婚多产，房事不节，损伤肾气。若耗伤精血，则肾阴虚损，阴虚内热，热伏冲任，迫血妄行，以致经血非时而下；或命门火衰，肾阳虚损，封藏失职，冲任不固，不能制约经血，亦致经血非时而下，遂成崩漏。

（二）脾虚

素体脾虚，饮食失节，忧思不解，或劳倦过度，损伤脾气，中气下陷，冲任不固，血失统摄，非时而下，遂致崩漏。

（三）血热

素体阳盛，或情志不遂，肝郁化火，或感受热邪，或过食辛辣助阳之品，火热内盛，热伤冲任，迫血妄行，非时而下，遂致崩漏。

（四）血瘀

经期产后，余血未尽，过食生冷，或感受寒、热之邪，寒凝或热灼致瘀，或七情内伤，气滞血瘀；瘀阻冲任，血不循经，非时而下，发为崩漏。

二、临床诊断

（一）病史

注意月经史、精神创伤史、孕产史，询问有无生殖器炎症和生殖器肿瘤病史，有无使用避孕药物、宫内节育器史及行输卵管结扎术史。

（二）症状

月经周期紊乱，出血时间长短不定，有时持续数日至数十日不等，血量时多时少，出血常发生在短期停经之后，或伴白带增多、不孕、癥瘕等证候。

（三）检查

1. 妇科检查

异常子宫出血患者，无明显器质性病变；生殖器炎症者可有炎症体征；妇科肿瘤者，可有子宫体增大、质硬或形态的改变，或附件有囊性或实性包块。

2. 实验室检查

凝血功能检查（包括血小板计数、凝血酶原时间等）可以排除凝血及出血功能障碍性疾病；血细胞计数、血红蛋白等检查可以确定患者有无贫血及贫血的程度；对有性生活史者，应进行尿妊娠试验或人绒毛膜促性腺激素检测，以排除妊娠及妊娠相关疾病；通过盆腔 B 超检查可以了解子宫大小、形状、子宫内膜厚度及回声等，以明确有无宫腔内占位性病变及其他生殖道器质性病变；性腺激素测定对卵巢功能情况的判断有参考意义；通过甲胎蛋白、碱性磷酸酶、红细胞沉降率、CA125、癌胚抗原等检查以排除卵巢恶性病变。

3. 其他检查

BBT 有助于判断有无排卵；还可通过观察宫颈黏液是否出现羊齿植物叶状结晶可以判断有无排卵；诊断性刮宫、子宫内膜活组织检查、子宫内膜细胞学检查均可对子宫内膜病变有诊断性意义；宫腔镜检查可以帮助诊断各种子宫内膜病变，如子宫内膜息肉、黏膜下子宫肌瘤、子宫内膜癌等。

三、辨证论治

崩漏以无周期性的阴道出血为特点，临证时应结合出血的量、色、质变化和全身证候辨明寒、热、虚、实。治疗应根据病情的缓急轻重、出血的久暂，采用"急则治其标，缓则治其本"的原则，灵活运用塞流、澄源、复旧三法。

塞流即是止血。崩漏以失血为主，止血乃治疗本病的当务之急。具体运用止血方法时，还要注意崩与漏的不同点。治崩宜固摄升提，不宜辛温行血，以免失血过多导致阴竭阳脱；治漏宜养血行气，不可偏于固涩，以免血止成瘀。塞流之药可酌用十灰散、云南白药、紫地宁血散等。

澄源即是求因治本。崩漏是由多种原因引起的，针对引起崩漏的具体原因，采用补肾、健脾、清热、理气、化瘀等法，使崩漏得到根本上的治疗。塞流、澄源两法常常是同步进行的。

复旧即是调理善后。崩漏在血止之后，应理脾益肾以善其后。历代诸家都认为崩漏之后应调理脾胃，化生气血，使之康复。近代研究指出，补益肾气，重建月经周期，才能使崩漏得到彻底的治疗。"经水出诸肾"，肾气盛，才能月事以时下，对青春期、育龄期的虚证患者，补肾调经则更为重要，当然复旧也需兼顾澄源。

总之，塞流、澄源、复旧有分别，又有内在联系，必须结合具体病情灵活运用。

（一）肾虚证

1. 肾阴虚证

主要证候：经血非时而下，出血量少或多，淋漓不断，血色鲜红，质黏稠，头晕耳鸣，腰酸膝软，手足心热，颧赤唇红，舌红，苔少，脉细数。

证候分析：肾阴不足，虚火内炽，热伏冲任，迫血妄行，故经血非时而下，出血量少或多，淋漓不断；阴虚内热，故血色鲜红，质黏稠；肾阴不足，精血衰少，不能上荣空窍，故头晕耳鸣；精亏血少，不能濡养外府，故腰腿酸软；阴虚内热，则手足心热；虚热上浮，则颧赤唇红。舌红，苔少，脉细数，也为肾阴虚之征。

治法：滋肾益阴，固冲止血。

方药：左归丸加减。

若阴虚有热者，酌加生地黄、麦冬、地骨皮。

2. 肾阳虚证

主要证候：经血非时而下，出血量多，淋漓不尽，色淡质稀，腰痛如折，畏寒肢冷，小便清长，大便溏薄，面色晦暗，舌淡暗，苔薄白，脉沉弱。

证候分析：肾阳虚衰，冲任不固，血失封藏，故经乱无期，经血量多，淋漓不断；肾阳不足，经血失于温煦，故色淡质稀；肾阳虚衰，外府失荣，故腰痛如折，畏寒肢冷，膀胱失于温化，故小便清长；不能上温脾土，则大便溏薄。面色晦暗，舌淡暗，苔薄白，脉沉弱，也为肾阳不足之征。

治法：温肾助阳，固冲止血。

方药：大补元煎加减。

（二）脾虚证

主要证候：经血非时而下，量多如崩，或淋漓不断，色淡质稀，神疲体倦，气短懒言，不思饮食，四肢不温，或面浮肢肿，面色淡黄，舌淡胖，苔薄白，脉缓弱。

证候分析：脾气虚陷，冲任不固，血失统摄，故经血非时而下，量多如崩，或淋漓不断；脾虚气血化源不足，故经色淡而质稀；脾虚中气不足，故神疲体倦，气短懒言；脾主四肢，脾虚则四肢失于温养，故四肢不温；脾虚中阳不振，运化失职，则不思饮食；甚或水湿泛溢肌肤，故面浮肢肿。面色淡黄，舌淡胖，苔薄白，脉缓弱，也为脾虚之征。

治法：健脾益气，固冲止血。

方药：固冲汤。

若出血量多者，酌加人参、升麻；久漏不止者，酌加藕节、炒蒲黄。

（三）血热证

主要证候：经血非时而下，量多如崩，或淋漓不断，血色深红，质黏稠，心烦少寐渴喜冷饮，头晕面赤，舌红，苔黄，脉滑数。

证候分析：热伤冲任，迫血妄行，故经血非时而下，量多如崩，或淋漓不断；血为热灼，故血色深红，质黏稠；邪热内炽，津液耗损，故口渴喜饮；热扰心神，故心烦少寐；邪热上扰，故头晕面赤。舌红，苔黄，脉滑数，为血热之征。

治法：清热凉血，固冲止血。

方药：清热固经汤。

若肝郁化火者，兼见胸胁和乳房胀痛、心烦易怒、时欲叹息、脉弦数等症，宜平肝清热止血，方用丹栀逍遥散加醋炒香附、蒲黄炭、血余炭以调气理血止血。

（四）血瘀证

主要证候：经血非时而下，量多或少，淋漓不净，血色紫暗有块，小腹疼痛拒按，舌紫暗，或有瘀点，脉涩或弦涩有力。

证候分析：瘀滞冲任，血不循经，故经血非时而下，量多或少，淋漓不断；冲任阻滞，经血运行不畅，故血色紫暗有块，"不通则痛"，故小腹疼痛拒按。舌紫暗或有瘀点，脉涩或弦涩有力也为血瘀之征。

治法：活血祛瘀，固冲止血。

方药：逐瘀止崩汤。

若阴道大量出血，兼肢冷汗出，昏不知人，脉微细欲绝者，为气随血脱之危候。急宜补气固脱，方用独参汤，即人参 25 g，水煎取浓汁，顿服，余药再煎频服。或用生脉散救治，益气生津、敛阴止汗以固脱。若症见四肢厥逆，冷汗淋漓，又为亡阳之候。治宜回阳固脱，方用参附汤。

第七节　闭　　经

原发性闭经是指女性年逾 16 岁，虽有第二性征发育但无月经来潮，或年逾 14 岁，尚无第二性征发育及月经来潮。继发性闭经是指月经来潮后停止 3 个周期或 6 个月以上。闭经古称经闭、不月、月事不来、经水不通等。

本病首见于《黄帝内经》。《素问·阴阳别论》曰："二阳之病发心脾，有不得隐曲，女子不月。"《素问·评热病论》曰："月事不来者，胞脉闭也。胞脉者，属心而络于胞中。今气上迫于肺，心气不得下通，故月事不来也。"《素问·腹中论》载有治疗血枯经闭第一首方剂"四乌鲗骨一藘茹丸"。历代医家对本病的病因病机和证治多有论述。

本病以持续性月经停闭为特征，临床常见，属于疑难性月经病，病程较长，病机复杂，治愈难度较大。妊娠、哺乳和围绝经期，或月经初潮后 1 年内发生月经停闭，不伴有其他不适症状者，不做闭经论。因先天性生殖器官发育异常，或后天器质性损伤而闭经者，药物治疗很难奏效，不属本节讨论范围。

西医学上的病理性闭经，可参照本病辨证治疗。

一、病因病机

闭经的病因病机首分虚实两类。虚者多因精血匮乏，冲任不充，血海空虚，无血可下；实者多为邪气阻隔，冲任瘀滞，脉道不通，经不得下。

（一）肾虚

素禀肾虚，或早婚多产，房事不节；或久病、惊恐伤肾，可致肾精亏损而血少，肾气虚弱而气衰，冲任不充，血海不能满盈，则月经停闭。

（二）脾虚

脾胃素虚，或饮食劳倦；或忧思过度，损伤脾运，则气血生化乏源，冲任空虚，血海不能满盈，致使月经停闭。

（三）精血亏虚

素体精血亏虚，或数伤于血，精不化气；或大病久病，营阴耗损，冲任血少，胞脉空虚，血海不能满盈，致使月经停闭。

（四）气滞血瘀

素性抑郁，或七情所伤，肝气郁结，久则气滞血瘀，冲任瘀阻，胞脉不通，经血不得下行，遂致月经停闭。

（五）寒凝血瘀

经期产后，感受寒邪；或过食生冷；或淋雨涉水，寒湿之邪客于冲任，凝涩胞脉，经血不得下行，遂致月经停闭。

（六）痰湿阻滞

素体肥胖，痰湿偏盛，或饮食劳倦，脾失健运，内生痰湿下注冲任，壅遏闭塞胞脉，经血不得下行，遂致月经停闭。

二、临床诊断

（一）病史

有月经初潮延迟及月经后期病史；或反复刮宫史、产后出血史、结核病史；或过度紧张劳累、过度精神刺激史；或有不当节食减肥史；或有环境改变、疾病影响、使用药物（避孕药、镇静药、抗抑郁药、激素类）、放化疗及妇科手术史等。

（二）症状

女性年逾 16 岁，虽有第二性征发育但无月经来潮，或年逾 14 岁，尚无第二性征发育及月经来潮；或月经来潮后停止 3 个周期或 6 个月以上。应注意体格发育和营养状况，有无厌食、恶心，有无周期性下腹疼痛，有无体重改变（肥胖或消瘦），有无婚久不孕、痤疮、多毛、头痛、复视、溢乳、烘热汗出、烦躁、失眠、阴道干涩、毛发脱落、畏寒肢冷、性欲减退等症状。

（三）检查

1. 全身检查

注意观察患者体质和精神状态，形态特征和营养状况，全身毛发分布和身高、体重，女性第二性征发育情况等。

2. 妇科检查

了解内外生殖器官发育情况，有无缺失、畸形、肿块或萎缩。先天发育不良、原发性闭经者，尤需注意外阴发育情况，有无处女膜闭锁及阴道病变，可查及子宫偏小、畸形等；子宫过早萎缩，多见于下丘脑、垂体病变或卵巢早衰；同时应注意有无处女膜闭锁及阴道、卵巢等病变。

3. 辅助检查

（1）血清激素，如卵巢激素（E_2、P、T）、促性腺激素（FSH、

LH)、催乳素（PRL）及甲状腺、肾上腺功能测定，对于诊断下丘脑－垂体－卵巢性腺轴功能失调性闭经具有意义。

（2）基础体温（BBT）测定、宫颈黏液结晶和阴道脱落细胞检查，有助于诊断卵巢性闭经。

（3）超声及影像学检查、B超检查，可了解子宫、卵巢大小及卵泡发育、内膜厚薄等情况；子宫输卵管碘油造影可间接了解内生殖器情况及其病变；必要时可行 CT、MRI 检查。

（4）诊断性刮宫手术，或宫腔镜检查、腹腔镜检查等，均可协助判断闭经的原因。

三、辨证论治

（一）辨证要点

本病应根据病因病机、临床诊断与四诊信息辨别证候虚实。一般而论，年逾 16 岁尚未行经，或已行经而又月经稀发、量少，渐至停闭，并伴腰膝酸软、头晕眼花、面色萎黄、五心烦热或畏寒肢冷、舌淡脉弱等者，多属虚证；若既往月经基本正常，而骤然停闭，伴胸胁胀满，小腹疼痛，或脘闷痰多，形体肥胖，脉象有力等者，多属实证。

（二）治疗原则

闭经的治疗原则，虚证者补而通之，或补肾滋肾，或补脾益气，或填精益阴，大补气血，以滋养精血之源；实证者泻而通之，或理气活血，或温经通脉，或祛痰行滞，以疏通冲任经脉；虚实夹杂者当补中有通，攻中有养；皆以恢复月经周期为要。切不可一味滥用攻破或峻补之法，以犯虚虚实实之戒。若因其他疾病而致经闭者，又当先治他病，或他病、调经并治。

（三）分型证治

1. 肾虚证

（1）肾气虚证。

主要证候：月经初潮来迟，或月经后期量少，渐至闭经；头晕耳鸣，腰膝酸软，小便频数，性欲降低；舌淡红，苔薄白，脉沉细。

证候分析：肾气不足，精血衰少，冲任气血不充，血海空虚，不能按时满盈，故月经初潮来迟，或后期量少，渐至停闭；肾虚不能化生精血，髓海、腰府失养，故头晕耳鸣，腰膝酸软；肾气虚则阳气不足，故性欲降低；肾气虚而膀胱失于温化，故小便频数。舌淡红，苔薄白，脉沉细，均为肾气虚之征。

治法：补肾益气，养血调经。

方药：圣愈汤加减。

若闭经日久，畏寒肢冷甚者，酌加菟丝子、肉桂、紫河车以温肾助阳，调冲任；夜尿多者，酌加金樱子、覆盆子以温肾缩尿。

（2）肾阴虚证。

主要证候：月经初潮来迟，或月经后期量少，渐至闭经；头晕耳鸣，腰膝酸软，或足跟痛，手足心热，甚则潮热盗汗，心烦少寐，颧红唇赤；舌红，苔少或无苔，脉细数。

证候分析：肾阴不足，精血亏虚，冲任气血不充，血海不能满溢，故月经初潮来迟，或后期量少，渐至停闭；精亏血少，不能濡养空窍、外府，故头晕耳鸣，腰膝酸软，或足跟痛；阴虚内热，故手足心热；虚热迫津外泄，故潮热盗汗；虚热内扰心神，则心烦少寐；虚热上浮，则颧红唇赤。舌红，苔少或无苔，脉细数，均为肾阴虚之征。

治法：滋肾益阴，养血调经。

方药：左归丸加减。

若潮热盗汗者，酌加青蒿、鳖甲、地骨皮以滋阴清热；心烦不寐者，酌加柏子仁、丹参、珍珠母以养心安神；阴虚肺燥，咳嗽咯血者，酌加沙参、白及、仙鹤草以养阴润肺止血。

（3）肾阳虚证。

主要证候：月经初潮来迟，或月经后期量少，渐至闭经；头晕耳鸣，腰痛如折，畏寒肢冷，小便清长，夜尿多，大便溏薄，面色晦暗，或目眶暗黑；舌淡，苔白，脉沉弱。

证候分析：肾阳虚衰，脏腑失于温养，精血化生乏源，冲任气血不充，血海不能满溢，故月经初潮来迟，或后期量少，渐至停闭；肾阳虚衰，阳气不布，故畏寒肢冷；肾阳虚不足以温养髓海、外府，故头晕耳鸣，腰痛如折；肾阳虚膀胱气化失常，故小便清长，夜尿多；肾阳虚不能温运脾阳，运化失司，故大便溏薄；肾阳虚其脏色外现，故面色晦暗，目眶暗黑。舌淡，苔白，脉沉弱，均为肾阳虚之征。

治法：温肾助阳，养血调经。

方药：右归丸加减。

若腰痛如折，畏寒肢冷，性欲淡漠者，酌加淫羊藿、菟丝子以温阳益肾；若大便溏薄，面肢水肿者，酌加黄芪、桂枝以温阳益气利水；面色晦暗兼有色斑，少腹冷痛者，酌加蒲黄、香附以温阳活血理气。

2. 脾虚证

主要证候：月经停闭数月，神疲肢倦，食少纳呆，脘腹胀满，大便溏薄，面色淡黄；舌淡胖有齿痕，苔白腻，脉缓弱。

证候分析：脾虚生化无力而乏源，冲任气血不足，血海不能满溢，故月经停闭数月，面色淡黄；脾虚运化失司，湿浊内生而渐盛，故食少纳呆，脘腹胀满，大便溏薄；脾主四肢，脾虚中阳不振，故神疲肢倦。舌淡胖有齿痕，苔白腻，脉缓弱，均为脾虚之征。

治法：健脾益气，养血调经。

方药：参苓白术散加减。

若兼见腰膝酸软，五更泻，小便频数者，乃脾肾阳虚，酌加肉豆蔻、巴戟天以温阳止泻；若腹痛而泄泻，伴胸胁、乳房胀痛者，为脾虚而肝气乘之，酌加防风、白芍、柴胡以平肝止痛。

3. 精血亏虚证

主要证候：月经停闭数月，头晕目花，心悸少寐，面色萎黄，阴道干涩，皮肤干枯，毛发脱落，生殖器官萎缩；舌淡，苔少，脉沉细弱。

证候分析：精血亏虚，冲任气血衰少，血海不能满溢，故月经停闭；精血乏源，上不能濡养脑髓清窍而头晕目花，下不能荣养胞宫而生殖器官萎缩；精不化气，气不生津，故阴道干涩；血虚内不养心神，故心悸少寐；外不荣肌肤，故皮肤干枯，毛发脱落，面色萎黄。舌淡，苔少，脉沉细弱，均为精血亏虚之征。

治法：填精益气，养血调经。

方药：四二五合汤。

若精血亏虚日久，渐至阴虚血枯经闭者，兼见形体羸瘦，骨蒸潮热，或咳嗽咯血，两颧潮红，舌绛苔少或无苔，脉细数；治宜滋肾养血，壮水制火，可选用补肾地黄汤。

4. 气滞血瘀证

主要证候：月经停闭数月，小腹胀痛拒按；精神抑郁，烦躁易怒，胸胁胀满，嗳气叹息；舌紫暗或有瘀点，脉沉弦或涩而有力。

证候分析：气机郁滞，气滞血瘀，冲任瘀阻，血海不能满溢，故停闭不行；瘀阻胞脉，故小腹胀痛拒按，胸胁胀满；气机不畅，肝气不舒，故精神抑郁，烦躁易怒，嗳气叹息。舌紫暗或有瘀点，脉沉弦或涩而有力，也为气滞血瘀之征。

治法：行气活血，祛瘀通经。

方药：柴胡疏肝散加减。

若烦急，胁痛或乳房胀痛，舌尖边红者，加柴胡、郁金以疏肝清热；口干渴，大便结，脉数者，酌加黄芩、知母、大黄以清热泻火；若肝郁气逆，水不涵木，闭经而兼见溢乳，心烦易怒，头痛，腰膝酸软，舌红苔薄，脉弦而尺弱，治宜疏肝回乳、益阴通经，方用逍遥散酌加川楝子、炒麦芽、川牛膝、生地黄。

5. 寒凝血瘀证

主要证候：月经停闭数月，小腹冷痛拒按，得热则痛缓；形寒肢冷，面色青白；舌紫暗，苔白，脉沉紧。

证候分析：寒邪客于冲任，与血相搏，血为寒凝而瘀塞，冲任瘀阻，血海不能满溢，故经闭不行；寒客胞中，血脉不畅，"不通则痛"，故小腹冷痛拒按，得热后血脉暂通，故腹痛得以缓解；寒邪伤阳，阳气不达，故形寒肢冷，面色青白。舌紫暗，苔白，脉沉紧，也为寒凝血瘀之征。

治法：温经散寒，活血通经。

方药：温经汤加减。

若小腹冷痛重者，酌加艾叶、小茴香、香附温经暖宫止痛；四肢不温，畏寒者，酌加制附子、吴茱萸、肉桂温经助阳通经。

6. 痰湿阻滞证

主要证候：月经停闭数月，带下量多，色白质黏稠；形体肥胖，胸脘满闷，神疲肢倦，头晕目眩；舌淡胖，苔白腻，脉滑。

证候分析：痰湿阻于冲任，壅遏血海，经血不能满溢，故经闭不行；痰湿下注，损伤带脉，故带下量多，色白质黏稠；痰湿内盛，清阳不升，故头晕目眩，形体肥胖；痰湿困阻脾阳，运化失司，故胸脘满闷，神疲肢倦。舌淡胖，苔白腻，脉滑，也为痰湿阻滞之征。

治法：豁痰除湿，活血通经。

方药：参苓白术散合四妙丸加减。

若胸脘满闷重者，酌加瓜蒌、枳壳、郁金宽胸理气；面目、肢体水肿者，酌加益母草、泽泻、泽兰除湿化瘀；腰膝酸软者，酌加川续断、菟丝子、杜仲补肾气，强腰膝。

四、典型案例

（1）郭某，女，36岁，因"闭经3月余"于2020年6月3日就诊。

临床表现：3个月前经血有块，后闭经，乏力，怕冷，烦躁，口苦，口臭，乳房胀痛，腰酸，有黄带，舌紫暗，苔白厚腻。

中医诊断：闭经。

辨证：气滞血瘀证。

治法：行气散瘀，活血化瘀。

方剂：丹栀逍遥丸加四妙丸。

处方：牡丹皮，栀子，柴胡，白芍，当归，白术，茯苓，薄荷，炙甘草，益母草，苍术，怀牛膝，薏苡仁，黄柏，荆芥，党参。

（2）杜某，女，35岁，因"闭经3月余"于2020年5月3日就诊。

临床表现：3个月前出现闭经，胸闷，气短，脾气暴躁，白带多而臭秽，会阴潮湿瘙痒，大便溏稀，舌红绛，苔薄白，脉细数。

中医诊断：闭经。

辨证：经脉瘀阻证。

治法：化瘀通络。

方剂：瓜石汤加土茯饮。

处方：瓜蒌皮，瓜蒌子，石斛，生地黄，麦冬，玄参，当归，瞿麦，川牛膝，黄连，益母草，黄柏，知母，土茯苓，生槐花，甘草。

二诊：于2020年5月22日复诊，症状改善，大便正常。以上方加百部，蒲公英，柴胡。

三诊：于2020年6月10日复诊，上方去土茯苓、生槐花、百部、蒲公英，加大血藤、郁金、玫瑰花、黄芪。

第八节　女性不孕症

女子未避孕，性生活正常，与配偶同居1年而未孕者，称为不孕症。从未妊娠者为原发性不孕，《备急千金要方》称为全不产；曾经有过妊娠者继而未避孕1年以上未孕者为继发性不孕，《备急千金要方》称为断绪。

不孕之名首载于《周易》，其曰："妇三岁不孕。"《素问·骨空论》指出"督脉者……此生病……其女子不孕"，阐述其发病机制。《神农本草经》中有紫石英治疗"女子风寒在子宫，绝孕十年无子"及当归治疗"绝子"的记载。《诸病源候论》列"月水不利无子""月水不通无子""子脏冷无子""带下无子""结积无子"等"夹疾无子"病源。《备急千金要方·求子》称"凡人无子，当为夫妻俱有五劳七伤、虚羸百病所致，故有绝嗣之殃"，提出"男服七子散，女服紫石门冬丸"，明确指出夫妇双方均可导致不孕，治法有创新。《格致余论·受胎论》谓："男不可为父，得阳气之亏者也；女不可为母，得阴气之塞者也。"《丹溪心法·子嗣》中述及肥盛妇人痰湿闭塞子宫和怯瘦妇人子宫干涩不能妊娠的证治，影响颇大。《广嗣纪要·择配篇》提及"五不女"（螺、纹、鼓、角、脉），认识到女子先天生理缺陷和生殖器官畸形可致不孕。《景岳全书·妇人规》言："种子之方，本无定轨，因人而药，各有所宜。"强调治疗不孕症应辨证论治，《傅青主女科·种子》列有种子十条，注重从肾论治不孕症，创制的养精种玉汤、温胞饮、开郁种玉汤等至今为临床常用。

西医学上的不孕症女方因素多由排卵障碍、输卵管因素、子宫、阴道、外阴等所致，其他如免疫因素、男方因素、不明原因等也可参照本病辨证论治。

一、病因病机

本病主要病机为肾气不足，冲任气血失调。

（一）肾虚

先天不足，或房劳多产，或久病大病，或年逾五七，肾气亏虚，精不化血，则冲任虚衰，难以受孕；素体阳虚或寒湿伤肾，肾阳不足，胞宫失煦，则冲任虚寒，不能成孕；肾阴素虚，成久病耗损真阴，天癸乏源，胞宫失养，冲任血海空虚，或阴虚内热。热扰冲任，乃致不孕。如《女科经纶·嗣育门》引朱丹溪语："妇人久无子者，冲任脉中伏热也。夫不孕由于血少，血少则热，其原必起于真阴不足。真阴不足，则阳胜而内热，内热则荣血枯，故不孕。"

（二）肝气郁结

情志不畅，或盼子心切，肝郁气滞，疏泄失常，气血失调，冲任失和，胎孕不受。《景岳全书·妇人规》曰："产育由于血气，血气由于情怀，情怀不畅则冲任不充，冲任不充则胎孕不受。"

（三）痰湿内阻

思虑劳倦，或肝木犯脾，伤及脾阳，健运失司，水湿内停，湿聚成痰，冲任壅滞，而致不孕；或素体肥胖，嗜食肥甘，躯脂满溢，痰湿内盛，胞脉受阻，致令不孕。《傅青主女科·种子》言："妇人有身体肥胖，痰涎甚多，不能受孕者。人以为气虚之故，谁知是湿盛之故乎……而肥胖之湿，实非外邪，乃脾土之内病也。"

（四）瘀滞胞宫

经行产后，摄生不慎，邪入胞宫致瘀；或寒凝血瘀，或热灼血瘀，或气虚运血无力致瘀，瘀滞冲任、胞宫，以致不孕。《诸病源候论·妇人杂病诸候》"结积无子候"引养生方说："月水未绝，以合阴阳，精气入内，令月水不节，内生积聚，令绝子。"

二、临床诊断

不孕症是一种生育障碍状态，可由多种原因导致。通过夫妇双方全面检查，寻找病因，是诊断不孕症的关键。

（一）病史

询问患者年龄、婚史、同居时间、配偶健康状况、性生活情况、月经史及产育史，还需了解既往史及家族史，尤需注意有无结核、甲状腺疾病、糖尿病及盆腹腔手术史。

（二）症状

未避孕，性生活正常，同居1年或曾孕育后未避孕1年而未孕。

（三）检查

1. 体格检查

观察身高、体重、第二性征发育、体毛分布及有无溢乳等。

2. 妇科检查

注意内外生殖器，有无发育畸形、炎症及包块等。

3. 辅助检查

（1）卵巢功能检查：了解排卵及黄体功能状态，包括基础体温测定、B超监测排卵、子宫颈黏液结晶检查、子宫内膜活检、血清生殖内分泌激素测定等。

（2）输卵管通畅试验：常用子宫输卵管碘液造影术、子宫输卵管超声造影术及磁共振子宫输卵管影像术。

（3）免疫因素检查：包括生殖相关抗体，如抗精子抗体、抗子宫内膜抗体等。

（4）宫腔镜检查：了解盆腔情况，诊断宫腔粘连、黏膜下肌瘤、内膜息肉、子宫畸形等。

（5）腹腔镜检查：用于盆腔情况的诊断，直接观察子宫、输卵管、卵巢有无病变或粘连，直视下可行输卵管亚甲蓝通液，了解输卵管通畅度，且检查与治疗可同时进行。

三、辨证论治

（一）辨证要点

主要根据月经、带下、全身症状及舌脉等综合分析，审脏腑、冲任、胞宫之病位，辨气血、寒热、虚实之变化。重视辨病与辨证相结合。

（二）治疗原则

治疗以温养肾气，调理气血为主。调畅情志，择"的候"而合阴阳，以利于受孕。

（三）分型论治

1. 肾虚证

（1）肾气虚证。

主要证候：婚久不孕，月经不调或停闭，量多或少，色淡暗质稀；腰酸膝软，头晕耳鸣，精神疲倦，小便清长；舌淡，苔薄白，脉沉细，两尺尤甚。

证候分析：肾气不足，冲任虚衰，不能摄精成孕，而致不孕；冲任不调，血海失司，故月经不调或停闭，量或多或少；肾主骨生髓，腰为肾之府，肾虚则腰酸膝软，精神疲倦；肾开窍于耳，脑为髓海，髓海不足，则头晕耳鸣；气化失常，则小便清长，经色淡暗质稀。舌淡，苔薄白，脉沉细，均为肾气虚之征。

治法：补益肾气，调补冲任。

方药：毓麟珠。

若经来量多者，加阿胶、炒艾叶固冲止血；若经来量少不畅者，加丹参、鸡血藤活血调经；若心烦少寐者，加柏子仁、夜交藤养心安神；腰酸腿软甚者，加续断、桑寄生补肾强腰。

（2）肾阳虚证。

主要证候：婚久不孕，初潮延迟，月经后期，量少，色淡质稀，甚至停闭，带下量多，清稀如水；腰膝酸冷，性欲淡漠，面色晦暗，大便溏薄，小便清长；舌淡，苔白，脉沉迟。

证候分析：肾阳不足，冲任虚寒，胞宫失煦，故婚久不孕；阳虚内寒，天癸迟至，冲任血海空虚，故初潮延迟，月经后期，甚至闭经；阳虚水泛，湿注任带，故带下量多，清稀如水；肾阳虚外府失煦，则腰膝酸冷，火衰则性欲淡漠；火不暖土，脾阳不足，则大便溏薄；膀胱失约，则小便清长；肾阳虚衰，血失温养，脉络拘急，血行不畅，则面色晦暗，经少色淡质稀。舌淡，苔白，脉沉迟，均为肾阳虚之征。

治法：温肾助阳，调补冲任。

方药：菟巴汤加减。

若小便清长，夜尿多者，加益智仁、桑螵蛸补肾缩小便；性欲淡漠者，加紫石英、肉苁蓉、三仙汤温肾填精；血肉有情之品如紫河车、龟甲、鹿茸等，具有补肾阴阳，通补奇经之效，可适时加味。

（3）肾阴虚证。

主要证候：婚久不孕，月经先期，量少，色红质黏稠，甚或闭经，或带下量少，阴中干涩；腰酸膝软，头晕耳鸣，形体消瘦，五心烦热，失眠多梦；舌淡或舌红，少苔，脉细或细数。

证候分析：肾阴亏虚，冲任血海亏乏，胞宫失养，故致不孕；精血不足，则月经量少，甚或闭经；阴虚内热，热迫血行，故月经先期；血少津亏，阴液不充，任带失养，阴窍失濡，故带下量少，阴中干涩；腰为肾之府，肾虚则腰膝酸软；阴虚血少，清窍失荣，血不养心，故头晕耳鸣，失眠多梦；阴虚火旺，故形体消瘦，五心烦热，经色红质黏稠。舌淡或舌红，少苔，脉细或细数，均为肾阴虚之征。

治法：滋肾养血，调补冲任。

方药：沙参四黄汤加减。

若胁肋隐痛，两目干涩者，加女贞子、旱莲草柔肝养阴；面色萎黄，头晕眼花者，加龟甲、紫河车填精养血；五心烦热，午后潮热者，加地骨皮、牡丹皮、知母滋阴清热。

2. 肝气郁结证

主要证候：婚久不孕，月经周期先后不定，量或多或少，色暗，有血块，经行腹痛，或经前胸胁、乳房胀痛；情志抑郁，或烦躁易怒；舌淡红，苔薄白，脉弦。

证候分析：肝气郁结，疏泄失常，冲任失和，故婚久不孕；气机不畅，血海蓄溢失常，故月经周期先后不定，量或多或少；气郁血滞，则经色暗，有血块；足厥阴肝经循少腹布胁肋，肝失条达，经脉不利，故经前胸胁、乳房胀痛；肝郁气滞，血行不畅，"不通则痛"，故经行腹痛；情怀不畅，郁久化火，故情志抑郁，或烦躁易怒。舌淡红，苔薄白，脉弦，均为肝郁之征。

治法：疏肝解郁，理血调经。

方药：柴胡疏肝散加减。

若痛经较重者，加延胡索、生蒲黄、山楂化瘀止痛；心烦口苦者，加栀子、夏枯草清泄肝热；胸闷纳少者，加陈皮、砂仁健脾和胃；经前乳房胀痛明显者，加橘核、青皮、玫瑰花理气行滞。

3. 痰湿内阻证

主要证候：婚久不孕，月经后期，甚或闭经，带下最多，色白质黏；形体肥胖，胸闷呕恶，心悸头晕；舌淡胖，苔白腻，脉滑。

证候分析：素体脾虚，聚湿成痰，或肥胖之体，躯脂满溢，痰湿内盛，壅滞冲任，故婚久不孕；痰阻冲任、胞宫，气机不畅，故月经后期，甚成闭经；湿浊下注，则带下量多，质黏稠；痰浊内阻，饮停心下，清阳不升，则胸闷呕恶，头晕心悸。舌淡胖，苔白腻，脉滑，均为痰湿内停之征。

治法：燥湿化痰，理气调经。

方药：参苓白术散和四妙丸加减。

若带下量多者，加芡实、金樱子固涩止带；胸闷气短者，加瓜蒌、石菖蒲宽胸利气；心悸者，加远志祛痰宁心；月经后期，闭经者，加丹参、泽兰养血活血通经。

4. 瘀滞胞宫证

主要证候：婚久不孕，月经后期，量或多或少，色紫黑，有血块，可伴痛经；平素小腹或少腹疼痛，或肛门坠胀不适；舌质紫暗，边有瘀点，脉弦涩。

证候分析：瘀血内停，冲任阻滞，胞脉不通，故致不孕；冲任气血不畅，血海不能按时满溢，故月经周期延后，量少，色紫黑；瘀阻冲任，血不归经，则月经量多，有血块；血瘀气滞，"不通则痛"，故经行腹痛，或小腹、少腹疼痛，肛门坠胀不适。舌质紫暗，边有瘀点，脉弦涩，均为血瘀之征。

治法：活血化瘀，止痛调经。

方药：少腹逐瘀汤加减。

若小腹冷痛者，加吴茱萸、乌药温经散寒；经血淋漓不止者，加茜草、三七粉化瘀止血；下腹结块者，加鳖甲、炮山甲散结消癥。

四、典型案例

赵某，女，36 岁，因"不孕 6 月余"于 2020 年 4 月 22 日就诊。

临床表现：6 个月前月经提前，睡眠质量差，多梦，烦躁，双腿乏力，舌红绛，苔黄厚腻，舌根苔起刺，脉细数。

中医诊断：不孕症。

辨证：下焦湿毒证。

治法：通利下焦，利湿解毒。

方剂：知柏地黄丸合土茯饮加减。

处方：知母，黄柏，熟地黄，山茱萸，山药，泽泻，牡丹皮，茯苓，土茯苓，生槐花，甘草。

二诊：于 2020 年 4 月 29 日复诊，月经先期仍在，经血有块，睡眠质量改善，烦躁改善，舌红，苔黄厚腻，脉数。方剂：四妙丸合附子薏苡仁败酱汤合土茯饮加减。处方：苍术，川牛膝，黄柏，薏苡仁，附子，败酱草，土茯苓，生槐花，甘草。

三诊：于 2020 年 5 月 6 日复诊，月经先期改善，经血正常，睡眠质量良好，舌红，苔黄腻，脉数。方药：上方加当归、生地黄。

参 考 文 献

[1] 李吉彦，沈会.中医脾胃病临证思辨录［M］.北京：人民卫生出版社，2019.

[2] 彭伟.名老中医头痛医案选评［M］.济南：山东科学技术出版社，2019.

[3] 王少英.临床中医诊疗精粹［M］.北京：中国纺织出版社，2020.

[4] 魏玮.名老中医脾胃病辨治枢要［M］.北京：北京科学技术出版社，2019.

[5] 陈家旭.中医证候研究［M］.北京：中国中医药出版社，2020.

[6] 王漫漫，冯宇飞.中医诊断与临床用药［M］.汕头：汕头大学出版社，2019.

[7] 谈勇.中医妇科学［M］.北京：中国中医药出版社，2019.

[8] 李和根，吴万垠.中医内科学［M］.北京：人民卫生出版社，2020.

[9] 谢萍.中医妇科外治法［M］.成都：四川科学技术出版社，2018.

[10] 许彦来，谢文英.肝胆病名医验案解析［M］.北京：中国科学技术出版社，2018.

[11] 温萍.肝病中医临证集萃 [M].武汉：华中科技大学出版社，2019.

[12] 吴康健，吴宇超.中医良方集 [M].南昌：江西科学技术出版社，
2020.

[13] 杨殿兴，林红.中医男女科诊疗学 [M].成都：四川科学技术出版
社，2018.

[14] 唐桂军，华琼，郭泉滢.李培旭肾病临证辑要 [M].郑州：河南科
学技术出版社，2017.

[15] 赵斌.中医综合疗法 [M].兰州：兰州大学出版社，2020.

[16] 任宪雷.现代中医临床诊疗 [M].北京：科学技术文献出版社，
2019.

[17] 崔蒙.中医诊断学 [M].北京：中国协和医科大学出版社，2020.

[18] 郭军，焦拥政，耿强.中医泌尿男科学 [M].郑州：河南科学技术
出版社，2020.

[19] 王祖龙，陈如兵，赵盼盼，等.扶正化积癃闭汤治疗良性前列腺增
生症逼尿肌收缩功能障碍的临床观察 [J].中国中医基础医学杂
志，2020，26（6）：808-811.

[20] 许银坤，王一凡，李梓媛，等.不同历史时期虚劳病组方用药规律
分析 [J].中医药导报，2020，26（2）：101-105.

[21] 赵剑锋，赵凡，钱乐，等.阳痿辨证分型古今演变探讨 [J].中国
现代医生，2020，58（29）：189-192.

[22] 孙娜婷，薛国忠.刘宝厚教授运用敦煌医方治疗阳痿经验 [J].中
医临床研究，2020，12（20）：134-136.

[23] 吕琪新.平胃散治疗痞满临床观察 [J].中国中医药现代远程教
育，2020，18（18）：103-105.